Picture Archiving & Communication System

1st edition

PACS
for Medical Image

의료영상정보시스템 연구회

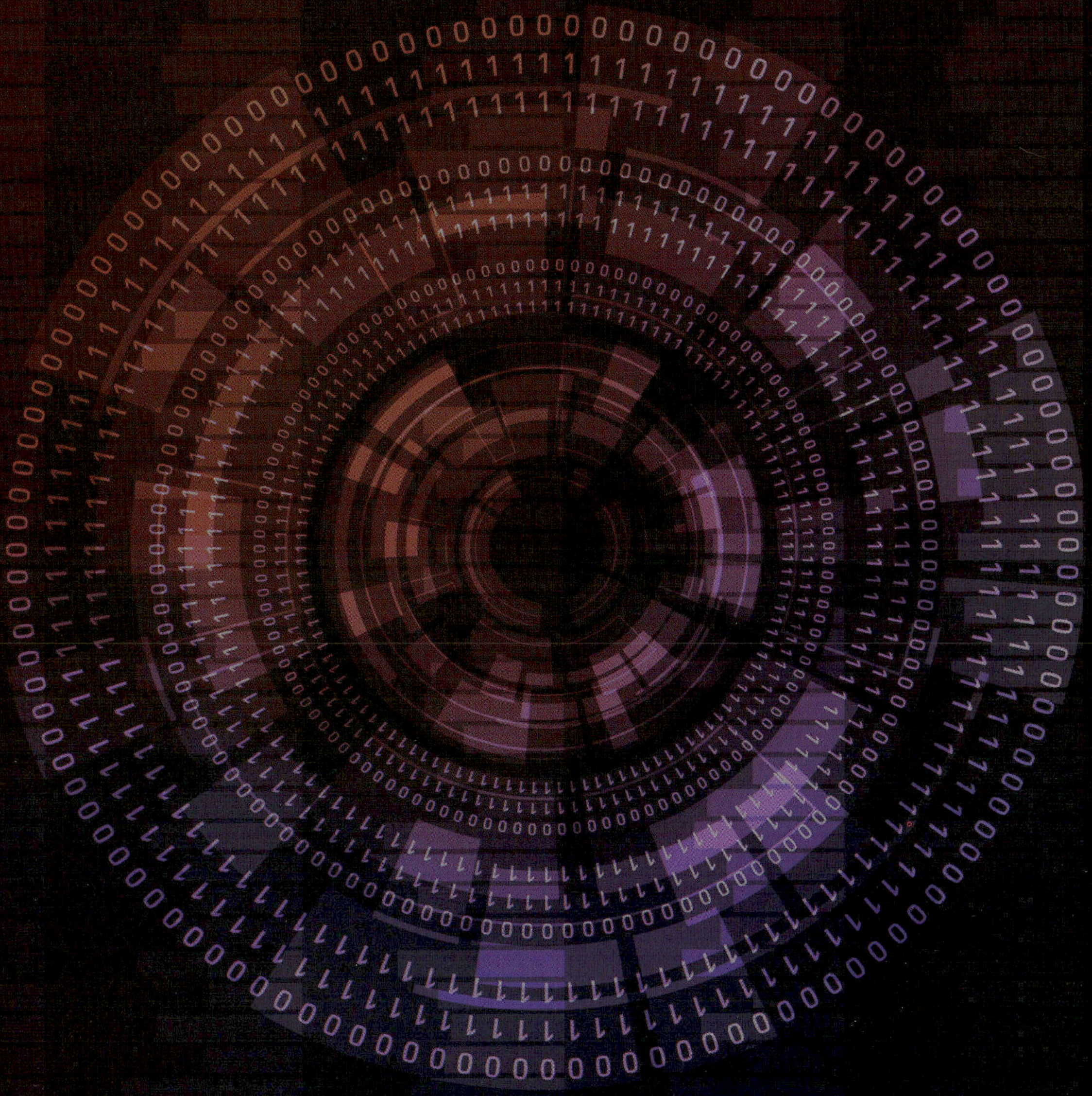

CHUNG-KU Publisher

Picture Archiving and Communication System

머리말

21세기는 정보통신산업의 발달로 의료계 또한 예외 없이 시대적인 변화에 따라 다양한 분야에서 정보통신기술들이 활용되고 있다. 정보통신기술의 발달은 유기적인 정보의 공유와 교류가 가능한 디지털 정보시스템 구축을 가능하게 하여 의료기관이 내부고객 및 외부고객의 만족을 위한 교육과 연구활동, 행정업무 및 환자진료에 활용할 수 있는 길이 열리게 되었다.

대표적으로 의료기관에 활용되고 있는 디지털화 정보시스템으로는 병원정보 시스템(Hospital Information System: HIS), 의무기록전산화 시스템(Electronic Medical Record: EMR), 의료영상전달 시스템(Picture Archiving and Communication System: PACS) 등이 있다.

이 책에서는 미래 지향적인 디지털병원의 목표를 실현할 수 있는 가장 대표적 기술인 필름이 없는 디지털병원, 의료영상전달시스템(PACS) 등에 대하여 기술하였다. 초반부에서는 컴퓨터의 기초와 PACS의 기초이론에 대하여 기술하였고, 중반부에서는 PACS를 구성하는 핵심 요소들인 영상획득장치, 저장장치, 조회장치, 네트워크에 대하여 기술하였다. 그리고 종반부에서는 의료환경의 미래 목표인 유비쿼터스(Ubiquitous) 환경에서의 유-헬스케어 (U-Healthcare)를 실현하기 위한 핵심요소인 원격진료에 대하여 기술하였다. 특히 마지막 부분에서는 종래의 엑스선 시스템(S/F FILM System)이 공존하는 현재의 상황에 맞게 방사선감광학의 기초이론에 대하여 기술하여 의료영상전달시스템(PACS)에 대한 이해를 높이기 위해 노력하였다.

독자들이 방대한 이론이 집약된 의료영상전달시스템(PACS)을 보다 쉽게 이해할 수 있도록 최선을 다하였으나 아쉬운 점들이 있음을 절감한다. 부디 이 작은 책자가 의료영상전달시스템(PACS)을 공부하는 학생들에게 보다 쉽고 효율적인 지침서가 되기를 바라며, 앞으로도 새로운 내용으로 계속적인 수정·보완해 나갈 것을 다짐하며 여러분들의 애정 어린 지도편달을 바라마지 않는다.

이 책을 출간하는 데 많은 도움을 주신 선배제현들의 지도편달과 병원실무와 관련하여 많은 조언을 해주신 병원관계자 분들에게 깊은 감사를 드리며 강의, 연구, 학회 등 과중한 업무에도 불구하고 각 분야의 원고 집필과 교정에 최선을 다 해주신 의료영상정보학연구회 교수님들께 진심으로 깊이 감사드린다. 끝으로 출판을 맡아 수고하시고 원고진행에 도움을 아끼지 않으신 청구문화사 이상태 사장님과 임직원 분들께도 깊은 감사를 드린다.

저자일동

Picture Archiving and Communication System

목 차

Chapter 01 컴퓨터의 기초이론

Chapter 05 NETWORK

Chapter 06 영상 조회 장치

Chapter 07 원격의료진료

Chapter 08

Chapter 1
컴퓨터의 기초이론

학습목표

- 컴퓨터의 구성요소를 설명할 수 있다.
- 컴퓨터의 기억용량 단위에 대하여 설명할 수 있다.
- 컴퓨터 운영체제(OS)의 종류와 특징에 대하여 설명할 수 있다.
- 시스템소프트웨어와 응용소프트웨어의 차이점을 설명할 수 있다.
- 인터넷의 구성 및 형태에 대하여 설명할 수 있다.

Chapter 01

컴퓨터의 기초이론

1 시스템 개요

컴퓨터시스템은 기본적으로 하드웨어(hardware)와 시스템 소프트웨어(software)로 구성되며, 그러한 시스템에 각종 응용 소프트웨어(application software)들이 탑재되어 사용자들과 대화하고 작업을 수행하게 된다. 컴퓨터가 기능을 수행하기 위해서는 전기적 신호들로 변형된 정보들을 이동시키거나 혼합하여 새로운 정보를 생성해야 한다. 그러한 정보들의 전송 통로를 제공해주고 그 정보에 대한 처리가 실제 일어나게 해주는 물리적인 요소들을 하드웨어라고 부른다.

소프트웨어는 정보들이 이동하는 방향과 정보 처리의 종류를 지정해주고 그러한 동작들이 일어나는 시간을 지정해주는 명령(command)들의 집합이라고 할 수 있으며, 소프트웨어는 하드웨어에 의존적이다. 컴퓨터의 기본적인 능력은 하드웨어에 의하여 결정되며, 소프트웨어는 하드웨어에 의해 제공되는 기능들을 이용하여 최종적인 결과를 얻을 수 있도록 도와주는 것일 뿐이다. 그러므로 컴퓨터의 정보 처리 능력은, 얼마나 다양한 기능들을 어느 정도의 속도로 수행해줄 수 있는지는 근본적으로 하드웨어에 달려있다. 다만 소프트웨어의 질에 따라 하드웨어의 사용 효율이 더욱 향상되거나 좀 더 편리한 사용 환경이 제공될 수는 있다. (그림 1-1)

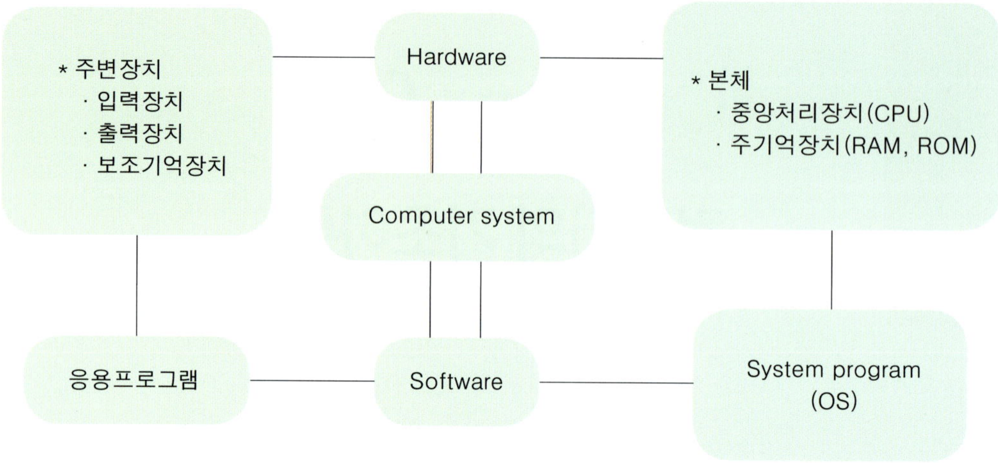

| 그림 1-1 | 컴퓨터시스템의 주요 요소

2 컴퓨터의 기본구조

컴퓨터는 프로그램 코드들을 정해진 순서대로 실행하며, 그 과정은 필요한 데이터 읽기(read), 처리(processing), 저장(store) 순으로 한다. 중앙처리장치(Central Processing Unit : CPU)에서는 '프로그램 실행'과 '데이터 처리'라는 중추적인 기능을 수행한다. CPU는 프로세서(processor)라고 불리기도 하며, 사실상 컴퓨터의 특성과 성능을 대부분 결정하게 된다. CPU가 한 번에 처리하는 데이터의 길이에 따라 16-비트, 32-비트, 64-비트 컴퓨터 등으로 분류되고, 컴퓨터의 처리 속도는 CPU의 속도에 의하여 결정된다.

중앙처리장치에서 실행할 프로그램과 데이터는 기억장치(memory) 또는 저장장치(storage device)에 저장되며, 기억장치는 크기와 속도 및 용도에 따라 주기억장치(main memory)와 보조기억장치(auxiliary storage device)로 나누어진다. (그림 1-2)

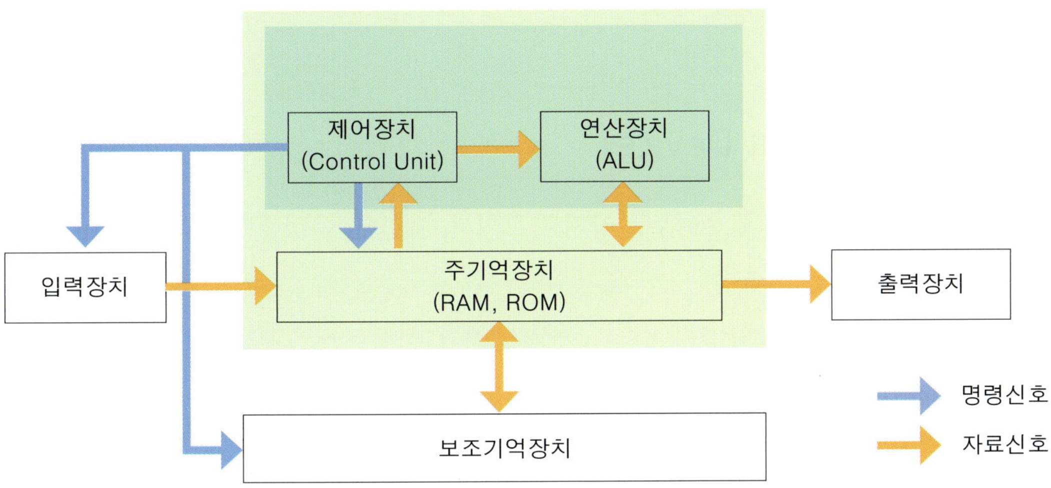

| 그림 1-2 | 컴퓨터의 구조

1) 중앙처리장치(CPU: Central Processing Unit)

가장 중심적 역할을 하는 장치로서 일반적으로 다음의 두 개의 부분으로 구성된다.

(1) 산술논리연산장치(ALU: Arithmetic Logic Unit)

각종 산술연산, 논리연산, 관계연산, 데이터 이동연산 등 다양한 명령어를 수행할 수 있는 기능을 가진다.

(2) 제어장치(Control Unit)

컴퓨터에 부착된 모든 장치에 대한 동작을 제어한다.

즉, 주기억장치에 기억되어 있는 프로그램을 호출하여 이를 적절히 해독하고, 해독한 결과에 따라 각종 연산을 산술 논리 연산 장치를 이용하여 이를 수행시키고, 이러한 동작들이 원활히 진행되도록 각 장치에 적절한 제어신호를 보내어 해당 명령이 수행되도록 각 장치를 제어하는 기능이다.

2) 입력장치(Input Device)

사용자가 원하는 자료나 명령을 컴퓨터에 입력하는 장치로 키보드, 마우스, 트랙볼, OMR 카드, 데이터 스캐닝 장치 등이 있다.

3) 출력장치(Output Device)

처리된 결과를 사용자에게 보여주는 장치로 모니터, 프린터, 음성출력장치 등이 있다.

4) 주기억장치(Main Memory)

입력된 데이터나 처리의 중간결과나 최종 결과 값을 저장하는 장치로서 보통 직접접근이 가능하고 자료를 읽기와 기록이 가능한 RAM(Random Access Memory)이라는 메모리와 기억된 내용을 단지 읽기만 할 수 있는 ROM(Read Only Memory)으로 이루어진다.

전원이 공급되지 않으면 RAM은 기억내용이 소멸되나 ROM은 기억내용이 소멸되지 않는다.

5) 보조기억장치(Auxiliary Memory)

주기억장치가 휘발성메모리이기 때문에 영구히 보전할 데이터 등을 저장하기 위하여 비휘발성 메모리 특징을 가지는 보조기억장치가 있다. 보조기억장치에는 하드디스크, 플로피디스크, 자기테이프, CD-ROM, DVD-ROM 등이 있다.

참고- 기억장치의 종류

기억장치의 종류		
주기억장치	**ROM(Read Only Memory)**	– 한번 기록한 정보에 대해 오직 읽기만을 허용하도록 설계된 비휘발성 기억장치이며, 기본 입출력 프로그램이나 글꼴 등의 펌웨어를 저장하는데 사용.
	Mask Rom	– 컴퓨터 제조회사에서 필요한 자료를 제조 과정에서 기록하여 제공하는 ROM
	PROM (Programmable Rom)	– 사용자가 한번에 한하여 기록이 가능한 ROM
	UV-EPROM (UV-Erasable PROM)	– 소자에 강한 자외선을 비춤으로써 정보를 지울수있기 때문에 반복해서 여러 번 정보를 기록할 수 있는 ROM
	EEPROM (Electrically EPROM)	– 사용자가 메모리 내의 내용을 수정할 수 있는 ROM으로 정상보다 더 높은 전압을 이용하여 반복적으로 지우거나, 다시 프로그래밍이 가능한 ROM
	RAM(Random Access Memory)	– 전원이 공급되지 않으면 기억된 내용이 사라지는 휘발성 메모리로 실행중인 프로그램이나 데이터를 저장하며, 자유롭게 데이터의 판독과 기록이 가능한 주기억 장치
	SRAM(Static RAM)	– 정적인 램으로 전원이 공급되지 않아도 기억된 내용이 사라지지 않는 RAM
	DRAM(Dynamic RAM)	– 구조는 단순하지만 가격이 저렴하고 집적도가 높아 PC의 메모리로 이용, 휘발성이 메모리이므로 재충전시간이 필요
보조기억장치	**하드디스크**	– 개인용 컴퓨터의 본체에 부착시켜 사용하기 때문에 고정디스크라 한다. – 대용량의 기가바이트(GB)의 사용.
	플로피디스크	– 휴대가 간편하다. – 현재는 사용빈도가 적고 플레시 메모리로 대체.
	광디스크(CD)	– CD(DVD) :읽기만 가능한 광디스크 – CD(DVD)-RW : 읽기와 쓰기 가능.
	플래시메모리	– 휴대가 편리한 보조기억장치 – 수 MB에서 수 GB 등의 용량이 사용
	자기테이프	– 많은 양의 자료를 저장 할 수 있으나 사용하기 불편. – 현재는 대용량의 하드디스크로 대체

6) 하드웨어

모니터, 컴퓨터 본체, 프린트, 키보드 등 유형의 물질이다.

7) 소프트웨어

우리가 PC로 어떤 작업을 할 수 있게 도와주는 명령어의 집합체로 하드웨어에 반대되는 넓은 의미의 개념으로 운영체제(OS), 한글, 훈민정음, 게임 등 무형의 물질이다.

8) 운영체제(Operating System)

OS는 PC에게 있어서는 영혼과 같은 것으로 컴퓨터의 내부 기능을 관리하고 컴퓨터 연산의 제어 방법을 제공하는 컴퓨터의 주된 제어 프로그램이다. 즉 하드웨어와 소프트웨어를 연결시켜주며 다리 역할을 하는 매우 중요한 소프트웨어이다.

예) Windows 95, 98, NT, XP, 7, 8, OS/2, 리눅스, 유닉스, MAC, OS X 등.

운영체제의 종류(PC 기준)

- 디지털 리서치
  CP-M ⇒ DR-DOS ⇒ Novell DOS
- 마이크로소프트
  MS-DOS 1.0 ⇒ 3.0 ⇒ 5.0 ⇒ 6.0
  Window 1.0 ⇒ 2.0 ⇒ 3.0 ⇒ 3.1 ⇒ 95 ⇒ 98⇒ NT, CE, XP, 7, 8
- IBM
  OS/2 1.0 ⇒ OS/2 2.0 ⇒ OS/2 2.1 ⇒ OS/2
- 애플 컴퓨터
  System 1.0 ⇒ 4.0 ⇒ 6.x ⇒ 7.12 ⇒ 7.5

9) 애플리케이션(Application)

흔히 응용프로그램이라 말하는 애플리케이션 프로그램은 OS를 기반으로 사용자가 원하는 어떤 특정한 작업을 수행하기 위한 프로그램으로 사용자가 직접 제작하는 프로그램과 한글과 같이 상업적으로 보급되는 것이 있다.

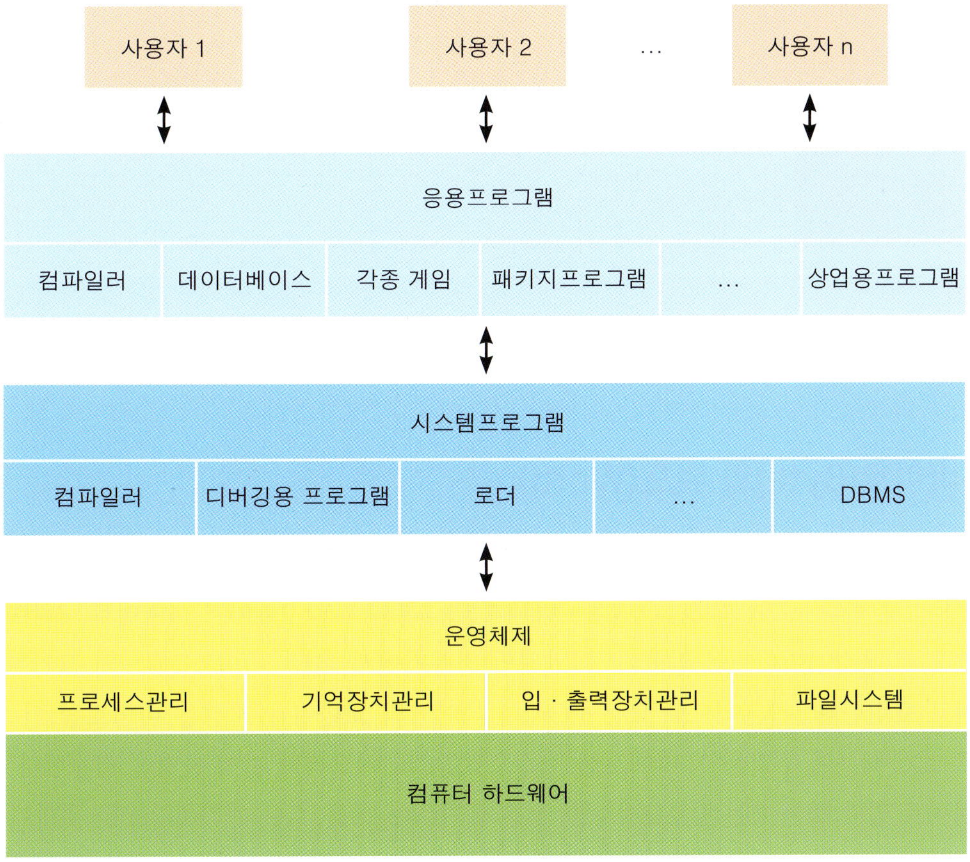

| 그림 1-3 | 컴퓨터시스템에서 H/W와 S/W의 관계

3 자료표현

1) 비트(Bit)

비트는 binary digit의 약자로 0 또는 1이라는 두 가지 상태만을 나타낼 수 있는 컴퓨터 자료 표현의 최소 단위이다. 여러 가지 상태를 표현하기 위해서는 여러 개의 비트를 묶어서 사용한다.

| 표 1-1 | 컴퓨터의 정보표현방식

2진수	0	1
bit	•	•
상태	off	on

2) 바이트(Byte)와 워드(Word)

문자 표현의 최소 단위로 1바이트는 문자 한 자를 표현할 수 있다. 비트가 8개 모인 것을 바이트라고 한다. 또한, 워드(word)는 컴퓨터의 종류에 따라 2바이트, 4바이트, 8바이트 등이 있는데 통상 4바이트를 말한다. 일반적인 컴퓨터에서 비트, 바이트, 워드의 크기를 비트 단위로 표현한다. 기본적으로 모든 PC에서 데이터의 교환이나 저장은 바이트를 기준으로 하고 있기 때문에 우리는 이 바이트를 기준으로 PC의 메모리나 기억 용량을 결정한다.

바이트 앞에 붙는 K는 킬로(Kilo)를, M은 메가(Mega)를, G는 기가(Giga)를 뜻한다.

컴퓨터는 2진수로 표현하므로 킬로는 2^{10}인 1024, 메가는 2^{20}(1048576)을, 기가는 2^{30}(1073741824)을 쓴다.

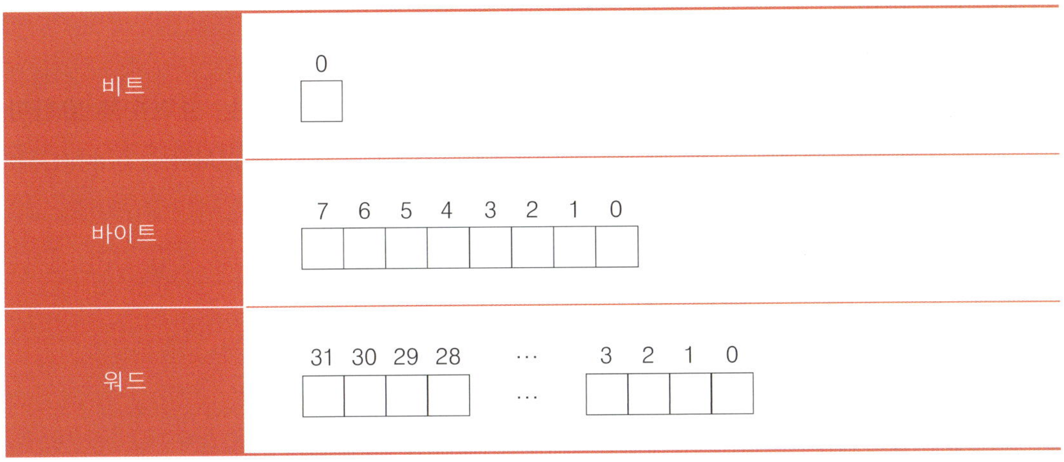

| 그림 1-4 | 비트, 바이트, 워드의 크기비교

| 표 1-2 | 기억용량의 단위

1KB (Kilo Byte)	1,024 Byte(210Byte)
1MB (Mega Byte)	1,048,576Byte or 1,024KB(220Byte), 1,048,576Byte
1GB (Giga Byte)	1,073,741,824Byte or 1,024MB(230Byte). 1,073,741,824Byte

3) 버전(version)

프로그램은 무엇이든지 한번에 완벽하게 만들어질 수 없으며 계속해서 기능을 추가하게 되어 있다. 이러한 이유로 프로그램은 버전이라는 숫자를 가지게 된다. 버전의 숫자는 소수점을 포함하여 x.x 와 같은 식으로 표기된다. 소수점 앞자리의 숫자가 변하면 프로그램이 상당히 많은 성능 향상이 되었음을 의미하며 뒤쪽의 숫자는 그보다는 적은 성능의 향상이 있었음을 의미한다.

4) Hz(hertz)

CPU의 성능을 측정하는 단위로서 CPU가 1초당 발생시킬 수 있는 클럭수를 말한다. 100Hz는 1초에 100번의 클럭을 발생시킨다는 뜻이다. Hz 앞에 Mega(MHz), Giga(GHz) 단위를 사용한다.

CPU에서 이루어지는 연산과 기능에는 일정 수의 클럭이 필요하므로 동급 CPU에서는 Hz가 높을수록 성능이 우수하다고 할 수 있다.

5) Flopy disk

5.25 인치(inch)와 3.5 인치 두 가지 종류가 있다. 이는 케이스에 들어 있는 디스크의 지름을 기준으로 한 것이다. 이러한 디스크에는 5.25인치나 3.5인치나 2D와 2HD라는 구분이 있는데 앞의 2는 양면을 뜻하고 뒤에 D는 Density를 H는 High를 의미한다. 현재는 USB 메모리로 대체되어 사용되지 않는다.

6) Hard disk

PC의 보조기억장치의 하나로 하드디스크는 플로피디스크에 비해 고용량이며, 헤드의 암과 디스크를 밀봉한 고정 자기 디스크 장치를 말한다.

7) CD(DVD)-ROM

CD(DVD)를 그대로 PC의 보조기억장치로 활용하게 된 것이 CD-ROM으로 하드 디스크나 플로피 디스크보다 훨씬 안정적이고 반영구적이다.

4 운영체제(Operating System)

운영체제(Operating System)란 컴퓨터의 주기억장치내에 상주하면서 컴퓨터시스템의 자원(resource)들인 중앙처리장치, 주기억장치, 보조기억장치, 입출력장치, 네트워크 등을 효율적으로 관리하고 운영함으로서 사용자에게 편의성을 제공해주는 프로그램이다. 부트스트랩(bootstrap) 프로그램에 의해 컴퓨터에 적재된 후 컴퓨터 내의 다른 응용 프로그램들을 관리하는 프로그램을 OS라고 한다. 이는 하드웨어와 소프트웨어 자원을 관리하고 제어하는 역할을 담당한다.

MS-DOS, Windows, OS/2, 유닉스, 리눅스, 맥OS 등이 있다.

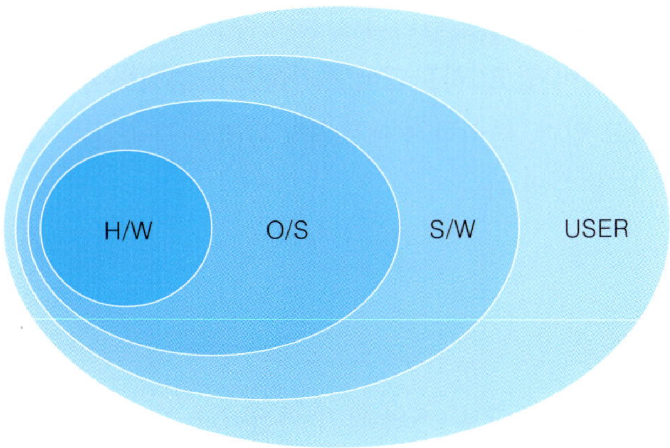

그림 1-5 운영체제의 개념도

1) MS-DOS

윈도우 전 시대를 풍미했던 텍스트 모드의 운영체제이다. 안정되고 다양한 응용 프로그램으로 인해 아직도 많은 사용자들이 이용하고 있다. 윈도우 3.1과 윈도우 95/98의 기반으로 그 중요성은 아직도 남아 있다고 볼 수 있다.

2) Window 3.1

도스와 윈도우 95를 잇는 과도기에 생겨난 그래픽환경의 운영체제이다. 도스의 업데이트 버전처럼 사용되기 때문에 완전한 윈도우라 볼 수 없어 지금은 거의 사라져 버리기는 했으나 외국의 경우 486DX-50 이하의 컴퓨터에서 아직도 윈도우 3.1을 사용하고 있다.

3) Window 95

세계 제일 거대 소프트웨어 제작 업체인 '마이크로소프트사'가 95년에 발표한 그래픽 환경의 운영체제이다.

데스크탑과 객체, 멀티태스킹과 멀티미디어 등이 주요 특징이다. 32비트 운영체제이지만 도스, 윈도우 3.1과 호환성이 있고, 하드웨어도 자동으로 검색하여 설치하는 플러그 앤 플레이(P&P)기능을 지원하고 있다. 편리하게 네트워크 환경을 구축할 수 있으며, 인터넷을 사용할 수 있다는 것도 큰 특징 중의 하나이다.

4) Window 98

98년 8월에 발표된 것으로 윈도우 95의 차기 버전이다. 윈도우 95보다 안정성이 강화 되었고 실행속도가 향상 되었다. 또한 주변장치를 연결할 수 있는 USB와 IEEE1394를 기반으로 사용하는 등 다양한 하드웨어 드라이버가 제공된다. 인터넷 4.0이 기본으로 포함 설치되어 인터넷 기능이 보강되었고 액티브 데스크탑으로 편리한 환경에서 작업할 수 있다. 또한 윈도우 95의 2GB이하의 하드디스크 용량의 제한을 무제한 대용량 지원으로 보완하였고 시스템 상태를 점검하고 오류를 복구할 수 있는 다양한 마법사가 제공된다.

5) Window NT

둘 이상의 CPU를 사용할 수 있고 시스템 안정과 보안이 장점인 32비트 운영체제이다. 도스 없이도 실행할 수 있으며 완벽한 다중 작업이 가능하며 향상된 시스템 메모리 액세스 방법을 제공, 윈도우 95/98과 사용자 환경이 비슷하기 때문에 윈도우 95/98을 사용한 경험이 있는 사용자들은 쉽게 사용할 수 있다. 서버 버전과 워크스테이션 버전이 있다.

6) Window 7

2009년 7월 22일에 컴퓨터 제조 회사에 출시되었으며, 6가지 에디션의 소매 버전으로 대중에게 출시되었다. 윈도우 VISTA에서 이루어 놓은 응용 프로그램 및 하드웨어 호환성을 개선함과 더불어 윈도우 계열의 중심적이고 점층적인 업그레이드에 집중하였으며, 멀티터치 지원, 새로운 작업 표시줄, 다시 설계된 윈도우 셸, 홈 그룹으로 불리는 홈 네트워킹 체제, 그리고 성능 개선을 다루었다. 윈도우 일정, 윈도우 메일, 윈도우 무비 메이커, 윈도우 사진 갤러리와 같은 이전의 윈도에 있었던 일부 응용 프로그램들은 그 기능들 대부분은 프리웨어로 공개된 윈도우 라이브 필수 패키지 제품군의 일부로 따로 제공하고 있다.

7) Window 8

윈도우 8은 마이크로소프트가 제작한 윈도우 7의 차기 버전이다. 버전은 윈도우 NT 6.2로 CES 2011에 공개하였다. 가정 및 비즈니스용 데스크톱, 노트북, 넷북, 태블릿 PC, 서버, 미디어 센터 PC를 포함한 개인용 컴퓨터를 대상으로 한다. 윈도우 8은 개발 초기에는 대중에게 자세하게 설명되지는 않았으나, 파일 접근 기능의 개선과 매트로 및 시각화 화면, 하이브리드 부팅, iso 이미지 기본지원, USB 3.0 등을 새로운 기능으로 지원하며, 인터넷 익스플로러 11을 사용한다. 윈도우 8은 2012년 10월 26일, 전 세계에 동시 출시되었으며, 지속적으로 업그레이드가 되고 있다.

8) 유닉스(UNIX)

1969년에 AT&T의 벨 연구소에서 개발한 운영체제로서 처음에는 중형 컴퓨터에 사용하도록 고안되었으나 여러 가지 유틸리티가 공개되면서 일반 사용자들에게까지 확산되었다. 다중 사용자가 다중 작업을 처리할 수 있으며 프로그램 개발이 용이한 운영체제이다. 보통 홈페이지를 제작할 때 접속하는 곳이 유닉스를 운영체제로 하는 컴퓨터가 대부분이다. 일반 통신 서비스 프로그램은 대부분 유닉스를 기반으로 하고 있다.

9) 리눅스(LINUX)

최초 개발자인 스웨덴의 '리누스 토발즈'(Linus B. Tovalds)의 이름을 딴 유닉스와 비슷한 운영체제이다.

유닉스가 유료로 판매하는데 반대하는 GNU 그룹에 의해 만들어져 계속해서 무료로 공개되는 운영체제이다. 기본 프로그램을 바탕으로 사용자 나름대로 핵심 코드까지 수정할 수 있으며, 수정한 프로그램은 다시 공개해야 한다. 절대 상용으로 사용할 수 없고 유닉스와 거의 흡사한 기능을 가지고 있으며, 소형 컴퓨터를 사용하는 사람들도 사용할 수 있다.

10) OS/2

IBM에서 개발한 다중 작업이 가능한 그래픽 환경의 운영 체제. MS-DOS의 몇 가지 치명적인 한계를 극복한 32비트 운영체제로 메모리 제어 방식과 주변 장치 입출력 제어에서 탁월한 성능을 발휘한다. 현재는 음성 인식 기능을 지원하는 OS/2 워프가 출시되었다. 한글판은 아직 음성 인식 기능을 지원하지 못하지만, 영어로 하면 명령을 자동으로 수행한다. 응용 프로그램의 부족으로 많은 사용자를 확보하지 못한 단점이 있고 현재 차기 버전을 발표할 계획은 없지만, 네트워크 클라이언트 버전은 업그레이드 될 것으로 보인다.

11) 맥 OS

그래픽과 전자 출판 · 음악 분야에서 뛰어난 성능을 보이는 매킨토시용 운영체제이다. MAC OS 9버전까지를 클래식 맥 OS, 10버전 이후로는 객체지향 OS인 넥스트 스텝 OS를 기반으로 새로 제작되었으며 OS X로 표기한다. 매킨토시 PC에서만 사용가능하며 10.9버전(매버릭스)부터 무료로 제공된다.

5 인터넷과 통신

인터넷이란 전 세계에 퍼져 있는 수많은 컴퓨터들을 서로 연결해 놓은 통신망이라고 할 수 있다.

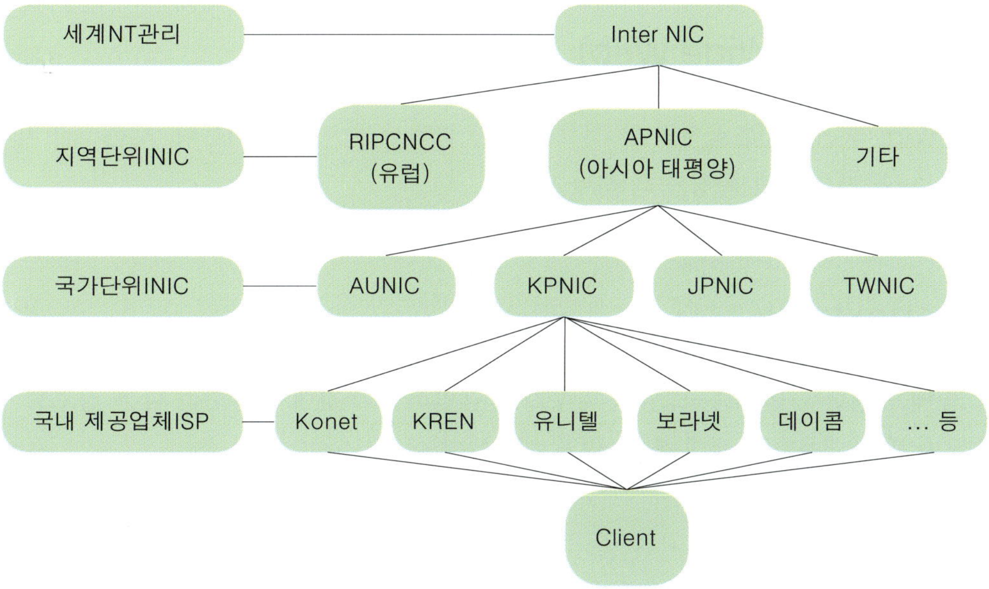

| 그림 1-6 | 인터넷과 통신망

1) 서버(Server)

시스템에 있어서 각종자원(file, printer, 통신회선 등)의 정보를 제공하는 컴퓨터이다.

2) 클라이언트(Client)

서버에 연결되어 정보를 받아가는 컴퓨터이다.

3) 인터넷 서버 또는 인터넷 호스트

인터넷에서 사용자에게 정보를 제공하는 상위 · 고성능 컴퓨터이다.

4) WWW(World Wide Web)

World Wide Web 의 앞 글자만 딴 것으로 보통 줄여서 웹 이라고 읽는다. 웹은 하이퍼텍스트(hypertext)가 커다란 특징 중의 하나이다.

5) Hypertext link

문장 중에 특정한 단어 또는 그림을 마우스로 클릭하면 그것에 해당하는 다른 정보로 연결되어 그에 관한 내용을 자세히 볼 수 있게 해주는 것이다.

6) 인터넷 관리

인터넷협회 안에는 대륙별 정보센터(NIC, Network Information Center)가 있는데 이곳에서 조정업무를 맡는다. 우리나라에서는 한국전산망협의회(KRNIC)가 하고 있다.

7) 홈페이지(Home Page)

인터넷에서 웹으로 찾아갈 수 있는 곳으로 인터넷 가상공간에 집을 만들어 놓고 누구든 찾아올 수 있도록 한 것이다.

8) 전자메일(E-mail)

컴퓨터를 통하여 한 사람이 다른 사람에게 메시지를 보내는 것을 말한다. 보통 문서(파일) 형태이고 한꺼번에 하나의 메시지를 여러 명에게 동시에 보낼 수도 있다.

9) 브라우저(Browser)

웹을 사용하는데 꼭 필요한 프로그램으로 대표적인 브라우저로는 익스플로러, 파이어폭스 등이 있다.

10) 검색 도구(검색 엔진)

인터넷에 있는 무수히 많은 정보들을 쉽게 찾아 줄 수 있는 도구로서 국내 검색 도구로는 네이버(naver), 다음(daum)이 있으며 외국 검색 도구로는 구글(google), 야후(Yahoo) 등이 있다.

11) 도메인 네임 시스템(Domain Name System)

사람이 알아보기 어려운 숫자 형태로 된 IP 주소를 알아보기 쉬운 문자 형태의 정보로 바꾼 것이다.

예) google.co.kr

12) IP Address

전 세계 모든 집이 다른 주소를 가지고 있듯이 네트워크에 연결된 컴퓨터도 각각 다른 주소를 가지고 있어야 한다. IP address는 네트워크에 연결된 컴퓨터 고유 번호를 나타낸다.

예) 203. 252. 188. 34

13) LAN(Local Area Network)

근거리 또는 구내 통신망으로서 대·소형컴퓨터, 개인용 컴퓨터, 워크스테이션 등을 서로 접속, 정보교환 및 이용을 도모하는 통신망이다.

14) TCP/IP(Transfer Control Protocol / Internet Protocol)

인터넷에 연결된 하나의 컴퓨터로 부터 다른 컴퓨터로 데이터를 전송할 수 있게 해주는 네트워크 전송 프로토콜이다. 서로 다른 운영체제간에도 데이터 전송이 가능하여 인터넷에서 정보전송을 위한 표준 프로토콜로 쓰인다.

15) Protocol

컴퓨터간의 정보전송을 위한 통신방법에 대한 규칙(통신규약).
예) http://, ftp://

16) URL(Uniform Resource Locator)

인터넷에서 특정정보의 위치를 알려 주는 표준화된 명명 규칙(주소)이다.
예) http://www.google.co.kr/index.html
Protocol://host name.domain:포트번호/디렉토리명/파일명

17) HTTP(HyperText Transfer Protocol)

Web에서 hypertext 와 hypermedia방식을 지원하는 일종의 통신규약이다.

Chapter 2
PACS의 기초

학습목표

- PACS의 역사에 대하여 이해한다.
- PACS의 구성 및 종류에 따른 차이점을 설명할 수 있다.
- PACS 관련 표준에 대하여 이해한다.

Chapter 02

PACS의 기초

PACS(picture archiving and communication system)는 의료 영상저장전송시스템의 약자로써 각종 영상 장치(modality)로부터 획득한 영상들을 DICOM의 규정에 따라 디지털화 하여 네트워크를 통해 저장 장치에 저장, 각 조회용 단말기로 전송하여 진찰실, 병동 등의 워크스테이션이 있는 곳이면 어디에서든 실시간으로 환자의 영상을 조회할 수 있는 시스템이다.

1 PACS의 역사

1980년대 동안에 PACS 분야는 심한 기복을 겪어왔다. PACS의 개발은 일찍이 80년대 초부터 시작되었으며 의료장비 업체들이 집중적인 개발에 힘입어 80년대 중반에 이르러서는 상용화된 제품들이 출시되기 시작하였다. 이 시기의 PACS는 당시의 상용화된 컴퓨터 제품으로는 만족시킬 수 없는 특별한 성능의 구현을 위해서 군수용 등으로 사용되던 특별한 고가의 기술과 장비를 사용하였다. 따라서 가격 면에 있어서도 일반병원에 수용할 수 없는 수준의 고가였으며 기술적인 검증도 이루어지지 않은 상태였다.

그럼에도 불구하고 PACS 업체들은 PACS가 기존의 영상의학과 업무를 일시에 혁신시킬 수 있는 시스템이라고 소개했으며 당시 병원들은 PACS 열풍에 휩싸였었다. 그러나 실제로 병원에 도입되었던 십여 개의 제품들은 병원내 사용자들의 기대를 크게 밑돌았으며 결국 철수되어야 하는 시련을 겪었다. 그 이후로 PACS에 대한 병원관리자들의 시각은 회의적인 것으로 바뀌었으며 이에 따라 PACS 개발에 투자했던 업체들은 큰 타격을 겪어야 했다.

1990년대에 들어서는 기존의 대형 시스템 접근방식이 가져왔던 문제점들을 피하고자 하는 새로운 시도들이 이루어졌다. 즉 적은 투자로서 구현이 가능하며 점진적으로 확장, 통합이 가능한 소형의 부분적인 시스템(mini PACS)이 선을 보였다. 이와 같은 방식은 기술적으로 검증되고 안정된 개방형 시스템을 기반으로 하였기 때문에 가격이 낮추어졌을 뿐만 아니라 투자에 대한 실패의 우려를 크게 감소시켰고 부분적으로나마 PACS의 장점을 경험할 수 있게 해 주었기 때문에 1990년대 초부터는 꽤 활발한 움직임이 있었다.

이 시기에 보급된 mini-PACS는 용도에 따라 크게 두 종류로 나누어진다.

첫 번째는 IHDIS(in-house image distribution systems)로 불리는 것으로서 영상의학과 내의 필름 사용여부와는 관계없이 병원내 타 진료과로의 디지털 영상전송을 목적으로 한다. 그 구성은 필름 스캐너와 파일 서버, 영상표시 스테이션 등으로 이루어지며, 필름 사용이 많고 분실 등의 문제가 심한 응급실, 중환자실(ICU, Intensive Care Unit), 관상동맥질환 집중치료실(CCU, Coronary Care Unit) 등에 필름을 보내는 대신 스캐너에 입력된 디지털 영상을 전송하여 영상표시 모니터 상에서 조회하게 하는 것이다.

두 번째는 modality-cluster PACS라고 하는 분류로서 디지털 영상의 획득이 용이한 CT, MRI 등 일부 장비만을 네트워크로 연결하고 이들로부터 생성되는 영상데이터를 저장장치에 일괄 저장관리하는 것이다. 이 경우 CT, MRI, 초음파 등의 장비에서는 개별적으로 저장관리할 필요가 없으므로 환자진료의 처리량(throughput)을 높일 수 있고 보다 저렴한 저장 미디어를 사용함으로써 저장비용을 대폭 낮출 수 있다. 과거 데이터에 대한 요구가 발생할 시는 필름 또는 인화지에 이를 출력할 수 있는 기능이 제공되었다.

이와 같은 mini-PACS의 보급과 함께 대단히 활성화된 것은 teleradiology이다. 대형 PACS에 대한 병원관계자들의 회의적인 반응과는 달리, 훨씬 간단하고 저렴하면서도 실익을 가져다주는 teleradiology에 대한 관심은 급증하여 미국 내에만 대략 2,500대가 설치되었다.

IHIDS가 병원내의 영상전송 서비스를 위한 것이라면 teleradiology는 이것을 병원 밖으로까지 확장시킨 것으로서 크게 보면 이 시기에 발달한 mini-PACS의 한 범주에 속한다.

Teleradiology에 있어서도 그 용도에 따라 호출형(on-call) 시스템과 원격판독 네트워크(over read networks)가 있다. 호출형 시스템은 영상의학과 의사의 집과 병원간을 연결하여 퇴근 시 또는 주말에 긴급한 의견을 요하는 경우 영상의학과 의사가 다시 병원으로 되돌아올 필요성을 없애주는 것이며, 일차진단(primary diagnosis)을 위한 것이 아니고 다음날 가서 원본 필름을 확인할 수 있으므로 저해상도 영상에 의한 긴급 조회 기능의 제공이 목적이다. 따라서 VGA(Video Graphics Array) 또는 SVGA(Super Video Graphics Array) 등의 일반 PC와 CT, MRI 등의 비디오 포착 보드 등 시스템 구성이 간단하며 주로 일반 전화선이 사용된다.

원격판독 네트워크는 원격자에 있는 영상의학과 전문의에게 원본 수준의 고화질 영상을 전송하고 이에 대한 주진단을 의뢰하는 서비스이다. 이는 도심의 대학병원과 시골의 병원 간 또는 그룹시술을 하는 방사선 영상센터들 간에 타 세부전문 분야에 대한 진단의뢰 서비스 등에 활용되고 있다. 이 경우는 원본수준의 고화질 유지를 위해서 송신단에는 고성능 필름 스캐너가 사용되며 수신단에는 고화질 모니터가 요구된다. 송수신을 위한 네트워크도 과거에는 ISDN이나 TI회선 등을 사용하였으나 최근에는 ATM과 같은 고속통신망의 기술이 사용된다.

1990년대 후반에는 mini-PACS의 성공적인 도입과 운용의 결과 병원들에서는 소규모 수준에서 쌓여진 경험과 지식을 바탕으로 이를 전 병원적인 규모로 확장하고자하는 시도가 재개되기 시작하였다. 대형 PACS에 대한 이와 같은 변화의 원인은 그간 개방형 컴퓨터 시스템 기술이 널리 확대되었고, 정보처리 및 통신 장비들의 성능이 대폭 향상되어 PACS에 요구되는 대량의 정보처리 능력을 갖추기 시작했으며, 병원 내에서도 컴퓨터와 통신에 관련된 경험을 갖춘 기술 인력들이 늘어나게 되었기 때문이다.

이와 더불어 일어나고 있는 PACS에 대한 접근방식의 중요한 변화가 있는데, 그것은 과거에는 PACS가 영상의학과내의 문제를 해결하는 영상의학과의 해결책으로 간주되었으나 지금에 와서는 PACS가 영상의학과에만 관련된 것이 아니라 전 병원에 관련된 문제로 받아들여진다는 것이다. 즉 PACS를 이제까지와 같은 병원전체에 혜택을 주는 정보 시스템의 하나로서 간주하며 그 도입과 운용에 있어서도 이와 같은 전 병원 규모의 접근이 시도되고 있다.

IIIM(integrated information and image management)이라 불리는 새로운 접근방식은 문자위주의 병원정보시스템과 영상데이터 중심의 PACS를 하나로 통합시킴으로써 사용자에게 보다 효과적인 환자정보의 접근 기능을 제공하자는 것이다. 이와 같은 접근방식은 환자진료에 있어서 정보 활용의 중요성에 대한 인식이 높아지고 있는 시대적인 추세와 관련된 것으로서 차세대 병원정보 시스템의 모델로 정착될 전망이다. 이에 따라 PACS와 병원 정보 시스템간의 통합, 각 mini-PACS들 간의 통합등에 관한 연구가 활발하게 진행되고 있다.

2 PACS의 종류

PACS는 포함하고 있는 modality의 종류, 이용하는 user의 대상, 이용하는 장소 등 여러 가지 변수에 의하여 다양하게 분류할 수 있다.

Modality의 종류에 대한 분류로는 partial PACS, dental PACS, pathology PACS 등으로 구분할 수 있으며, 이용하는 user의 대상에 대한 분류도 partial PACS, full PACS 등으로 구분할 수 있으며, 이용하는 장소에 대한 분류로는 full PACS, web PACS 등으로 구분할 수 있다.

PACS의 구성 및 종류에 따른 차이점 등을 알아 보겠다.

PACS는 full PACS, partial PACS, web PACS 등으로 구분한다.

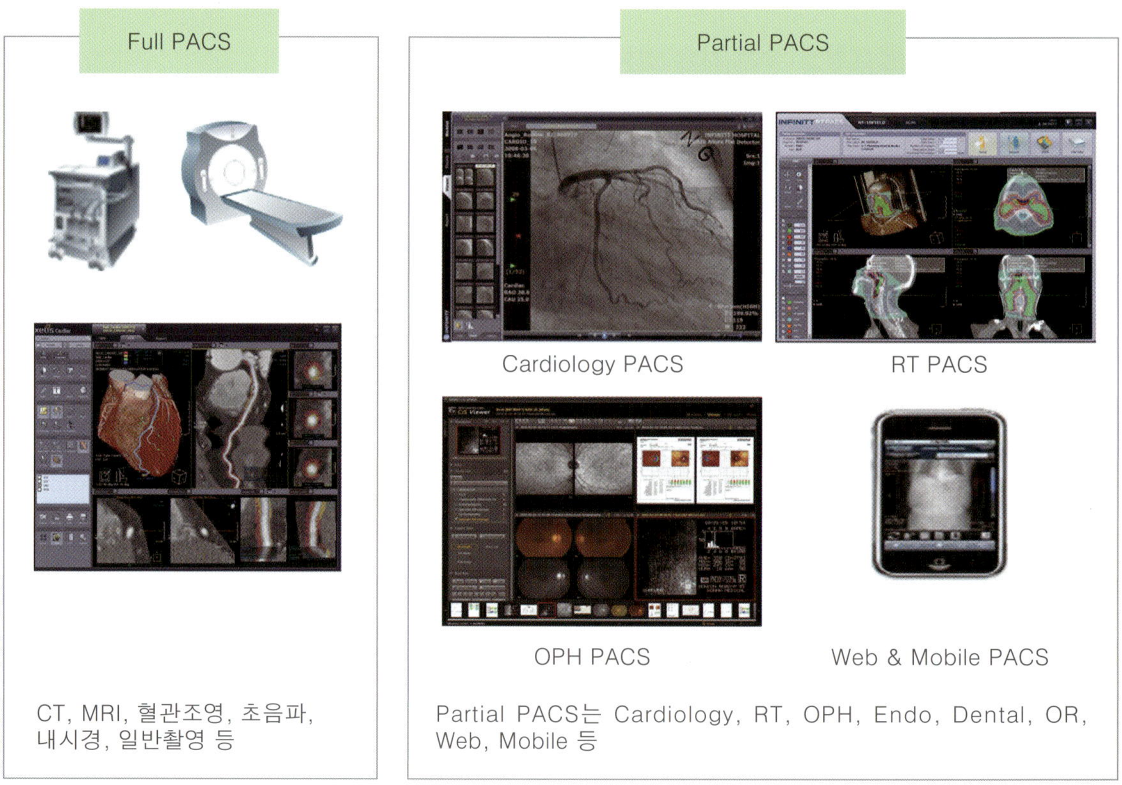

| 그림 2-1 | PACS의 종류

1) Full PACS의 정의

원칙적으로 일체의 film 없이 운영되는 것을 말하나 유방 촬영(mammography), 간접촬영 및 수술실에서의 방사선 검사, 타 병원 이송 시 film을 생성할 필요 시, 정형외과의 인공 삽입물의 종류 및 크기를 결정할 필요가 있을 때 film을 사용하거나 paper print를 대신한다. Full PACS 도입시기에는 많은 부분이 기술적으로 해결하기 어려웠으나, 현재는 digital mammography 등의 적극적인 보급 및 간접촬영장비의 디지털화가 많이 진행되어 있다.

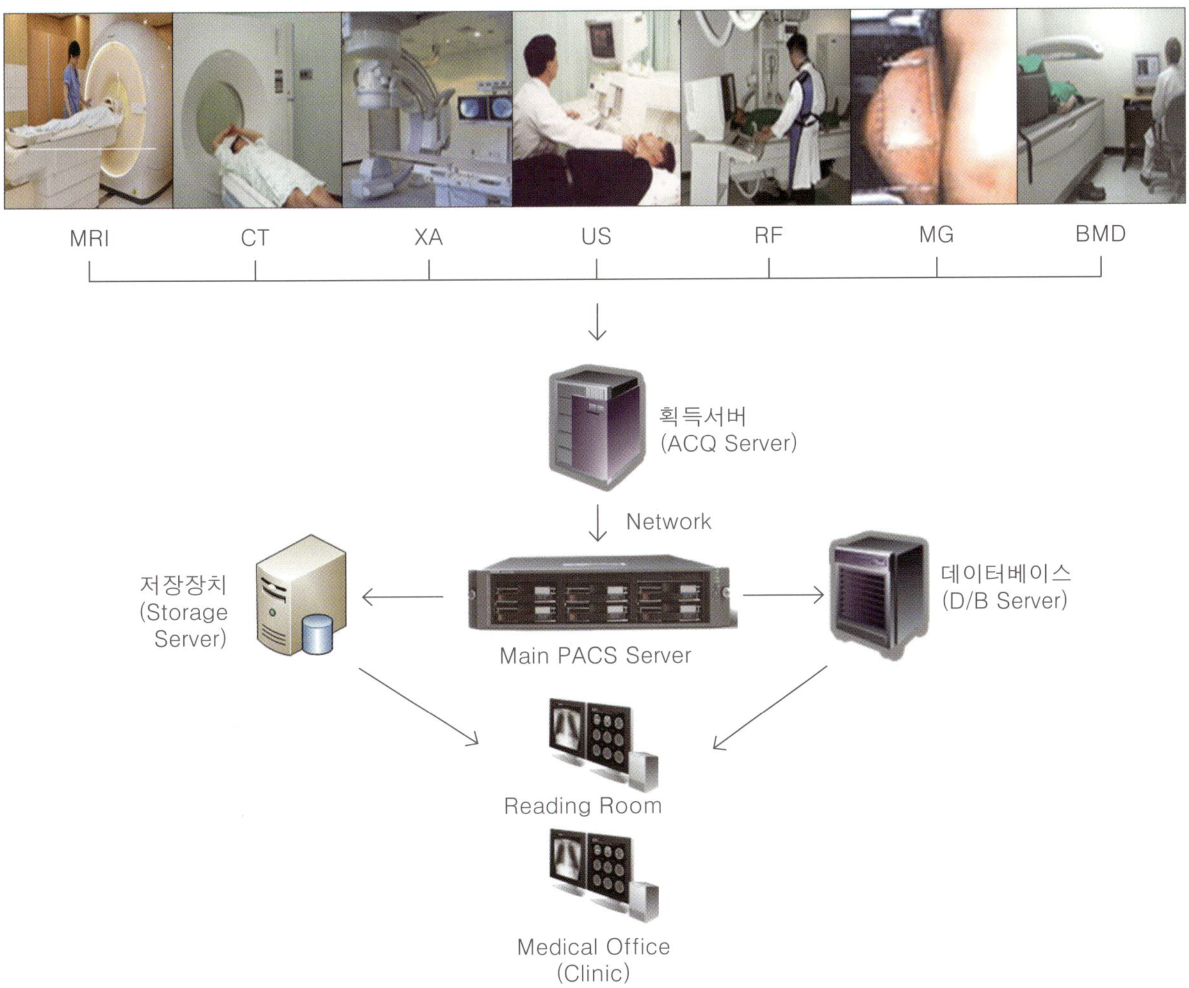

| 그림 2-2 | PACS의 구성도

(1) System의 구성개요

PACS는 병원 업무의 특성상 반드시 무정지시스템(fault tolerent system)이어야 하며 재해 재난을 대비한 데이터의 복구를 반드시 염두해야 한다. 서버 부분에서는 무정지 시스템을 구현하기 위해 클러스터링이라는 기법을 사용하는데, 클러스터링은 보통 2개 이상의 서버가 각각의 업무를 수행하다가 하나의 서버가 문제를 발생시키면 다른 서버의 업무를 받아서 수행함으로써 전체적으로는 서버를 통해 수행되고 있는 작업들이 하나도 정지하지 않도록 하는 기법이다.

PACS 데이터는 크게 두 가지로 나뉜다. 하나는 DICOM 이미지 파일이고 다른 하나는 이들 이미지가 가지고 있는 index값과 환자 정보, 검사 정보 등이 정리되어 있는 데이터베이스 정보이다. PACS에서는 영상 정보는 DB정보에 비해 월등하게 많은 용량을 가지고 있기 때문에 보통의 경우 영상 정보와 DB정보를 분리하여 저장한다. 특히 영상 정보는 대부분 file 형식으로 저장한다.

단기 저장 영상(short term storage)에 해당하는 최근에 촬영된 영상 데이터는 대부분 무손실 압축(lossless compression)을 하기 때문에 데이터의 양이 크며, 영상의학과에서 판독을 위해 혹은 임상의사가 환자의 치료를 위해 자주 조회를 하게 되므로 빠르고 신속하게 영상이 보여야한다. 이를 위해 빠른 입출력 속도와 안정성이 확보되어야 한다. 이러한 이유로 고가 임에도 불구하고 disk array를 사용하고 있다. 보통의 disk array는 서버에 SCSI나 fiber channel로 연결시킨 후 네트워크에 연결되어 workgroup에 영상을 포함한 제반 데이터를 service하는 구조를 가지고 있다. server-disk array 구조에서는 동시에 여러 사용자가 file service를 요청할 경우 disk array보다 서버에 traffic이 집중되기 때문에 service가 지연되는 상황이 많이 발생한다. 이러한 문제점을 해결하기 위해 disk array가 네트워크에 직접 연동되도록 고안되었는데 이를 Network Attached Storage(NAS)라 한다.

장기 저장 영상(long term storage) 데이터는 진단이 이루어진 후이고 치료기간이 지난 영상이 대부분이므로 영상조회의 빈도가 적기 때문에 disk array에 보관할 필요성이 떨어지므로 저렴한 저장 매체를 사용하여 near online 상태로 영상을 저장 보관한다. 이외에 disk array에 중기 저장 영상(mid term storage)을 사용하여 online으로 영상을 증대하여 저장 보관하는 경우도 있다. 하지만 기술력의 발전과 저장 장치의 가격 하락이 지속적으로 있음을 감안하면 현재 hems 영상을 disk array 에 저장하는 날이 멀지 않았으며 현재에도 많은 병원에서 이와 같은 방법으로 환자의 데이터를 저장 및 service하고 있다.

PACS의 성공여부를 가늠하는 중요한 요인 중 하나는 영상표시 속도이므로 빠른 데이터 전송을 위해서 네트워크의 구성이 매우 중요하다. 네트워크는 백본 스위치를 어떻게 구성하는가에 따라 ATM 또는 기가비트 이더넷 네트워크로 구분된다.

ATM(asynchronous transfer mode)의 경우 fault tolerance 기능, 장거리 데이터 전송, 대역폭(bandwidth) 차이가 큰 멀티미디어 데이터와 같은 큰 데이터 전송에 유리한 반면 가격이 다소 높은 단점이 있으며, 단말 장치에 해당하는 영상 조회 워크스테이션이 대부분 fast 이더넷을 사용하기 때문에 다른 두 프로토콜의 데이터 변환과정이 필요하므로 ATM이 가지고 있는 장점을 충분히 활용하는 데는 한계가 있을 수 있다.

최근 들어 gigabit back bone switch가 상대적으로 가격이 저렴하며 기존 단말의 fast 이더넷 환경과 같은 프로토콜이기 때문에 호환성 및 확장성이 뛰어나므로 근래에 와서는 PACS를 위한 영상조회 워크스테이션의 네트워크 장비는 fast 이더넷을 쓰고 드물게 혹은 한정적으로 ATM 백본 스위치를 쓰는 경우 155Mbps ATM을 사용한다. 영상의학과 판독용 영상조회 워크스테이션에서는 한번에 큰 size의 많은 영상을 조회하므로 155Mbps ATM을 사용하거나 backbone을 구축하고 있고 그 전송 속도도 1Gbs를 지원하고 있다.

PACS와 병원정보 시스템(hospital information system, HIS)과의 통합은 각종 환자 정보와 병리검사 등 각종 임상 정보 그리고 방사선 결과 등의 공유가 완벽하게 연동되어야 한다, 이는 하나의 program으로 될 때 성능 개선 작업 시 어려움이 따르게 되므로 두 개의 program은 별도로 유지하지만 하나의 PC와 네트워크를 이용하도록 연동시키는 것이 유리하다. 이러한 통합의 종류는 통신의 수준과 HIS-RIS는 DICOM과 Health Level 7의 통합을 지원하지 않으며, 모든 HIS-RIS 시스템에 사용가능한 modality worklist solution을 공급하는 특별한 이미지 modality 제조는 매우 어렵다.

IHE(integrated healthcare enterprise) 창립과 함께 알려진 이 노력은, 이미지 modality와 HIS-RIS(radiology Information System), PACS사이의 정보를 원활히 교류하기 위해 DICOM과 HL7의 사용 일치의 인증을 받았다.

IHE 또한 두 PACS 사이 또는 두 HIS-RIS 사이의 정보 교통 능력을 손쉽게 할 것이며, 환자 의료기록과 다른 시설에서의 이미지를 분배하는 능력에 큰 긍정적 영향을 가져올 것이다.

각종 서버와 네트워크 장애시에도 업무에 큰 지장이 없는 안정적 PACS 구성 방안을 확보하는 방안으로는 분산 부하 구조 설계를 위해 서버를 클러스터링 하여 안정성과 성능을 모두 보장하는 기법과 필요한 영상을 해당 영상 조회 워크스테이션의 하드디스크에 미리 보내는 기법을 사용하여 서버 및 네트워크에 집중되는 부하를 분산시킬 수 있는데 이 경우는 하드디스크의 가격 하락과 대용량화, 입출력 속도 증가, 그리고 CPU의 고성능화에 의해 가능하게 되었다.

다층 압축기법은 영상을 2~3단계로 다층화한 압축 기법으로 현재의 모니터 영상표시 조건에 맞는 영상의 크기를 결정하여 영상 관찰 시에 실시간 압축해제를 하는 방법으로 빠른 영상 표시 성능으로 영상활용을 높였다가 필요할 때 초고화질의 영상을 표시하여 진단 능력을 높일 수 있다.

(2) Hardware의 구성

Full PACS를 구성하여 service를 하고 있는 국내의 병원을 토대로 PACS의 hardware 구성을 확인해 보자.

판독용 또는 조회용 워크스테이션의 경우 영상을 조회하는 속도도 중요하겠지만 무엇보다도 모니터의 해상도에 따른 진단능력이 중요하다.

CR(computed radiography)이나 DR(digital radiography)을 이용한 일반 촬영 영상이나 film digitalization을 통한 secondary capture방식의 판독용 영상의 공간 해상도는 장비에서의 영상기준 획득으로 2K 이상(14"×17"Film 기준, 해상도는 2048×2560 이상)이어야 한다.

CT, MRI, DSA, digital fluoroscopy 영상을 주로 판독하는 경우에는 공간 해상도 1200×1600(portrait) 또는 1600×1200(landscape) 이상이어야 하며 핵의학 및 초음파 영상의 경우는 color 모니터의 1280×1024(landscape) 이상의 공간 해상도를 지원할 것을 권장한다.

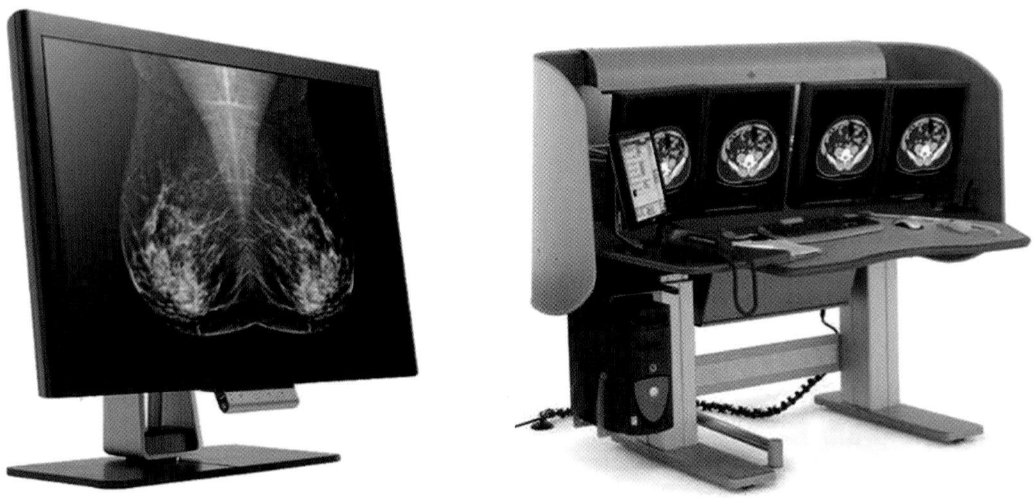

| 그림 2-3 | 5M Pixel의 판독용 모니터

모니터의 밝기는 그레이스케일의 CRT 모니터-490cd/m FT-LCD 모니터-500cd/m 이상을 권장하고 있으나 판독실의 환경에 따라 300cd/m의 밝기를 사용하는 경우가 많으며 이는 모니터의 수명에도 직접적인 원인이 된다.

모니터의 정도관리는 6개월에 1번 이상 실시해야 하며 주기적인 점검을 통한 상태를 확인해야 한다.

모니터의 개수는 각 병원의 환경에 따라 다소 차이는 있지만 워크스테이션당 2개, 3개, 4개의 모니터를 구성한다.

워크스테이션의 사양은 큰 사이즈의 영상을 display하는데 문제가 없어야 하나 근래에는 하드웨어의 발전으로 워크스테이션의 사양은 크게 문제가 없지만 효율을 높일 수 있는 사양으로 구성해야한다.

2개 이상의 영상 획득 서버를 반드시 무정지 시스템으로 구성해야 하며 이를 위해서는 서버 클러스터링이 수반되어야 하고 영상의 획득 시 동반되는 데이베이스도 클러스터링과 이중화 작업이 동시에 이루어져야 한다.

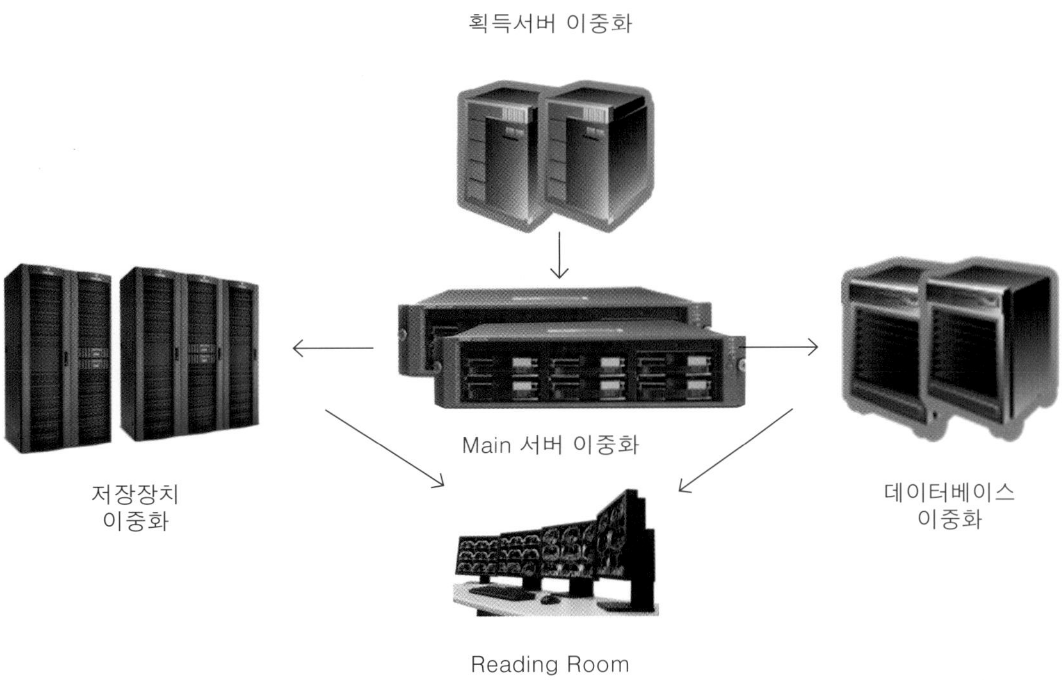

| 그림 2-4 | Server의 Clustering

단기저장(short term storage), 중기저장(mid term storage), 장기저장(long term storage) 장치로 나뉘며 병원의 환경과 구성 방식에 따라 여러 형태로 구성될 수 있으나 판독 및 임상과에서 영상의 조회 시 지장이 없는 최소한의 용량을 확보해야 할 것이다.

입원 환자의 경우 기본 5년 동안 촬영한 모든 검사가 online상에서 조회가 가능하여야 하며 최근 1주간은 무손실 압축(lossless compression)된 영상으로 단기저장장치에 보관되어 최소 6개월 까지는 영상이 조회되어야 하며 1주일 후 판독이 완료된 데이터는 손실압축(lossy compression)된 영상으로 중기저장 장치에 보관된다. 기본 5년 동안은 진료에 필요시 항상 online상태로 조회가 가능하여야 하며 비록 offline의 장기저장장치에 데이터가 저장되어 있다 하여도 시스템 또는 사용자가 필요에 의해 요청 시 온라인으로 복사되어 조회가 가능하여야 한다.

단기, 중기, 장기 저장장치 영상의 압축은 JPEG방식을 기준으로 10:1~4:1 까지의 DICOM 3.0 표준을 따르기를 권장하지만 시스템의 구성과 사양에 따라 의무사항은 아니다.

매체의 사용은 광자기디스크(optical disk), DLT(digital linear tape), CD-ROM, DVD(digital video disk) 등으로 사용될 수 있으며 저장된 데이터는 반드시 손실이 없어야 한다. 최근 들어 저장장치의 발전과 가격의 하락으로 모든 영상의 데이터를 병렬디스크에 저장하여 온라인으로 조회가 가능하도록 구성하는 병원이 늘고 있는 추세이다.

ATM(asynchronous transfer mode) 또는 기가비트 백본에 상응하는 성능을 가진 방식을 권장하고 있으나 의무상은 아니며 단, 단기저장장치에 있는 데이터를 기준으로 임의의 시간에 환자의 영상 조회 시 조회용 워크스테이션에서 평균 3~4초 내로 영상의 조회가 가능해야 한다.

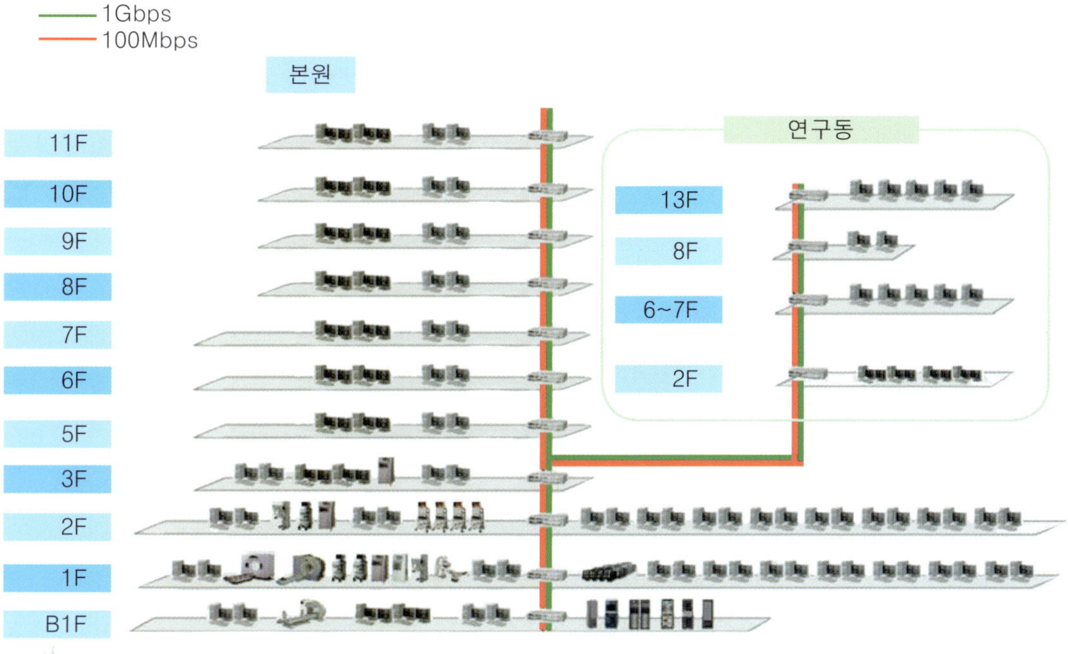

| 그림 2-5 | Network 구성도

(3) 판독용 및 조회용 워크스테이션 & 모니터

판독용 또는 조회용 워크스테이션의 경우 영상을 조회하는 속도도 중요하겠지만 무엇보다도 모니터의 해상도에 따른 진단능력이 중요하다.

CR(computed radiography)이나 DR(digital radiography)를 이용한 일반촬영 영상이나 film digitalization을 통한 secondary capture방식의 판독용 영상의 공간 해상도는 장비에서의 영상기준 획득으로 2K 이상(14″×17″film 기준, 해상도는 2048×2560 이상)이어야 한다. CT, MRI, DSA, digital fluoroscopy 영상을 주로 판독하는 경우에는 공간 해상도 1200×1600(portrait) 또는 1600×1200(landscape) 이상이어야 하며 핵의학 및 초음파 영상의 경우는 Color 모니터의 1280×1024(landscape) 이상의 공간 해상도를 지원 할 것을 권장한다. 모니터의 밝기는 grayscale의 CRT 모니터 490(cd/m^2), FT-LCD 모니터 500(cd/m^2)이상을 권장하고 있으나 판독실의 환경에 따라 300(cd/m^2)의 밝기를 사용하는 경우가 많으며 이는 모니터의 수명에도 직접적인 원인이 된다.

모니터의 calibration은 6월에 1번 이상 실시해야 하며 주기적인 점검을 통한 상태를 확인해야 한다. 모니터의 갯수는 각 병원의 환경에 따라 다소 차이는 있지만 워크스테이션당 2개, 3개, 4개의 모니터를 구성 한다. 워크스테이션의 사양은 큰 사이즈의 영상을 표현하는데 문제가 없어야 하나 근래에는 hardware의 발전으로 워크스테이션의 사양은 크게 문제가 되지 않는다.

2) Partial PACS의 정의

Partial PACS라고 하는 것은 전체적인 적용 범위나, 데이터의 영구 보관의 필요성, 조회가 필요한 장소의 제한 등의 이유로 인하여 full PACS 보다 규모가 작게 구성 되는 경우가 대부분이다.

3) Partial PACS의 종류

① System 개요

a. Full PACS에 비하여, 적용되는 범위가 제한적인 규모의 PACS이다.
b. 특정 목적을 위하여 system을 구성한다.
c. Full PACS를 진행하기 전에 일부분에만 PACS를 적용하기 위하여 system을 구성한다.
d. Full PACS 적용 후에도 MDCT 등의 고용량 데이터를 main PACS에 보관하지 않고 일시적으로 보관하기 위해 system을 구축한다.
e. 적용되는 규모가 소규모이고, 제한적이기는 하지만 전체적인 구성은 full PACS와 비교하여 다르지 않다.
f. Full PACS를 적용하지 않는 상태의 partial PACS 운영은 기존의 film system을 그대로 운영한다.

② System의 구성

먼저 생각을 해야 하는 부분이 full PACS가 운영되는 상황에서 추가적으로 partial PACS 를 구성하는 것인가, 아니면 full PACS를 운영하기 전에 partial PACS를 구성하는 것인가에 따라 system의 구성이 달라진다.

그리고 추후 full PACS로 전환을 고려하고 있는가 아닌가에 따라서도 system의 구성이 달라진다고 할 수 있다.

CT나 MRI 등의 디지털 이미지 획득이 가능한 장비의 경우 DICOM 3.0 표준을 준수하는 지의 여부에 따라 게이트웨이의 사용을 정한 뒤 소규모의 서버와 네트워크를 구성하여 사용한다.

일반 촬영의 경우는 CR(computed radiography) 또는 DR(digital radiography)의 설치가 요구된다.

Full PACS가 운영되는 상황에서 partial PACS를 운영한다면, 운영의 목적이 고용량 데이터의 효율적인 운영을 위하여 사용하는 경우가 많으므로 진료에 영향을 미치지 않고 다만, 판독에 영향을 미치는 경우가 많아 고용량의 데이터를 장기간 안정적으로 운영해야 하는 경우 보다는 단기적인 목적으로 운영한다.

③ Hardware의 구성

Hardware의 구성은 앞서 언급한 구성과 일치해야 하며 단지 전체 구성이 full PACS system보다 축소되었다고 보며 대용량의 서버나 full time cluster를 사용하는 일은 비용과 효과를 고려하여 구성하지 않는 경우가 많다.

Partial PACS는 full PACS 보다 규모가 작게 구성되는 경우가 대부분이지만, MDCT 등의 large volume 데이터 등을 일시적으로 관리하기 위한 PACS의 경우는 storage의 용량이 full PACS에 버금가기도 한다.

(1) Dental

병원 진료 분야의 모든 영역에서 컴퓨터의 사용은 필수적인 수단이 되고 있다, 치과 영역 또한 컴퓨터가 사용되고 있으며 교육 및 스케줄 관리와 진단, 치료계획 및 진료계획 검토와 진단기록, 정보의 분석 및 조작 등의 일들을 가능하게 해준다.

치과에 접목되어 있는 컴퓨터 기술 분야 중 가장 빠르게 변화되고 있는 분야는 컴퓨터 하드웨어 기술과 영상획득기술 및 영상 도구 등을 들 수 있다. 이러한 것들은 방사선 분야와 영상분야에 거의 혁명적인 변화를 초래할 것으로 예상된다.

영상 기술 분야는 새로운 기술개발 분야 중 가장 중요한 부분이다. 컴퓨터 그래픽의 발전과 함께 구강카메라와 디지털 X-선의 등장으로 인하여 PACS 설치를 한 단계 앞당기는 중요한 변수로 작용하고 있다. 이러한 시스템은 진료 전후에 영상 시뮬레이션 등의 작업 등에 유용하게 사용되고 있다. 치과 진료는 일반 임상 진료와 달리 방사선 영상만으로 진단에 필요한 의사결정을 하기에 불충분하다. 그러므로 임상검사 자료를 통합하여 종합적인 의사결정을 하고 또한 치과의사를 중심으로 진단 및 치료가 일률적으로 이루어지기 위하여 이를 위한 전산망이 무엇보다도 중요하다고 할 수 있다.

① Dental PACS의 개념

Dental PACS의 개념은 일반적인 PACS개념과 동일하며, 단지 치과 영역에서 주로 사용하는 장비에 초점을 맞춘 PACS라 할 수 있다. 중, 소규모의 치과 병원에서 경제적으로 사용 가능하도록 설계된 일종의 dental PACS도 partial PACS에 속한다.

구강카메라, 구강 X-선, panorama, cephalometric 등의 각종 치과용 modality에서 발생하는 의료영상을 저장하고 검색하는 등의 관리 기능으로 설계되며 추가적으로 외부 보험관리 및 환자관리 Software 또는 교정 분석 프로그램과 같은 진단보조 software도 연동할 수 있는 개방형 시스템이라 할 수 있다.

② Dental PACS 설치 필요성

치과 영역에서의 임상 자료 전산화 최종 목표는 정확한 진단을 할 수 있는 의사 결정을 위한 시스템 제공이라 할 수 있다. 이러한 시스템은 시스템에 연결되는 진단 장비와 사용자 인터페이스 그리고 진단에서의 개념 및 체계적인 치료를 위한 진료 전략 등과 같은 요소를 세심하게 고려하여 설계되고 개발되어야 한다.

치과 진료의 특징적인 점은 방사선 촬영 검사 이후 임상과 진료실에서 치료가 대부분 이루어지고 있어, OCS 프로그램 내부적으로 촬영 이후 환자의 이동 상태가 표시되어야 하며 판독과 관련한 부분도 업무 흐름에 맞게 표시되고 진료에 지장을 초래하지 않아야 한다.

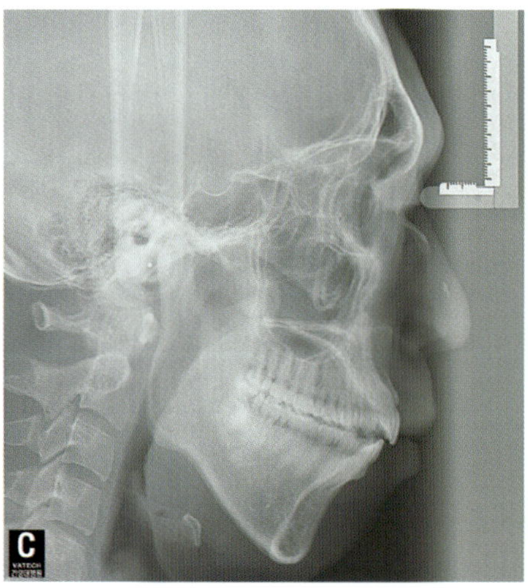

a. Cephalo-graphy

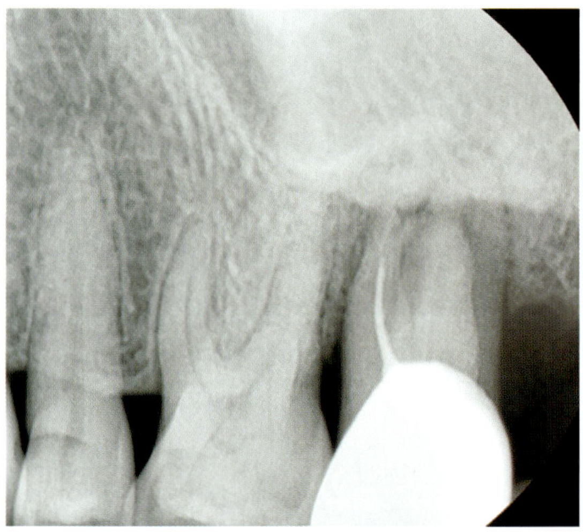

b. Dental Image

| 그림 2-6 | Dental PACS의 활용 모습

환자에게 한 단계 높은 서비스를 제공하기 위해서는 전문 분야별로 진료의 정확도를 높일 수 있는 판독방법과 오류를 예방하기 위한 여러 가지 이론의 개발 그리고 이들을 수용할 수 있는 소프트웨어의 추가적인 지원이 요구되고 있다. 즉 디지털 영상을 이용하여 여러 가지 영상처리를 할 수 있는 기법이 도입되고, 임상적으로 필요한 기법들이 실제로 임상에서 쉽게 사용될 수 있고, 이러한 것들이 치과질환의 진단과 치료에 적용될 수 있는 일체화된 시스템이 필요하다. 또한 치료 방법의 객관적이고 체계적인 평가를 위한 증거 중심의 임상 정보를 진단 software 시스템에 추가함으로써 예측 가능한 치료 결과를 얻을 수 있도록 도와주는 시스템의 개발이 필요하다.

③ Dental PACS의 장점

PACS는 영상의 디지털화를 통한 전산화를 이루어 필름 관리를 위한 비용과 공간 및 시간 절약과 같은 경제적인 측면에서의 장점을 가지고 있다.

④ Dental PACS 설치 시 고려사항

치과병원은 대부분 좁은 진료실에서 unit chair 중심으로 진료가 이루어지고 있으므로 Client PC의 설치 방법을 경우에 따라 모색해 보아야 한다.

a. Unit chair형

Unit chair에 직접 arm 등으로 모니터를 연결하여 진료에 지장이 없는 범위 내에서 PC를 설치하도록 하며, 경우에 따라서는 무선의 키보드와 마우스 일체형을 사용할 수도 있다. 이러한 형태가 dental PACS에서 설치되는 특징적인 형태로 대부분을 차지한다.

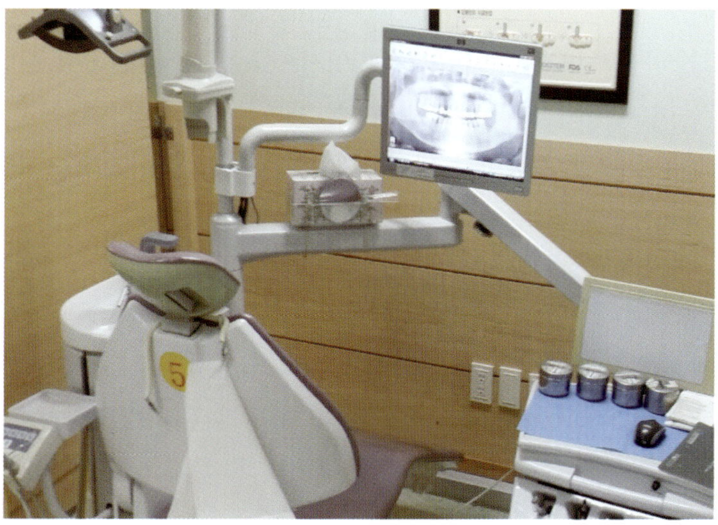

| 그림 2-7 | Dental PACS 설치 예(Chair 형)

b. 작업대형

상담실 및 의국 등 책상 형태의 작업대에 PC를 올려서 설치하는 방식으로 치과 영역이 아닌 일반적인 임상과 PACS에서 흔히 볼 수 있다.

c. 카트형

Mobile cart에 PC를 설치하는 형태이며, 유동성을 고려하여 설치할 수 있다.

d. 칸막이부착형

치과 진료실 공간 배치를 위해 설치 된 칸막이 또는 수술실 등에 공간을 최소화하여 설치하는 형태이다.

이러한 PC의 설치는 임상과의 업무 흐름에 맞게 설계되어야 하며 기타 진료실 주변의 환경적인 요인으로 치료와 관련된 기구 및 재료, unit chair 자체의 움직임, 환자의 부주의, 치료 과정에서 발생하는 물, 바닥 및 기타 청소와 관련된 사항 등도 고려하여야 한다. 특히 구내 촬영과 같이 일반적인 PACS에서는 볼 수 없는 검사법이 있으며 영상의 차이로 인한 viewing system과 영상의 획득과 전송을 위한 고유의 gateway 개발은 dental PACS의 성공 여부를 좌우한다고 할 수 있다. 이와 관련하여 CCD sensor의 선정 시 영상의 질과 영상의 bit 수 등을 충분히 고려하고 환자의 이물감, 술자의 편의성, 기구 관리의 용이성 등도 파악하여야 한다.

전체적으로 dental PACS를 한 단계 업그레이드 시키기 위한 방안으로 환자 대기시간에 Unit chair에 설치된 모니터를 이용하여 임상과별 자료와 환자 만족을 위한 영상 자료를 공유하는 방법 등도 고려해 볼 수 있다.

⑤ Gateway

Gateway란 장비로부터 non-DICOM 영상신호를 받아서 DICOM 파일로 변환하여 영상을 만들어 이미지 서버로 전송할 수 있도록 하는 것으로 일반적인 컴퓨터에 software 프로그램이 내장된 장비를 의미한다. 일반적으로 intra oral 영상을 PACS 서버로 전송하기 위해서는 DR system과 CR system을 사용하여 구성을 할 수 있으나 해상도면에서 월등한 DR system이 일반적인 추세라 할 수 있다. 즉, CCD sensor를 이용한다고 보면 된다.

장비의 특성에 따라 영상의 질과 raw 데이터의 영상 bit 수 등이 상이하여 병원 사정에 맞는 적절한 CCD System을 마련하기 위해 여러 제품을 비교하여 검증하는 과정이 꼭 필요하다.

a. Dental Intra-oral Gateway 구비조건

ⓐ 효율적인 PACS 연동을 위하여 의료영상의 국제 표준인 DICOM 방식을 지원할 것

ⓑ 이전 획득영상의 재전송 및 관리를 위해서 로컬 데이터베이스를 지원할 것

ⓒ 기존 필름 촬영의 다양한 FMX 촬영 모드를 최대한 반영할 것
(FMX12, FMX18, FMX22, 동일치아촬영 Template)

ⓓ Template/Slider 자동인식기능을 제공할 것
실제 촬영할 template 및 치아 부위를 자동으로 설정하여 주는 기능이다. 즉 촬영자는 환자만 선택하면 그 환자에게 주어진 처방정보에 따라 인/유아/동일치아/교익 촬영 등의 template 종류와 치아위치를 자동으로 설정하는 기능이다. 여기서 template란 각각의 필름이 환자의 치아구조와 맞게 배치한 틀을 의미하며 film system에서 상용하고 있는 film mounter로 보면 된다. 마찬가지로 slider란 실제 치아의 영상이 들어가는 부분으로 이해하면 된다. (기존의 필름과 동일 개념)

b. 임상에서의 적용

OCS program을 통해 예약된 환자의 정보가 PACS에서 modality로 전송이 되면 촬영하고자 하는 환자의 list가 뜨게 되고 선택 환자를 클릭하여 검사를 진행하면 된다.

검사가 끝나면 PACS로 영상을 전송하면 된다.

⑥ Dental Modality

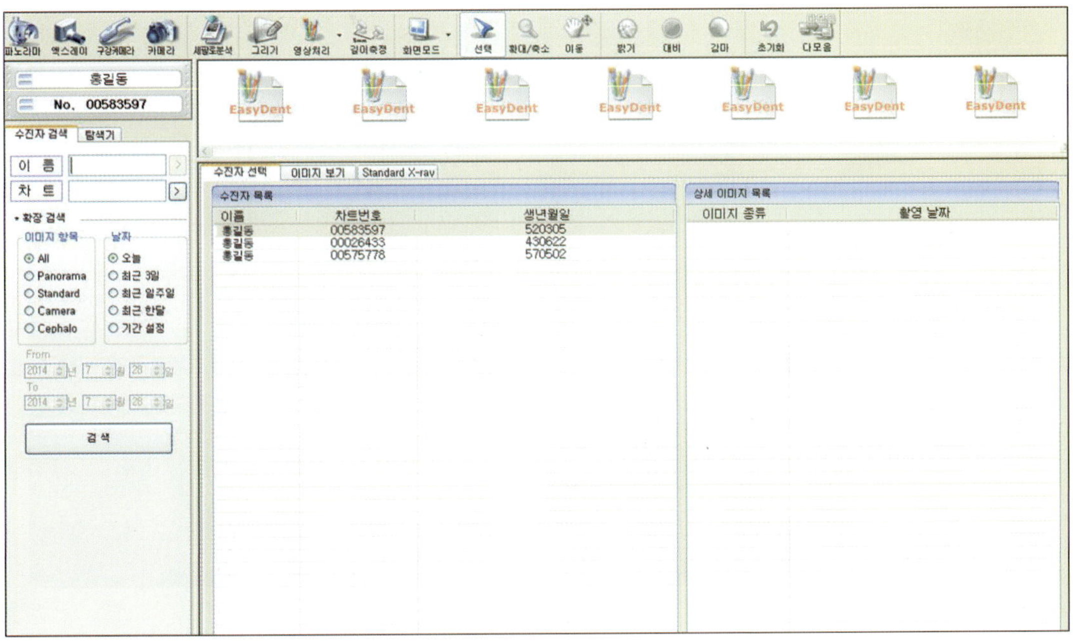

| 그림 2-8 | Dental PACS Worklist (EasyDent Viewer)

a. 구강 카메라(Intra-oral camera)

구강내의 상태를 촬영하는 장치로 PC내의 capture-board와 연결하여 촬영한다. 그러나 촬영된 영상의 화질이 낮으므로 진료의 목적보다는 환자치료 상담용으로 사용된다.

b. 구강 엑스레이(Intra-oral X-ray)

기존 필름이던 부분이 PACS로 되면서 구강내의 치아 및 치근을 sensor로 촬영한다.

환자 구강에 디지털센서를 삽입하고 X-선 장비에서 조사 후 디지털 센서의 영상을 컴퓨터로 전송한다.

치과에서 PACS가 설치되면서 디지털 센서의 선택과 함께 유지기구의 선택 또한 촬영에 중요한 변수로 작용하고 있다. 실제 임상에서 사용하고 있는 유지기구들이다. (그림 2-9)

유지기구에 환자의 타액과의 접촉을 피하기 위하여 소독 처리된 비닐 등을 씌우고 사용한다.

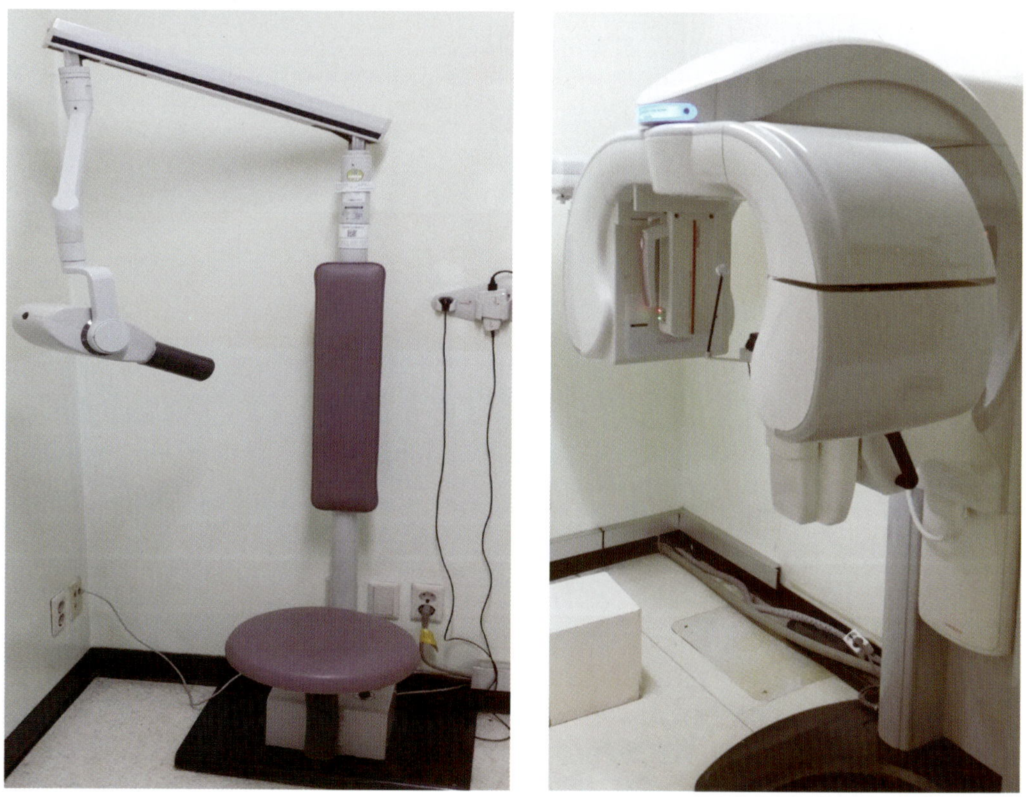

| 그림 2-9 | Dental Modality

c. Intra-oral gateway

Intra-oral gateway는 IO sensor 장비에서 나오는 non-DICOM 영상신호를 받아서 DICOM 파일을 만들고 이미지 서버로 전송하는 역할을 한다.

d. Panorama & Cephalometric

Panorama와 cephalometric 검사는 상/하악 전체 치아 촬영 및 교정치료를 위한 촬영으로 대부분 장비는 panorama와 cephalometric을 겸용으로 촬영할 수 있다.

Panorama는 환자의 구강 앞면 전체를 촬영하며 전반적인 치아상태를 나타내며 cephalometric은 환자의 구강 뿐만 아니라 얼굴 전체의 상태를 촬영하며 교정치료에 주로 사용된다.

Cephalometric analysis는 교정 전문의 구강악안면외과 전문의, 성형외과 전문의를 위한 교정치료 및 악교정 수술을 지원하는 프로그램으로 진단 및 치료계획 수립, 치료 결과의 평가, 성장예측, 악교정수술 등 다양한 임상에서 사용된다.

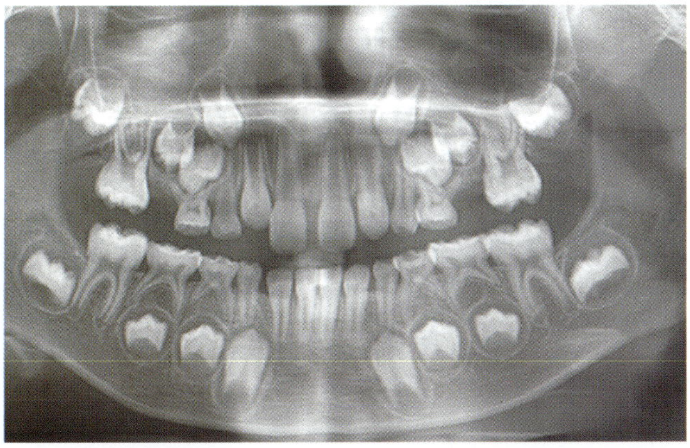

a. 소아 파노라마 영상

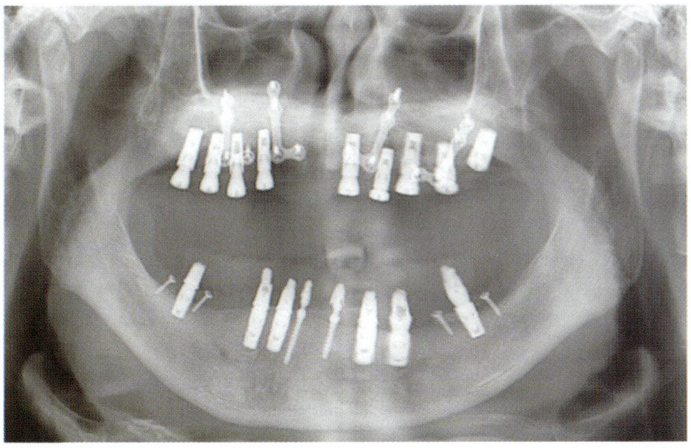

b. 임플란트 시술 영상

| 그림 2-10 | Panorama Image

e. Dental Scan CT

치과의 임플란트 시술 시에 주로 이용한다. 수술 전에 하치조 신경 등의 중요 해부학적 구조의 정확한 위치를 선정하고 적절한 임플란트 길이와 각도를 설정하는데 큰 도움을 주어 뼈를 최대한 이용할 수 있다. 또한 수술 전에 임플란트가 불가능할 정도로 잔조골이 충분치 않은 상태를 알 수 있어 다른 치료 계획을 세울 수 있다.

임플란트란 치아와 치아 지지물 등을 상실한 환자에게 직접 뼈 안에 인공 물질을 심어서 치아의 기능을 회복시켜 주는 기능으로 인공치아 이식을 말한다.

상실된 치아의 치근을 대신할 수 있도록, 인체에 거부 반응이 없는 재질로 만들어진 인공치근을 이가 빠져나간 치조골에 심어서 유착시킨 뒤 인공치아를 고정시켜 치아의 원래 기능을 회복하도록 하는 첨단 시술 방법이다.

임플란트 시술을 받게 되면 기존의 가공의치(브릿지)나 국소의치(틀니)에 비해서 주위 조직의 손상이 없다. 또한 임플란트 직접 뼈안에 심기 때문에 환자의 저작기능을 회복시켜 줌과 동시에 심리적인 안정과 기대를 줄 수 있으므로 치과영역에서 매우 중요한 학문으로 발전하고 있다.

사용재질은 생화학적으로 적합하고 방사선 검사에도 유용한 티타늄이 주로 사용되고 있다.

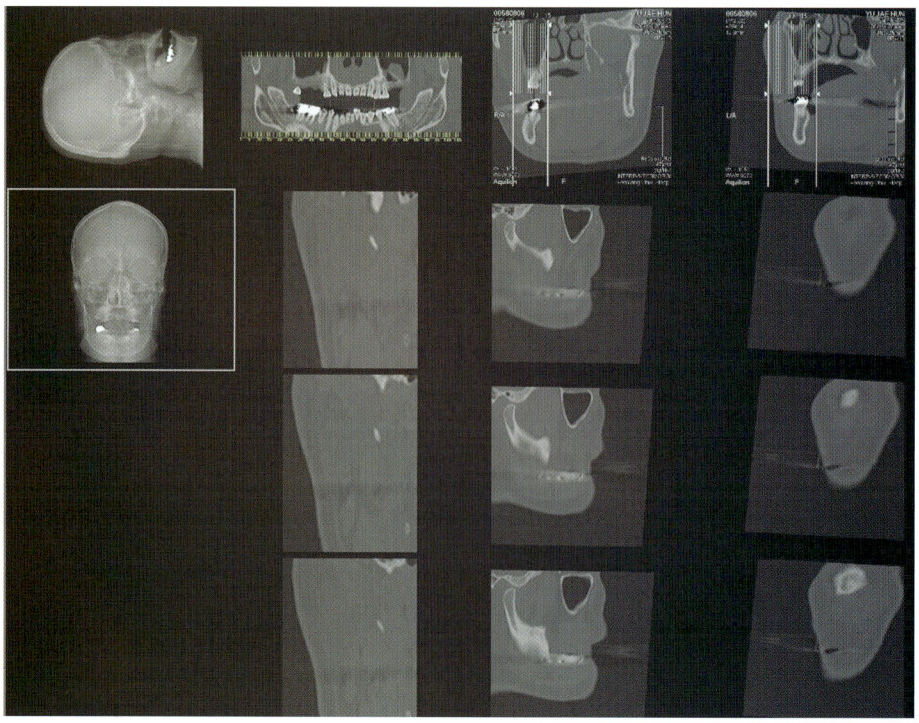

| 그림 2-11 | Dental Scan CT imagey

(2) Cardiac PACS

Cardiac PACS 시스템은 특수한 임상환경에 맞게 디자인된 PACS 중에 하나이다. 일반적으로 main PACS의 형태를 띄고 있지만 독립된 PACS 형태로 심장내과에 맞는 구성을 가지고 있다. Cardiac PACS는 동영상의 이미지를 가지고 있으며 외국에서는 Cardio-Vascular IT 라고 부르며, 크게 동영상을 저장하고 전송하는 영상부분의 Cardio-vascular PACS와 각종 임상 데이터와 판독 내용, 그 외 심장내과의 다른 데이터를 저장하고 전송하는 Cardio-vascular Information System으로 구성되어 있다. 연동되는 Modality로는 혈관조영장치의 DICOM 동영상 데이터, 심장초음파 장치의 DICOM 동영상 데이터, 혈관내초음파 장치의 DICOM 동영상 데이터, 심전도, 환자감시장치 등의 데이터를 저장하고 전송한다. (그림 2-12)

Cardio-vascular Information System에서는 심장영상 관련 계산, 분석, reporting, 각종 임상데이터의 저장 기능이 필요하다.

Cardiac PACS에서는 심장혈관의 협착 정도를 평가하기 위해 심장혈관을 측정하는 Quantitative coronary analysis(QCA)와 심실의 수축과 확장의 기능을 평가하기 위한 Quantitative ventricular analysis(QVA) 기능을 포함하고 있고 심장초음파 영상의 평가를 위한 기능도 따로 구현되어 있다.

심장혈관 조영과 심장초음파와 같은 영상의 분석 결과는 별도의 데이터베이스 시스템인 CVIS에 저장되어 임상 데이터베이스의 역할을 수행한다.

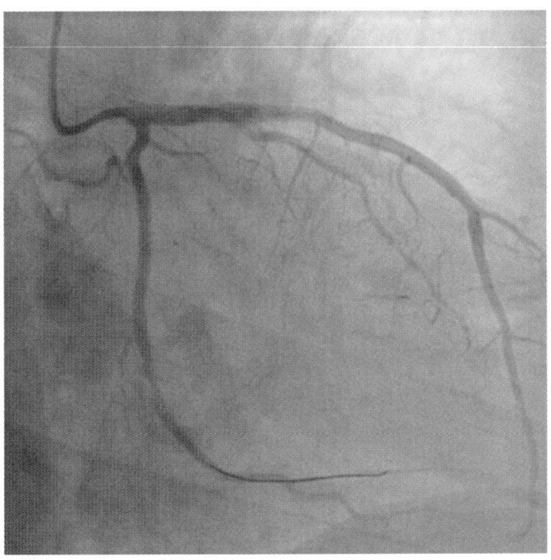

a. Cardiac Angiography

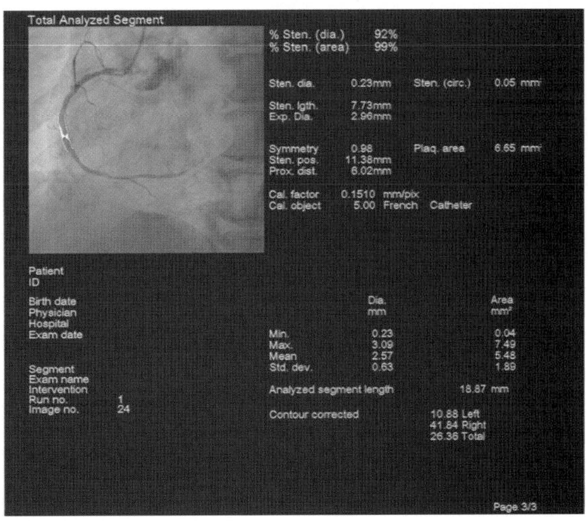

b. QCA

| 그림 2-12 | Cardiology Image

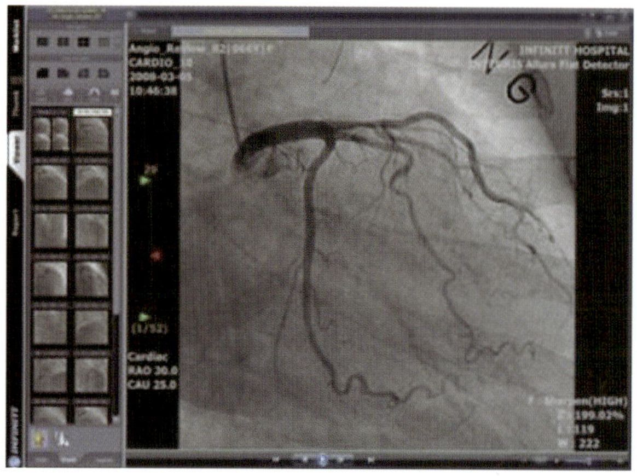

a. Cardiac Angiography PACS 화면

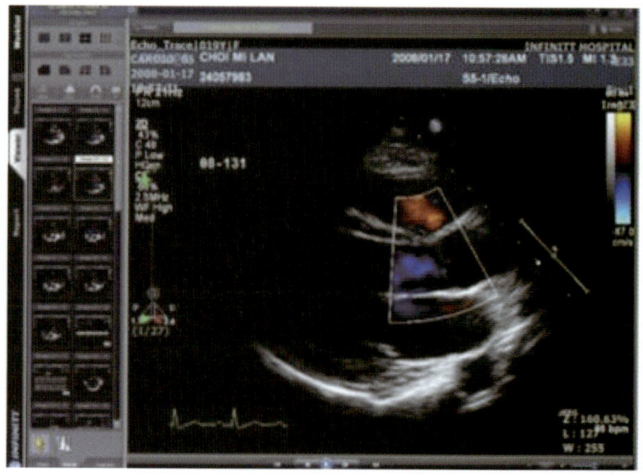

b. 심장초음파 PACS 화면

| 그림 2-13 | Cardiology PACS

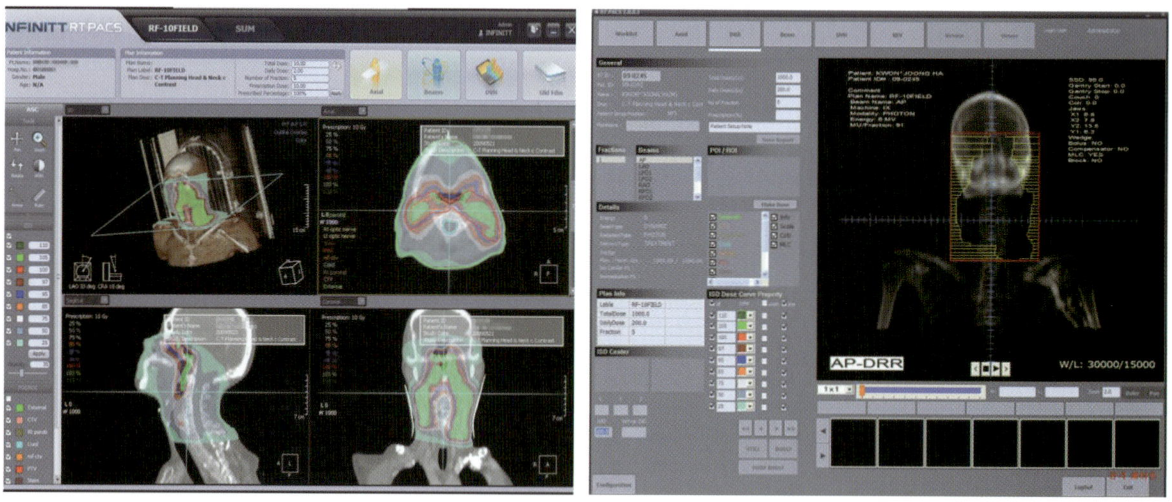

| 그림 2-14 | RT PACS

Software의 기능을 보면 여러 가지가 있다.

① Cardiac specific functions

a. Quantitative coronary analysis
b. Quantitative ventricular analysis
c. Digital subtraction angiography

② Echo Analysis functions

a. Distance(diameters, radii, wall thickness)
b. Time(acceleration / deceleration / relaxation times, pressure half-time)
c. Velocity(including peak/mean velocities)
d. Slope
e. Angle(to measure leaflet angles during velocities)
f. Area
g. Volume
h. VTI(velocity-time integrals)

(3) R.T(Radiation Therapy)

방사선종양학과는 방사선을 이용하여 종양을 치료하는 것으로 수술요법, 항암요법과 더불어 3대 요법중 하나이며 방사선치료에 이용되는 방사선은 우리 몸을 투과하면서 전리 현상을 일으켜 세포의 증식과 생존에 필수적인 핵산이나 세포막 등에 화학적 변성을 야기시켜 종양을 치료하는 것이다. 방사선종양학과에서 사용하는 특화된 PACS로 RT PACS라고도 일컬으며 환자정보와 상태, 종양 치료계획, 치료실 차트, 모의치료 시뮬레이션 등 종양치료에 관한 사항을 PACS에 연동하여 사용한다.

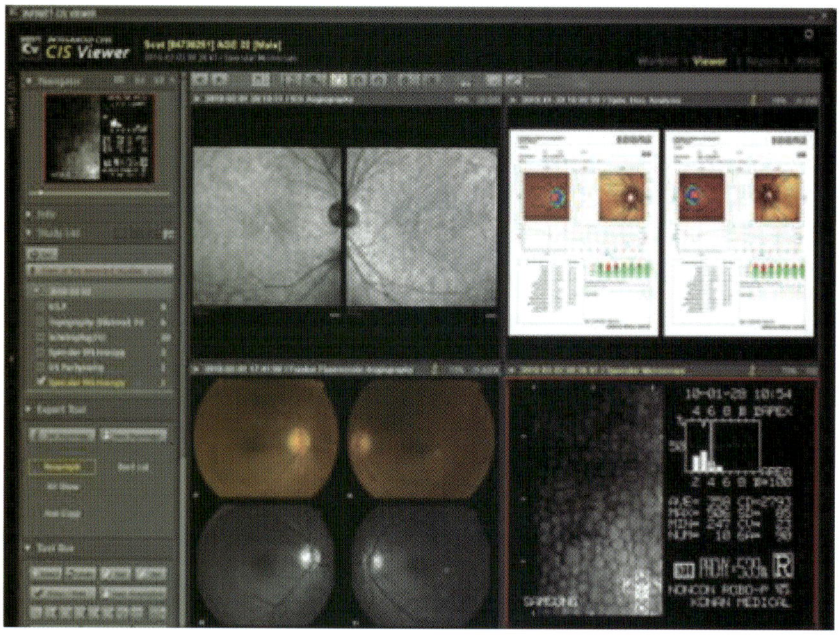

Ophthalmology(OPH) PACS

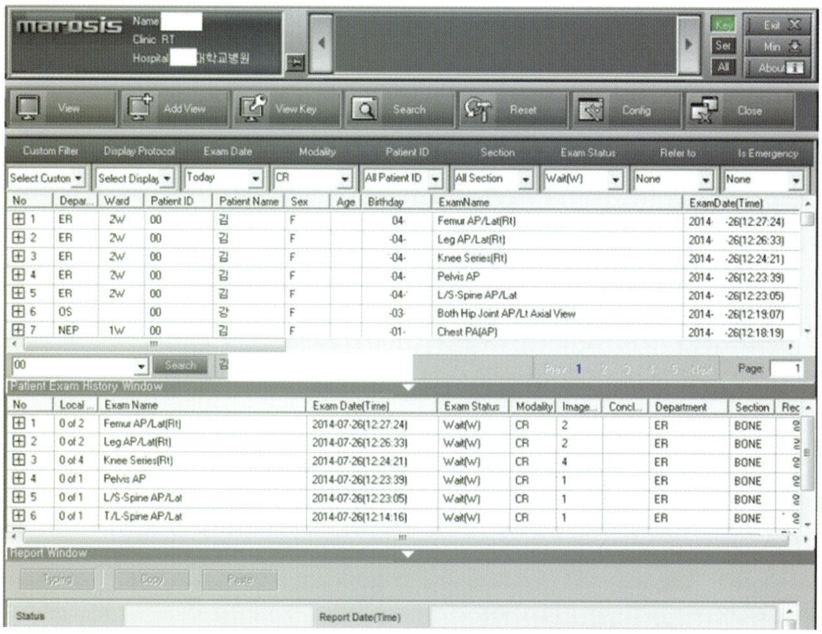

| 그림 2-15 | 기타 PACS Program

3 의료영상 관련 표준

국내의 병원정보시스템(Hospital Information System; HIS)은 1977년 7월 1일 상시 500인 이상 사용하는 사업장의 근로자와 그 부양가족을 대상으로 한 제 1종 의료보험조합이 설립이 계기가 되어 주로 원무 행정을 중심으로 병원의 정보화가 시작되어, 1989년 7월 1일 시, 군을 단위로 조합을 설립, 운영하는 방식으로 실시되어서 타 법령 적용자를 포함한 전 국민 의료보장이 실현됨으로서 본격적인 정보화가 이루어져 현재는 전자의무기록까지 발전하는 단계에 이르렀다.

병원정보시스템은 병원에서 서비스 생산을 비롯한 병원 내 의료 행위 및 일반 원무, 행정 등의 프로세스를 전산화하여 조직의 전체적인 업무 향상을 목적으로 구축하는 업무지원전산시스템이다. 사전적 의미로 병원정보시스템은 원무 관리, 일반관리, 처방전달, 검사 및 진료 지원 관리, 경영정보 관리, 영상의 저장과 전달, 전자의무기록 등 병원관리 전반에 걸친 의료정보시스템을 말하며, 합리적인 병원 경영을 지원하여 경영 효율을 극대화함으로써 병원 경쟁력을 높이는 병원 종합경영 관리시스템이라 할 수 있으며, 조직화된 의료의 실천을 지원하기 위하여 병원 전체에 걸쳐 컴퓨터를 활용하는 정보환경이며, 병원활동을 컴퓨터에 의해 의료 전체를 지원하는 기능이라는 점과 병원정보시스템의 주체는 의사, 간호사, 방사선사를 비롯한 보건의료관련 직원이고 시스템과 그들을 둘러싸고 지지하는 정보환경이라는 점에 유의해야 하며, 그렇지 않으면 병원정보시스템을 업무합리화와 근본 목적인 사용자를 지원하기 위한 정보환경이 희석된다. 병원에서 조직화된 의료란 의사와 환자와의 관계에서만 이루어지는 것이 아니라 간호사, 보건의료관련 종사자, 행정직원 등 많은 부서의 조직화된 의료행위를 필요로 하고, 진료, 간호, 검사, 방사선, 수술, 약제 등의 진료부문과 환자의 접수와 수납 등의 원무부문, 물자와 급식, 중앙공급실 등의 행정 부분까지 포함되어 있으며, 지역 사회의 의료기관과 연계, 지역의료체계, 응급의료체계 등 사회 전반적인 것을 포함한 것을 말한다.

병원 의료정보시스템을 분야별 정리하면 원무행정, 처방전달, 보험심사, 의무기록, 방사선, 임상병리, 약국, 수술실, 의료장비, 간호, 행정관리로 구분한다.

| 표 2-1 | 분야별 병원 정보 분류

분 야	항 목
원무행정관리	외래/병동 접수 및 수납 병실관리 회계 업무 및 미수금 등
처방전달관리	검사 처방 및 입출력 처리 결과조회
보험심사관리	수가계산 의료보험 청구 각종 수가 통계
의무기록관리	의무기록 미비 처리 주 진단 일치 관리 검사정보의 누적 통계
방사선관리	방사선 조영제 처리 방사선안전관리 방사선 검사 영상 관리
임상병리관리	검사의뢰 및 결과 입출력 처리 임상연구를 위한 조직검사 시스템
약국관리	처방과 투약 오류 관리 원내/외 처방 관리 향정신성의약품 관리
수술실관리	수술계획, 예약, 처리결과 수술재료 관리 수술실 입/퇴실 관리
의료장비관리	정기 장비 관리 응급의료장비 관리 연간 소모품 소요 관리
간호관리	간호계획 관리 간호인력 관리 간호 관련 제반 통계
행정관리	인사 및 구매 관리 회계 및 원가 관리

* C.S. Kim. Design and Implementation of integrated Medical Information System Application Component in the Ubiquitous Environments, pp.29-30, 2006

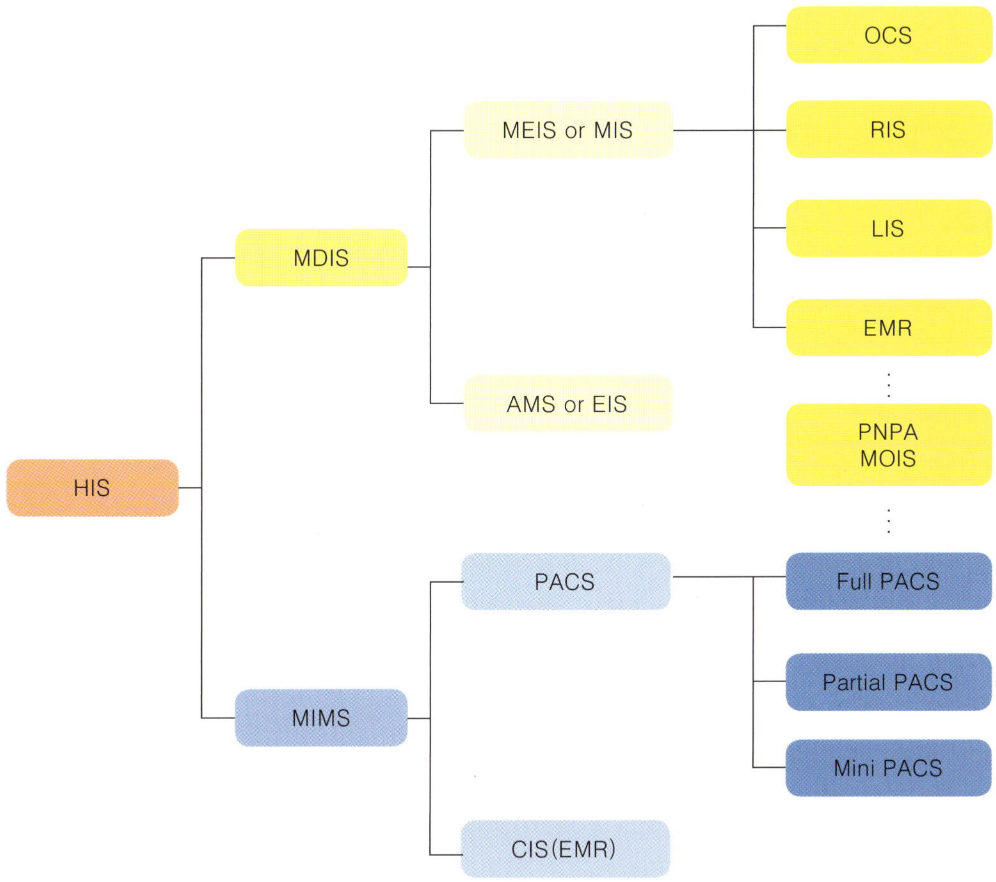

| 그림 2-16 | 병원 정보 시스템 구조도

현재 병원정보시스템(Hospital Information System, HIS)은 의료기초정보시스템(Medical Database Information System, [M]DIS)과 의료영상관리시스템(Medical Imaging Management System, [M]IMS)으로 크게 두 분류로 구분되어진다. 기초정보시스템(DIS)은 다시 진료정보시스템(Medical Examination Information System, [M]EIS;MIS)과 행정관리시스템(Administrative Management System, AMS) 또는 경영자정보시스템(Executive Information System, EIS)으로 구분되어지며, 진료정보시스템(EIS)은 처방전달시스템(Order Communication System, OCS), 방사선정보시스템(Radiology Information System, RIS), 임상검사정보시스템(Laboratory Information System, LIS)등이 있으며, 최근 들어 전자의무기록차트(Electronic Medical Record, EMR)가 대형병원을 중심으로 구축되고 있다.

행정관리시스템(AMS)은 원무관리시스템(Patient Management Patient Account, PMPA)이 대표적이며, 원무정보시스템(Medical Office Information System, MOIS)이라 사용되기도 한다. 의료영상관리시스템(IMS)은 의료영상저장(전송)시스템(Picture Archiving and Communication System, PACS)이 대표적이며, 전자의무기록시스템(EMR)에서 각 임상과의 독립된 장비의 영상을 획득하여 관리하는 임상정보시스템(Clinical Information System, CIS)이 최근 들어 사용되고 있다. 의료영상저장(전송)시스템(PACS)은 규모에 따라 full PACS, partial(departmental) PACS, mini PACS로 구분되어지고 있으나 mini PACS라는 명칭은 거의 사용하지 않고 partial PACS로만 사용되어지고 있다.

병원정보시스템(HIS)의 최근 경향은 전자의무기록시스템(EMR)을 구축한 병원을 중심으로 환자의 진료 관련 자료들을 통일 또는 호환성을 향상시켜 시스템 및 서비스 표준화를 통해 중복 투자와 낭비를 줄이며, 임상 진료의 효과를 향상시키기 위하여 전자건강기록(Electronic Health Record, EHR) 시스템으로 변화를 주고 있다.

전자건강기록(EHR)은 환자에 대한 처방 및 임상실험, 진료의사 결정뿐만 아니라 환자의 건강정보에 대한 장기적 관리를 가능하게 해주는 장점을 가지고 있으며, 네트워크화된 시스템은 의료정보에 대한 저장뿐만 아니라 원격진료, 치료, 처방, 건강관리 및 분석과 기록을 가능하게 함으로써 의료의 질을 향상시킬 수 있는 기회를 제고할 수 있다고 한다.

이와 더불어 의료영상 분야에서는 의료기관 사이에 영상을 교류하여 환자가 어느 의료기관에서나 자신의 과거 영상을 볼 수 있도록 하는 의료영상교류 분야도 도입되기 시작했다. 1999년에 제정된 PACS수가와 CR수가는 의료기관으로 하여금 full PACS의 도입을 앞당기도록 했다. 전자건강기록의 도입에서도 정부의 법제도적 뒷받침과 재정적 지원은 의료기관이 단시간에 디지털화 되도록 할 수 있을 것이다.

본 장에서는 의료정보시스템의 구성 요소를 살펴보고, 각 시스템들의 기초적인 이론과 특징에 대해 기술하였다.

1) 의료기초정보시스템

의료기초정보시스템(Medical Database Information System, [M]DIS)은 진료정보시스템(Medical Examination Information System, [M]EIS)과 행정관리시스템(Administrative Management System, AMS)으로 구분되어 지고, 검사정보시스템(EIS)은 처방전달시스템(Order Communication System, OCS), 방사선정보시스템(Radiology Information System, RIS), 임상검사정보시스템(Laboratory Information System, LIS), 전자의무기록차트(Electronic Medical Record, EMR) 등이 있다. 본 장에서는 행정관리시스템(AMS)은 언급하지 않았다.

(1) 처방전달시스템(Order Communication System, OCS)

병원 전산화 시스템은 진료행정시스템과 진료정보제공시스템으로 크게 나눌 수 있으며, 과거 행정지구 지원 중심에서 진료지원 중심으로 변해가면서 처방전달시스템(OCS)은 각종의학정보 및 환자들의 진찰자료를 보관한 데이터베이스와 의사가 환자를 진단한 후 처방전을 통신망을 통해 각 해당 진료부서로 전달해주는 시스템으로써, 병원정보의 핵심이 되는 부분이다. 처방전달시스템(OCS)는 환자의 이동 동선에 따라 업무 범위가 결정되며, 외래 진료 시 외래 처방전달시스템, 병동 입원 시 병동 처방전달시스템으로 구분되어, 의사의 처방과 간호를 환자에게 하는 행위에 대해 각 진료지원 부서와 원활히 전달 시켜주는 체계이다. 의사가 직접 처방전달시스템(OCS)에 처방정보를 하면 간호사가 환자에게 시행할 내용을 확인 또는 출력하여 그 내용에 따라 수행한 후 투약기록, 간호기록, 구두처방 기록 등을 기록하는 시스템이다.

처방전달시스템(OCS)이 시행되기 전에는 처방전을 수기 기록하여 전달하는 시스템이었다. 하지만 수기 처방의 최대 단점은 분실과 개인차에 의한 약어 사용과 필체의 문제로 의사소통이 원활히 이루어지지 않았다. 이를 전산화하면서 임상병리, 방사선, 약국 등의 진료지원 부서와 원무행정, 물품관리, 재무관리, 영양관리 등의 관리 부서에 필요한 정보를 서로 공유할 수 있으며, 의사와 간호사 그리고 기타 관련 부서간의 잘못된 의사소통을 줄일 수 있고, 또한 처방 전달 과정에서의 오류를 최소화 할 수 있게 되었다.

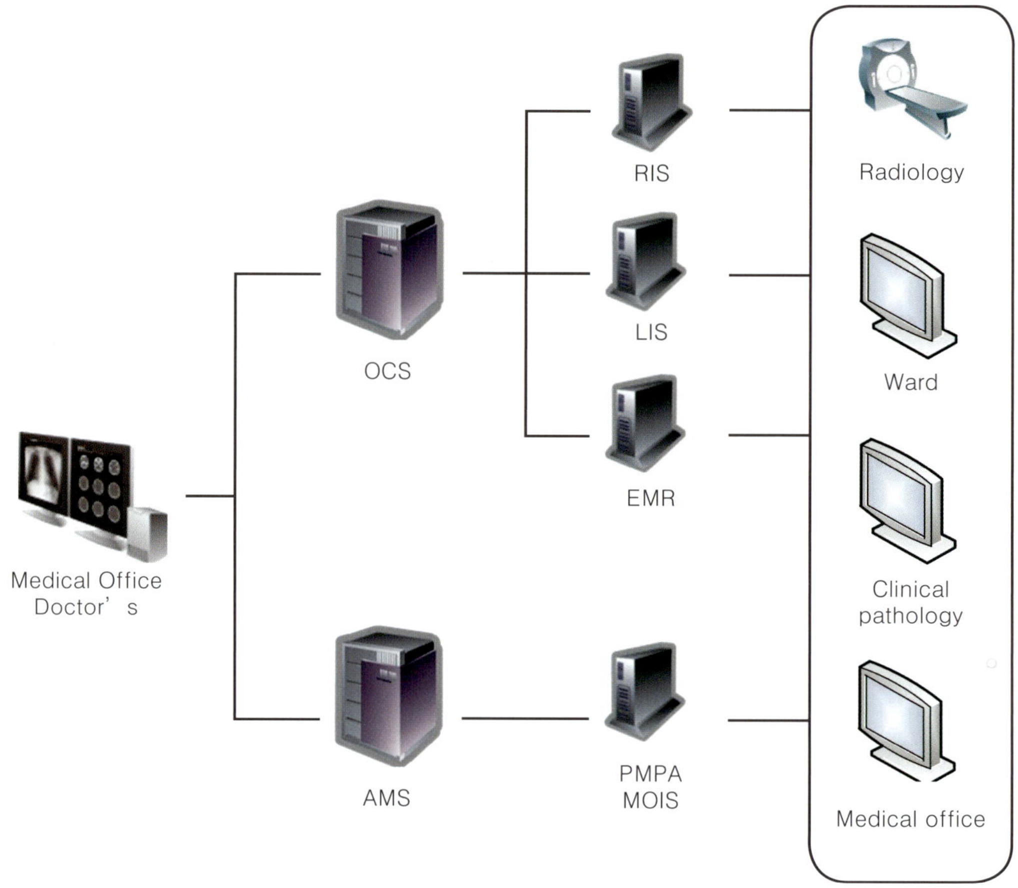

| 그림 2-17 | OCS의 포괄적인 모식도

처방전달시스템(OCS)의 세부기능을 보면 크게 3분류로 구분된다. 첫째, 환자센서스 시스템(patient census system)이라 하는 환자관리는 일반적으로 병원에 입원한 모든 환자의 등록 자료로 구분된다. 이 시스템은 병원 정보 체계를 통해 환자를 추적하고 병원 전체와 병동, 침상별로 등록 된 환자의 명단을 이용하여 일별 환자 센서스를 제공하고, 이용 가능한 침상의 수와 위치를 제공하여 입원 예약을 하는데 사용될 수 있다. 또한 환자관리에는 환자 별 상병 내역 조회, 재원 환자 조회, 입/퇴원 환자 조회, 예약자 변경, 전

실, 전과 등이 포함된다. 진료의사가 퇴원 및 전실, 전과 환자의 퇴실 여부를 등록하면 원무과로 퇴실명단이 출력되어 대기 중인 환자를 입원시킬 수 있으며, 병동에서는 모니터를 통해 환자의 입원 여부와 병실을 확인하고 입실처리를 할 수 있다.

둘째, 식이관리는 식사처방을 입력하면 병동에서 처방내용이 출력되어, 영양과 관련된 부서에서도 각 환자의 식이처방이 집계되어 출력된다. 처방된 식사내용은 간호사가 사용하는 각종 보고서에 출력되어 진료의사가 업무수행 시 환자의 식사를 고려할 수 있다.

셋째, 간호기록 관리는 환자의 상태와 환자에게 직접 행해지는 간호행위를 컴퓨터에 기록하는 것으로 간호기록이 더 명확히, 간결, 완전해지고 의사소통을 증진시키는 표준용어가 더 빈번히 사용될 수 있으며 모든 간호사가 쉽게 이용 할 수 있고 그 책임과 의무가 강화된다. 또한 개별적인 환자 정보의 양과 질, 이용 가능성, 연속성, 의사소통, 통합 등이 증진된다.

처방전달시스템(OCS)은 자동화 및 통합의료정보시스템을 구축하여 소비자 중심의 환자서비스의 극대화시키고, 진료지원 시스템을 구축하여 실시간보고 및 분석함으로써 진료생산성을 극대화 시킨다. 또한 경영자 정보시스템을 구축하여 병원운용의 효율성을 높이는 것을 목표로 하고 있다. 병원정보시스템(HIS)와 처방전달시스템(OCS)의 기능적인 관계는 환자등록을 하면 나머지 절차는 진료와 처방의 수행, 결과를 바탕으로 시스템의 기능들이 연결됨으로써 처방의 내용과 그 수행여부에 따라 진료비는 계산되고 그 결과는 보험청구 자료로서 활용하게 된다. 그러므로 의료수익 발생 부문과 물자사용 및 구매관리로 이어지며, 그 결과 회계, 경영 및 기획, 예산기능에 대한 활용도가 높아지게 된다.

(2) 방사선정보시스템(Radiology Information System, RIS)과 임상검사정보시스템(Laboratory Information System, LIS)

Radiology information system(RIS)는 영상의학과에서 방사선 관련 환자정보의 저장, 편집, 분배를 위한 데이터베이스 기반의 컴퓨터 시스템이다. 일반적으로 RIS에서는 환자의 영상의학검사 관련 예약과 결과 판독 작성, 영상의 추적과 관련되는 업무를 포함한다. RIS는 병원정보시스템의 보완적인 역할을 수행하며, 영상의학과 내의 주요한 업무흐름을 관리하기 위해 의료영상저장전달시스템(PACS)과 연동하며 영상의학과에서 생성되는 영상이나 판독 보고서가 다른 진료 부서에 진료자료로 사용될 수 있도록 하는 시스템이다.

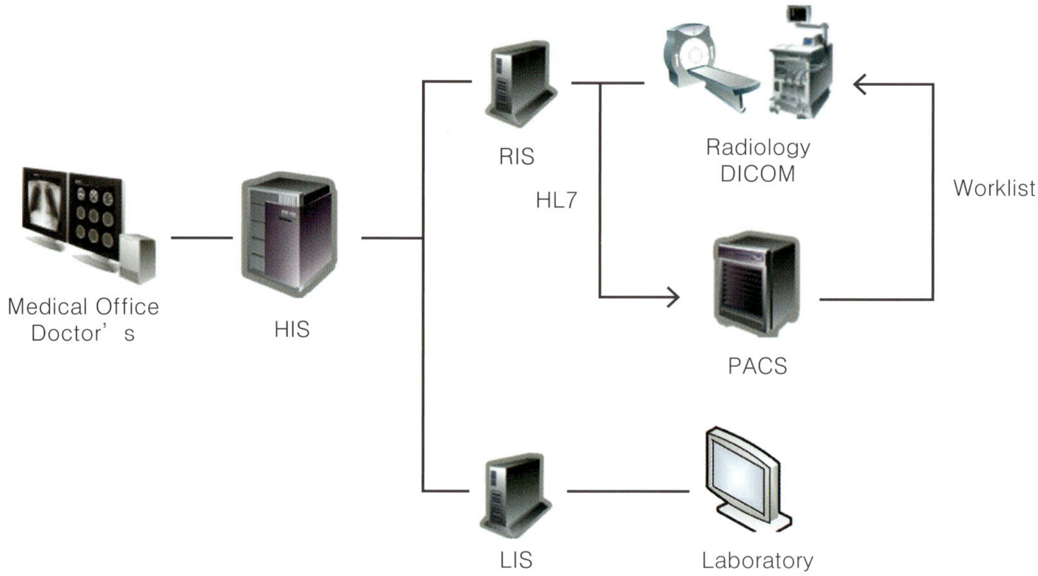

| 그림 2-18 | RIS와 LIS 모식도

기본 구성으로 병원정보시스템(HIS)에서 방사선정보시스템(RIS)으로 전달된 정보는 크게 입/퇴원 및 전과/전동(Admission Discharge Transfer, ADT) 정보와 처방정보이다. ADT정보와 처방 정보는 방사선정보시스템(RIS)에서 접수와 동시에 HL7(health level 7)의 형태로 의료영상저장전달시스템(PACS)으로 전송하게 된다. 이러한 형식으로 방사선정보시스템(RIS)을 의료영상저장전달시스템(PACS)의 하위 그룹으로 보는 시각도 있으나, 상호교환시스템으로 보는 것이 정확한 표현이다.

병원정보시스템(HIS)에서 입/퇴원 및 전과/전동(ADT) 항목은 신규환자가 등록되었을 때, 외래 환자의 진료 예약이 접수 되었을 때, 입원 환자의 입/퇴원 및 전과/전동이 발생되었을 때 전송되어야 할 필수 항목이며, 처방정보는 처방전달시스템(OCS)으로 검사가 발행되었을 때 또는 영상의학과에 접수했을 때, 검사가 시행 또는 완료 되었을 때, 전송되어져야 할 필수 항목이다.

이 항목들은 각 검사실에서 발생하는 영상정보를 생성시키는데 꼭 필요한 항목이며, 발생되는 그 순간에 검사에 대한 승인번호(accession number)가 발생되며, 이 승인번호는 기본적으로 숫자로 구성이 되며 자릿수에 제한이 없는 텍스트로 구성된다.

| 표 2-2 | HIS에서 RIS로 전송되어야 하는 필수 정보

분야	항목
ADT	Patient Primary Key(Unique) Patient Name Gender The Date of Patient Birth Outpatient/Inpatient or Ward Admission, Discharge, Transfer etc.
Order	Order Number(Unique) Medical Examination and treatment The Physician in Charge(Doctor Code) Examination Primary Key(Unique) Examination Name Examination Date Examination Time Examination Section

임상검사정보시스템(Laboratory Information System, LIS)은 방사선정보시스템(RIS)과 큰 차이는 없으며, 단지 의료영상저장전달시스템(PACS)과 상호 교환을 하지 않는다는 것이다. 임상검사정보시스템(LIS)은 병원의 각 검사실과 각 진료과별로 구축된 네트워크를 통하여 검사실에서 자동으로 실험실 검사 결과들이 환자 등록 시스템에 검사 항목으로 입력되고, 그 결과에 대하여 담당 의사가 단말기에서 볼 수 있게 하는 시스템이다.

초기의 임상검사정보시스템(LIS)은 단지 환자에 대한 검사의 건수, 검사 비용, 검사의 보험수가, 검사 의뢰 시에 비용 등을 관리하여 검사 업무의 투자비용과 이익을 계산하기 위한 수단으로 이용되었다. 오늘날 정보 기술의 효과적인 적용의 중요성에 의하여 임상검사정보시스템(LIS)에 대한 공유를 요구하게 되고, 환자 처방, 결과보고, 정도관리, 검사관리 통계를 위한 검사실 내의 작업의 흐름 관찰 등과 연결되는 특징을 가지고 있다. 검사를 위한 컴퓨터 정보처리 시스템의 도입은 우선적으로 검사의 질을 높일 수 있다는 것이다. 만일 임상의가 받아본 환자의 검사 결과가 이상하다면 컴퓨터 내에 입력되는 모든 정보는 여러 단계의 검증을 거치게 되므로 기계적인 이상인지 검체의 이상인지 그 밖의 사무적인 이상에서 오는 것인지를 확인할 수 있는 것이다. 검사실 현장에서 점점 증가하는 작업량에 의해서 사용하는 장비가 대형화, 자동화, 고가이므로 이를 유지 보수 하는 것도 중요한 일이 되고 있다.

(3) 전자의무기록차트(Electronic Medical Record, EMR)

의무기록전산화에 관련된 개념은 크게 CPR(Computer Based Patient Record), EMR(Electronic Medical Record), EPR(Electronic Patient Record) 3가지로 구분할 수 있다. 전자의무기록차트(Electronic Medical Record, EMR)를 정의하면, 기존 종이 차트로 관리되던 의무기록 관리 방식을 정보통신기술을 접목하여 병원에서 발생하는 의료 정보를 일체 수정하지 않고 모두 전산화하는 입력, 관리, 저장하는 의료정보시스템을 말한다. 따라서 전자의무기록차트(EMR)는 환자의 기초 정보부터 병력사항, 약물반응, 건강상태, 진찰 및 입/퇴원기록, 방사선 영상 판독결과, 간호기록, 기타 보조연구결과까지 모든 내용이 수록된 것으로 처방전달시스템(OCS)를 포함하는 개념이다.

전자의무기록차트(EMR)의 시작은 2002년 3월 의료법 개정안에서 법 제21조의2에 '진료기록부 등을 전자서명법에 의한 전자서명이 기재된 전자문서로 작성, 보관할 수 있다'고 규정함으로써 전자의무기록 도입을 위한 법적 근거를 마련하였고, 이후 2002년 12월 30일 의료법 시행령 및 시행규칙 개정안에서 전자의무기록을 도입하기 위해서는 위, 변조를 방지할 수 있는 장치와 백업저장장치 등을 갖추도록 하는 등 시행 규칙 제18조의2에 '전자의무기록의 관리, 보존에 필요한 장비'를 규정하였으며, 그 구성 장비는 전자의무기록의 생성과 전자서명을 검증할 수 있는 장비, 전자서명이 있은 후 전자의무기록의 변경여부를 확인할 수 있는 장비, 네트워크에 연결되지 않은 백업저장시스템을 갖추어야 한다. 이러한 전자의무기록차트(EMR)의 기대효과와 관련해선 다양한 가치와 효율성이 있긴 하지만 의료장비처럼 직접 환자 수요가 발생한다거나 수가로 보상받는 것이 아니어서 손에 잡히는 이익은 없다는 지적이다. 이 때문에 의료기관은 인프라를 갖추는 투자 측면에서의 접근이 필요하나, 투자 금액이 방대하기 때문에 쉽게 구축하기 힘들다. 그러나 차트를 찾고, 이송하고, 의사가 검토할 때까지 시간과 인력이 많이 소요되던 것이 전자의무기록차트(EMR)이 도면 언제 어디서나 손쉽게 찾아볼 수 있기 때문에 그 만큼 비용과 환자 대기시간을 줄일 수 있다. 또한 의료진간 진료기록 공유로 중복검사를 피할 수 있으며, 의료기관간 협진체계와 원격진료의 토대를 마련하는데도 일조할 수 있을 것이다. 무엇보다도 환자들의 다양한 정보를 무한대로 활용할 수 있다는 것이 전자의무기록차트(EMR)의 가장 큰 장점이며, 쉽게 자료를 취합해 의학연구 자료로 활용할 수 있고 환자특성 별로 분류해 의료기관 경영 자료로도 활용할 수 있다.

CPR은 환자의 진료정보를 필요시에 어느 병원이나 보건기관에서 즉시 사용할 수 있도록 전국적인 의무기록 정보시스템을 구축하는 것을 말한다. 또한 사용자들에게 환자에 대한 완전하고 정확한 의무기록의 사용을 가능하게 하고, 더 나아가 환자의 진료에 대한 결정을 도울 수 있는 의학지식에 연계된 전산화된 의무기록을 말하는 것이다. 의무기록전산화에 관련된 개념 중 가장 포괄적인 개념으로서 모든 진료 정보의 입력은 텍스트 형태로 입력되는 것으로 기존의 진료 기록을 스캐닝하여 컴퓨터에 입력하여 진료에 활용하는 것은 제외되는 개념이다. 이러한 CPR을 실현하기 위해서는 먼저 병원 간에 사용되는 용어와 각종 서식이 통일되어야 하므로 실제적으로 단시일 내에 실현되기는 어려움이 있다. 미국을 주축으로 선진외국에서는 기존의 종이의무기록의 내용 및 용도의 한계를 넘어 환자와 관련된 인적사항, 임상 관련 사항 등의 보다 많은 정보를 새로운 틀에 의해 정보화하여 구축한 획기적인 시스템인 CPR에 대단한 관심을 갖고 준비를 하고 있다. 이 시스템은 최상의 전자의무기록으로써, 환자정보와 관련된 병원의 전반적인 정보 발생/흐름을 분석하여 진료행위가 진행되는 과정 중의 중요한 실체를 찾아내어 그 실체 관계를 중심으로 데이터 구조를 논리적으로 설계하도록 구현하여야 한다. 또한 한걸음 나아가 데이터 항목이나 내용까지도 표준화 시켜 다른 기관과의 정보 교환까지도 가능한 시스템이라 한다.

EPR은 CPR과 EMR은 기존의 진료 기록을 스캐닝하여 진료정보를 활용하는 것을 인정하지 않는 것인데 반해 EPR 실제 병원에서 종사하는 사람들이 진료 기록을 텍스트 형태로 입력할 수 있는 것은 입력하고, 용이하지 않은 것은 스캐닝을 통하여 입력한 다음 이를 체계적으로 연결하여 활용하는 시스템을 말한다.

미국의무기록협회(Medical Records Institute, MRI)에서는 전자의무기록의 발전단계를 5단계로 정의하였다.

| 표 2-3 | EMR 발전 단계

단계	목록	내용
1	AMR (Automated Medical Record)	외래 부분적 사용 환자 등록 관리 의료보험 청구
2	CMR (Computerized Medical Record)	의무기록 보관 장소 부족 해결 의무기록을 사진을 보관 컴퓨터 보관
3	EPR (Electronic Patient Record)	협의적인 개념 데이터 디지털화 병원 내 정보 활용
4	EMR (Electronic Medical Record)	환자 통합 데이터베이스 병원 외부 활용
5	CPR (Computer-based Patient Record)	전국적인 의무기록정보시스템 구축 안전하고 정확한 의무기록 전국화 원격진료나 연구에 활용

2) 의료영상저장전송시스템

최신 CT, MRI 등의 발전으로 검사 영상수가 증가됨에 따라 필름 기반의 1000병상 규모의 병원에서는 평균적으로 매일 2,000여장씩 발생되고 있었으며, 기존 보관하고 필름의 양도 수백만 장 이상씩 보관하고 있다고 보고되고 있고, 그로 인하여 보관하고 있는 장소 문제, 필름의 잦은 분실 또는 손상으로 재검사가 이루어지는 사례가 빈번히 발생되고 있었다. 필름 기반 상황에서 일시적으로 25%의 영상이 잃어버리는 것으로 나타날 정도로 문제가 심각하였다. 의료영상저장전송시스템(PACS)은 이러한 필름 중심의 의료 환경에서 나타나는 문제를 해결하기 위해 연구되어진 시스템이다.

본 장에서는 의료영상저장전송시스템(PACS)을 이해하기 위하여 HL7(health level 7), DICOM(digital imaging and communications in medicine)의 규정에 대해 알아보고, 의료영상저장전송시스템(PACS)의 전반적인 구조에 대해 기술하였다.

(1) HL7의 개요

HL7(health level 7)의 표준은 건강관리 활동 무대에서 운영되고 있는 표준개발기구(Standards Developing Organizations, SDO)로 인정된 미국국립표준협회(American National Standards Institute, ANSI)의 하나이다. 많은 표준개발기구(SDO)는 약국, 의료장비, 영상과 같은 특정한 건강관리 영역의 위하여 표준들을 만들어 낸다. HL7의 목적은 건강관리 서비스의 인도와 평가, 임상적인 환자 돌봄(Care)과 관리를 지원하는 것에 있어서 데이터의 관리와 통합, 교환하기 위하여 표준을 제공하기 위한 것이다. 명확하게, 건강관리 정보 시스템들 사이에서 정보처리상호운용의 가능성을 위하여 관련된 서비스들, 방법론들, 지침서들, 표준들, 비용 효과적인 접근, 융통성 있는 창조를 위한 것이다.

HL7은 현재 전 세계적으로 가장 널리 쓰이고 있는 보건의료정보의 표준이라 할 수 있고, 특히 미국을 비롯하여 호주, 뉴질랜드, 일본, 대만 등의 국가에서는 이미 HL7을 국가표준으로 정하여 사용하고 있다. HL7의 등장으로 기존 정보 시스템의 하위 시스템 간 인터페이스 구축에 있어서 더 이상 처음부터 모든 것을 다시 시작할 필요가 없어지기는 하였으나, 유의미한 수준의 단계에서 인터페이스의 재설치는 불가피하며, 그 자체로서 완벽한 것은 아니므로 현재 정보교환 시 발생하는 모든 문제가 해결된 것은 아니다. 하지만, 전반적으로 보건 의료 환경에 적합하도록 개발되었기 때문에 거의 모든 의료기관이나 관련 단체 사이의 정보교환을 가능하게 하고, 모든 중요한 통신업무의 처리가 가능하므로 통신업무의 효율성을 극대화 시키는 효과를 가져 올 수 있다.

HL7은 다른 표준개발기구(SDO)와 대부분 유사하고 비영리 지원자 단체(not-for-profit volunteer organization)이며, HL7 회원은 공급자, 매각인, 지불인, 상담자, 정부 그룹과 다른 사람 누군가이며 건강관리 표준 개발을 위하여 임상과 관리적인 표준들의 개발과 진보에 관심을 가지게 되었으며, 조화와 개방성, 일치된 의견 보증을 위한 절차들을 운영하는 정의된 세트와 정밀함에 목적을 두고 있다. 실제로 HL7은 명세서를 개발했고, 가장 폭 넓게 임상과 관리적인 데이터의 교환 열쇠 세트로 이종의 건강관리 응용에 수단을 부여하는 표준 메시징(Messaging)으로 사용되었다.

| 표 2-4 | HL7 메시지 구성

단계	목록	내용
1	Introduction	Overview of HL7
2	Control	Message Definitions, Interchange Protocols
3	Patient Administrator	Admit, Discharge, Transfer, Demographics
4	Order Entry	Clinical Services and Observations Pharmacy, Dietary, Supplies
5	Query	Rules Applying to Queries and to their responses
6	Financial Management	Patient Accounting and Charges
7	Observation Reporting	Observation Report Messages
8	Master Files	health Care Application Master Files
9	Medical Record Information Management	Document Management Services and Resources
10	Scheduling	Appointment Scheduling and Resources
11	Patient Referral	Primary Care Referral Messages
12	Patient Care	Problem - Oriented Records
13	Laboratory Automation	Equipment Status, Inventory, Comment, Response, Notification, Test code Settings, Logs/Service, Specimen Status
14	Application Management	Application Control-Level Requests, Transmission of Application management Information
15	Personnel Management	Professional Affiliations ets.

HL7의 회원은 활동 집단처럼 집합적으로 알려져 있고, 기술 위원회와 특수한 관심 집단으로 조직되었다. 기술 위원회는 표준의 내용에 대하여 직접적으로 책임을 지고 있다. 특수한 관심 집단은 발표된 표준 HL7에서 필요한 적용 범위를 새로운 영역으로 탐구하기 위하여 시험대처럼 서비스하고 있다. HL7은 1987년 3월에 설립되었고, 건강관리 환경에 있어서 전자적인 데이터 교환을 하기 위하여 표준 개발에 대한 필요성을 느끼고 User-Vendor 위원회에 의하여 체계화되고, 병원 응용을 특수하게 체계화하였다. HL7 표준의 'Level Seven'은 개방형시스템상호운용(Open Systems Interconnection, OSI)의 일곱 번째 통신 수준 모델에서 응용 수준(application level)인 가장 높은 층에 언급되고 있다. 일반적은 목적은 다중 매각인들(multiple vendors)로부터 컴퓨터 응용들 사이에서 인터페이스 실행을 단순화하기 위한 것이다. 이런 표준은 HIS, RIS, PACS와 같은 건강관리 정보 시스템 가운데서 확실한 원무 데이터를 교환하기 위한 열쇠가 되는 것으로 데이터 포맷과 규약을 강조하는 것이다. HL7은 ISO(international standards organization)의 OSI 모델 가장 높은 수준인 일곱 번째 층에 위치하여 응용 인터페이스의 개념적인 정의에 대하여 순응한다.

| 표 2-5 | HL7 메시지 처리 예

Title	Contents
MSH (Message Header Segment)	MSHSTORE||HOLLYWOOD|MIME|VERMONT|20035181007|SECURITY|ADT|MSG00201||
EVN (Event Type Segment)	EVN|01|200305181005||
PID (Patient Identification Segment)	PID|||PATID12345678\\\\DOE^JOHN^B^||19470707|M||C|397|SUNSET|BLVD^LOS^AN GELES^CA^90027||323-681-2888||||
NKI (Next of kin Segment)	NK1|DOE^LINDA^E||WIFE|
PVI (Patient Visit Segment)	PV1|1|i|100^345^01||||00135^SMITH^WILLLAM^K|||SUR|ADM|

인터페이싱(interfacing)은 응용계층에서 HL7 데이터 포맷과 함께 TCP/IP 통신 프로토콜을 통하여 메시지 단위로 움직이며, 각 메시지는 다중 시그멘트(multiple segment)를 함유하며, 그 첫 번째 시그멘트는 헤드 시그멘트(header segment) 메시지이고, 의향, 정보원, 목적지와 다르게 관련된 정보들로 구성되며, 다른 시그멘트들은 종속관계의 사건들이다. 입원 환자 메시지에서 등록번호 시그멘트는 환자등록번호, 이름, 생년월일, 성별과 같은 시그멘트 헤드와 다른 통계학적인 정보들을 내포하고 있으며, 정보단위의 개시완 종료를 나타내는 장치인 분리대(separator)는 영역들과 영역들내에서 메시지 헤드 시그멘트로 정의된다.

HIS와 RIS 사이에서 언제나 ADT 사건은 발생되고, 자동적으로 RIS를 위하거나, HL7 포맷에 제한된 브로드 케스트 메시지(broad-cast message)를 보낸다. RIS는 사건들에 따라서 그 자체 내에서 환자 통계 데이터 제거, 삽입, 갱신을 하게 된다. 단순하게 RIS는 PACS를 위하여 처리상의 묘사, 검사보고서, HL7 포맷된 ADT 메시지를 보내게 된다. PACS에서 승인과 검증은 획득된 follow-up 행동들을 시작하고 그리고 특유한 데이터베이스를 갱신하게 된다. HL7으로 묶어진 메시지들이 발생되고 그리고 RIS를 위해 LAN(local area network)를 통하여 전송된다. 인터페이스는 point-to-point 통신 형태로 작업하고 HIS로부터 HL7 메시지 수신, DECard는 PACS 호스트 컴퓨터(sun SPARC)를 위해서 네트워크상으로 고유의 사건들과 환자 데이터 이송을 트리거(trigger)한다. HL7을 위해 데이터를 변환한 후에 메시지는 가장 통상적으로 사용되는 TCP/IP 통신 프로토콜과 함께 HIS, RIS, PACS 사이에서 전송하게 할 수 있다.

(2) DICOM의 개요

1996년 DICOM(digital imaging and communications in medicine) 3.0의 새로운 버전이 미래 DICOM new version과 parts에 기초를 둔 형태에서 13 part로 구성되어 공개하였고, 의료장비 회사들은 DICOM 3.0 버전을 의료 영상장비 생산품으로 채택하게 되었다. 각 DICOM 문서는 형식에 있어서 제목과 표준 번호 즉, PS 3.X-YYYY의 'X'는 part 번호이고, 'YYYY'는 발표년도로 나타낸다. PS 3.1 -1996은 1996년에 공개된 DICOM 3.0 문서 part 1을 의미한다. DICOM에서 구별된 새로운 특징의 두 개는 메시지 교환과 현존하는 표준 네트워크 통신 프로토콜의 유용성을 위한 객체-지향 데이터 모델(object-oriented data model)의 채택이다.

| 표 2-6 | DICOM PS 3. 1~20 – 2009

파트	내용
Part 1	Introduction and Overview
Part 2	Conformance
Part 3	Information Object Definition
Part 4	Service Class Specification
Part 5	Data Structures and Encoding
Part 6	Data Dictionary
Part 7	Message Exchange
Part 8	Network Communication Support for Message Exchange
Part 9(Del)	Point–to–Point Communication Support for Message Exchange
Part 10	Media Storage and File Format for Media Interchange
Part 11	Media Storage Application Profiles
Part 12	Media Formats and Physical Media for Media Interchange
Part 13(Del)	Print Management Point–to–Point Communication Support
Part 14	Gray scale Standard Display Function
Part 15	Security and System Management Profiles
Part 16	Content Mapping Resource
Part 17	Explanatory Information
Part 18	Web Access to DICOM Persistent Objects(WADO)
Part 19	Application Hosting
Part 20	Transformation of DICOM to and from HL7 Standards

* NEMA(medical.nema.org), 2009

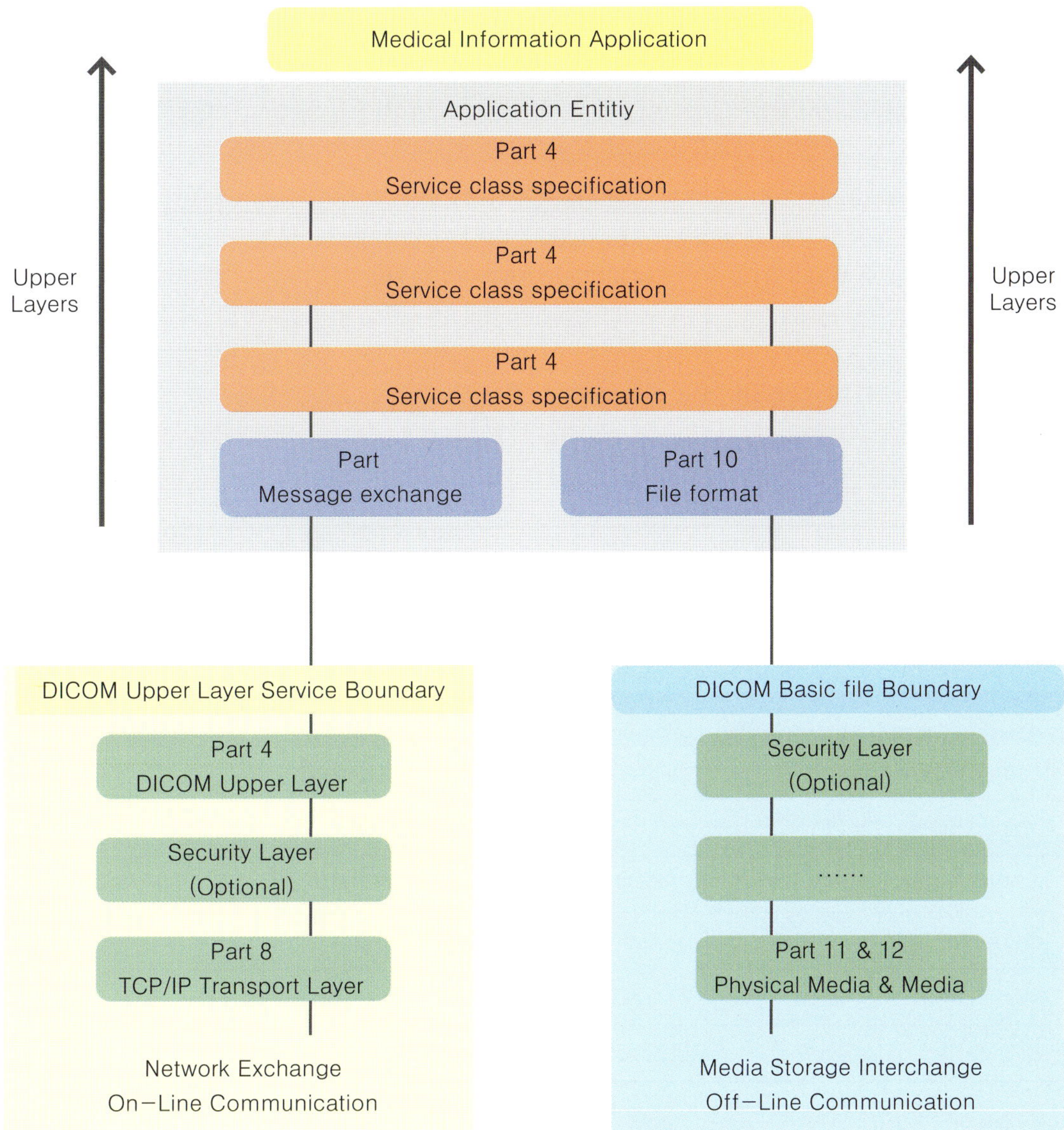

| 그림 2-19 | DICOM 데이터 통신 모델

DICOM의 기본적인 두 가지 구성 요소는 정보 객체 부류(information object class)와 서비스 부류(service class)이다. 정보 객체는 영상의 세트와 이들 관계의 내용을 정의한다. 서비스 부류는 이런 객체들과 함께 무엇인가를 수행하기 위해 묘사한다. 서비스 부류와 정보 객체 부류는 DICOM의 기본적인 단위 형태로 결합되며, 이것을 서비스-객체 한 쌍(Service-Object Pair: SOP)라 부른다.

| 표 2-7 | DICOM 정보 객체 클래스

재료	정규화
CR CT DFI DSA MRI NMI USI DI Graphics Curve	Patient Study Results Storage Resource Image Annotation

| 표 2-8 | DICOM 서비스 클래스

서비스 클래스	설명
Image Record Charge	데이터 세트를 위한 보관 서비스 입증
Image Query	데이터 세트에 관하여 조회 지원
Image reference	기록 보관으로부터 영상의 검색 지원
Image Printer	경복사 발생을 제공하는 것 입증
Examination	검사들의 관리 지원
Record Charging Source	망상조직 데이터 보관 공급원의 관리 지원

* D.I Yoo, PACS & Imaging Information, 2006

DICOM 객체 부류는 표준화된 객체들과 합성 객체들로 구성되며, 각 표준화된 정보 객체 부류는 내부에 고유의 속성들을 포함한다. 표준화 객체 부류들을 고찰해 보면 검사 정보와 환자 정보이며, 검사 데이터와 영상 시간은 검사 정보 객체 부류 내에서 속성들이고 때문에 이런 속성들은 언제나 검사 고유 성질이 실행된다. 다른 한편으로 환자 이름은 검사 정보 객체 부류의 속성이라 할 수 없다. 오히려 환자 이름 때문에 검사 상에서 환자 정보 객체 부류 내에서도 고유의 성질이 되어 실행되고, 검사 그 자체는 아니며, 이 속성은 환자 객체 부류 내에서 일부를 이룬다. 정보 객체 부류의 사용은 더 많은 것을 정확하게 확인하고 모호성 없이 의료 영상 응용들에서 만나게 되는 객체들을 허락한다. ACR-NEMA는 합성 정보의 개념상에 기본을 둔 서로 다른 양상으로부터 얻어진 영상을 묘사한다. 비록 이것이 DICOM에서 표준화된 객체 부류처럼 정밀하지는 않다. 그리고 합성 객체의 디코딩(decoding)이 보다 적은 시간소비를 하며, ACR-NEMA 복합 데이터 구조로부터 합성 객체들은 DICOM에서 계속 유지한다. DICOM은 한 객체의 명확한 부분을 확인하기 위해 독특한 인식기(Unique Identifier. UID)를 사용하고, 여기에서 숫자들은 조직상의 근원이라 부르고, X, Y, Z의 부분들과 제휴하기 위한 부가적인 활동 범위다.

DICOM 서비스는 장치 내부에서 영상 정보 객체들의 통신을 위해 사용되고 있으며, 객체를 위해 서비스를 실행하면서 통신을 하며, 서비스는 DICOM 수행언어인 DICOM Message Service Element(DIMSE)의 상부에서 조립이 된다. 이 DIMSE는 특정 기능들을 실행하기 위해 기록된 컴퓨터 소프트웨어 프로그램이며, 합성 객체들과 표준화된 객체의 형태로 구분되어진다. 합성 객체 DIMSE는 명령에 따라서 수신기가 감응하고 명령 요구를 유출시키는 장치가 분별 내에서 한 쌍을 이룬다. 합성 명령은 일반화되어 있고 표준화된 명령들이 더 명확하게 되어 있다. 특정한 CT DICOM 데이터를 가지고 전송, 복사, 프린트 등의 일을 수행할 수 있으며, 이 하나 하나의 일들은 모두 DIMSE이다. DIMSE의 service class는 composite and normalized 2개의 service group으로 이루어져있다. composite service은 storage(C-STORE), query(C-FIND), retrieval (C-GET), and transfer(C-MOVE) 등이며, normalized service는 create(N-CREATE), delete(N-DELETE), update (N-SET), and retrieve(N-GET), domain-specific operations(N-ACTION), notification(N-EVENT-NOTIFY) 등으로 되어 있다. SOP class 는 영상정보와 통신명령을 규합한 구체적인 명령이다. 즉 'CT 영상을 찾아라 또는 X-선 영상을 저장해라' 등과 같은 것이다. SCU는 service class를 이용 또는 요구하는 client의 개념을 가지며 SCP는 service class를 수행 또는 제공하는 서버로의 개념을 갖는다.

| 표 2-9 | DICOM Massage Service Element(DIMSE)의 항목

명령어	기능
C-ECHO	연결의 검증
C-STORE	정보 객체 SOP 실례의 전송
C-FIND	정보 객체 실례에 관한 조회
C-GET	Third-party 응용 처리, 정보 객체 실례 전송
C-MOVE	C-GET like
C-DIALOG	포맷되어지지 않은 데이터의 통신
C-CANCEL	예외 항들 처리

| 표 2-10 | DICOM Massage Service Element(DIMSE)의 표준화

명령어	기능
N-EVENT-REPORT	정보 객체와 관련된 사건의 통지
N-GET	정보 객체 속성 값의 검색
N-SET	정보 객체 속성 값의 명세서
N-ACTION	정보 객체와 관련된 행동의 명세서
N-CREATE	정보 객체의 창조
N-DELETE	정보 객체의 삭제

* D.I Yoo, PACS & Imaging Information, 2006

PACS 워크스테이션에서 서버를 향해 C-FIND라는 명령어를 전달하고, 원하는 정보를 찾았다면, C-FIND라는 명령에 대해 워크스테이션은 SCU, 서버는 SCP가 된다. 특정 장비가 특정 명령어에 대해 SCU, SCP중 하나의 역할만을 수행하는 것은 아니다. 서버는 데이터베이스를 향해 C-FIND라는 명령을 전달하고 이용할 수도 있는 것이므로 서버는 SCU이면서 SCP의 역할도 동시에 할 수 있는 것이다. (유대인. PACS & Imaging Information, 2006)

Chapter 3
영상획득장치

학습목표

- 영상 획득 시 사용되는 정보를 확인 할 수 있다.
- Gateway의 형태에 따라 구분할 수 있다.
- CR의 원리를 설명할 수 있다.
- CR과 DR의 차이점을 구분할 수 있다.
- 간접 DR과 직접 DR의 원리를 설명할 수 있다.

Chapter 03

영상획득장치

1 영상획득장치 (Image Acquisition Device=Modality)

PACS가 처음 도입되기 시작하는 초기에는 진단용 의료영상장비에 국한되었으나, 최근 들어 HIS의 다각화가 이루어지면서 EMR을 구축하는 병원이 늘어나고 외과, 내과, 검진 등 영상을 획득하는 모든 장비들이 DICOM 표준 방식에 의해 영상을 제공하고 있다. 또한 2000년대에는 하나의 통합 PACS만을 구성하였으나, 2010년 이후로는 많은 병원들이 심혈관, 치과, 방사선치료, 안과, 내시경 등 각 진료 특성에 맞게 새로운 형태의 PACS를 구성하는 추세로 변화를 하고 있다.

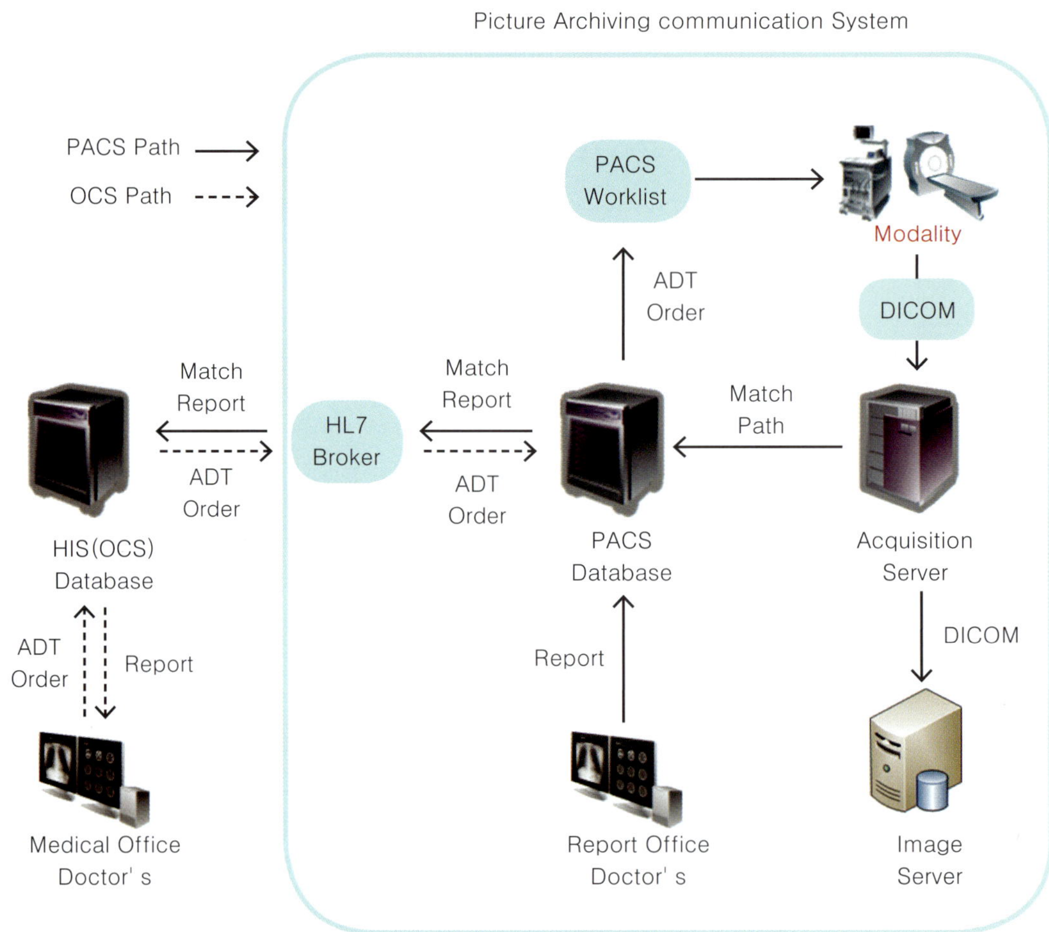

| 그림 3-1 | PACS 구성 모식도

그림 3-1과 같이 PACS의 구조를 보면 두 개의 데이터베이스(PACS, OCS database)가 있고, 두 개의 서버(acquisition, image server), 두 가지의 표준 규정(HL7, DICOM)으로 이루어진 하나의 영상공유 시스템이다. 처방전달시스템(OCS)에서 발생되는 ADT(admission discharge transfer)와 처방을 OCS 데이터베이스에 기록하고, 이를 HL7(health level 7) 규약으로 만들어진 소프트웨어인 HL7 broker를 이용하여 PACS 데이터베이스로 전송 기록하게 된다. PACS 데이터베이스에 저장되어진 ADT와 처방은 worklist tool을 이용하여 해당 검사실 영상획득장치로 정보값을 전송하여 DICOM(digital imaging and communications in medicine) 영상 포맷방식으로 생성시킨다. 각 영상획득장치에서는 획득되어진 DICOM 영상을 획득서버(acquisition server)에 전송하게 되고, 획득서버는 다시 레지스터(register)를 통하여 DICOM 영상

을 각 병원 및 제품의 특성에 맞는 값으로 일괄 수정 및 변경한다. 그리고 영상저장서버(image server)에 저장하고, PACS 데이터베이스에는 해당 DICOM 영상의 저장 경로(path)를 등록하게 되며, 등록과 동시에 검사완료인 match도 저장 등록하게 된다. 또한 각 영상판독시스템에서 판독되어진 결과를 다시 PACS 데이터베이스에 저장 등록하게 된다. PACS 데이터베이스에서는 새로이 발생된 report, match 값은 HL7 broker에 이벤트(event)를 발생시켜 OCS 데이터베이스에 전송 저장되어짐으로써 OCS 정보와 PACS 정보의 모든 값이 공유되는 결과를 얻을 수 있다. 이 공유된 정보값을 바탕으로 각 진료실과 병동에서는 결과와 영상을 필요에 따라 원하는 것을 선택하여 진료 시 볼 수 있도록 하여 그 편의성을 한층 높일 수 있었다.

영상획득장치(image acquisition device=modality)를 정의하면 일반촬영장치(Digital Radiography; DR), 컴퓨터단층촬영장치(Computed Tomography; CT), 자기공명영상장치(Magnetic Resonance Imaging; MRI), 방사선투시(Radiographic Fluoroscopy; RF), 방사선혈관조영(X-ray Angiography; XA), 초음파(Ultrasound; US), 핵의학(Nuclear Medicine; NM), 내시경(Endoscopy; ES) 등 의료용으로 사용되어지고 있는 영상 장치를 통상적으로 일컫는 용어이다.

본 장에서는 여러 가지의 영상획득 장치 중에 digital radiography(DR)의 원리 및 특징에 대해 구성하였다.

2 DICOM Gateway

Modality와 PACS와의 연동(integration)을 위해서는 무엇보다도 획득하는 모든 영상이 디지털 형태를 갖추어야만 한다. 하지만 많은 장비들이 고가이면서 도입 후 사용기한이 길기 때문에 일부 장비에 한하여 디지털 형태를 갖추지 못하고 아날로그 형태로 영상을 출력하고 있다. 이런 장비들은 ADC(A-D converter)를 할 수 있는 장치를 연결하여 DICOM 형태로 변환시켜 저장, 전송을 하며, 이 장치를 DICOM gateway라 한다.

DICOM gateway는 DICOM 표준 방식을 따르지 않는 의료영상 장비의 출력 정보를 디지털 방식의 DICOM 표준으로 변환해주는 장비이다. DICOM gateway는 DICOM으로 변환 할 수 있는 converter 프로그램과 이미지를 획득하는 영상획득카드(image capture card)를 설치한 컴퓨터이며, modality에서 영상을 전송받아 변환 후 저장하였다가 획득서버로 전송을 해주는 역할을 하고 있다.

DICOM gateway는 영상의 형태에 따라 크게 digital convert, image capture convert, film convert 방식으로 나누어지며, image capture convert 방식이 가장 많이 사용되어지고 있다.

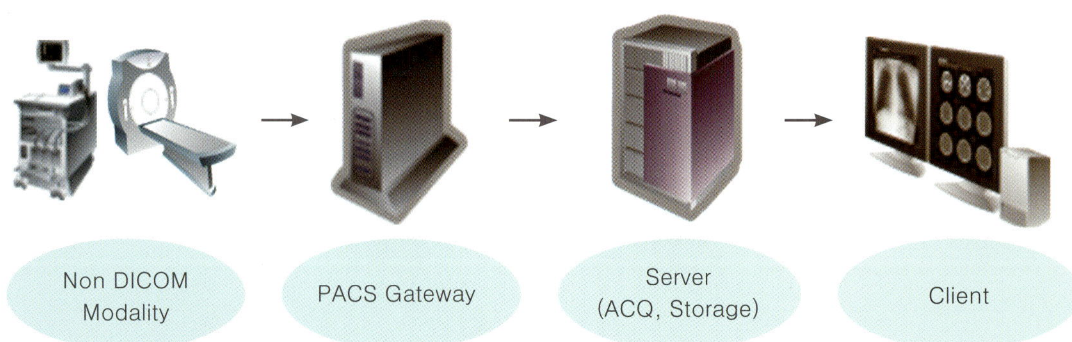

| 그림 3-2 | DICOM Gataway 모식도

1) Digital Convert 방식

영상의 형태가 DICOM 표준 방식인 아닌 각 장비의 고유한 디지털 방식으로 출력하는 장비를 DICOM으로 변환하는 방식이다. 2000년 이전 생산된 대부분의 장비들은 각 생산업체의 특성에 따라 고유한 형태의 확장자를 가진 파일을 생성하였으며, 이런 장비들로 인하여 PACS를 구성할 때 연동에 문제가 되어, DICOM이라는 형태의 표준이 탄생하게 된 것이다. 또한 최근 들어 EKG 등 기존 종이로 출력되어진 장비들은 XML 등으로 변환을 하게 되며, PACS와 연동을 하는 것보다는 CDIS(clinical device information system)를 이용하여 EMR(electronic medical record)로 연동을 하는 경향이 나타나고 있다.

2) Image Capture Convert 방식 (Secondary Image Capture Convert)

화면을 직접 캡처하여 영상을 출력하는 장비를 DICOM으로 변환하는 방식이다. 2000년 이전에는 화면 캡처한 영상을 방사선 필름 또는 인화지에 출력을 하여 보관하였으나, 2000년 이후에는 정지영상압축방식인 BMP, JPEG 형태로 저장된 것을 DICOM으로 변환하여 저장, 전송을 하게 된다. 현재까지 보편적으로 가장 많이 사용하는 방식으로 내시경 장비가 이에 속하고 있다.

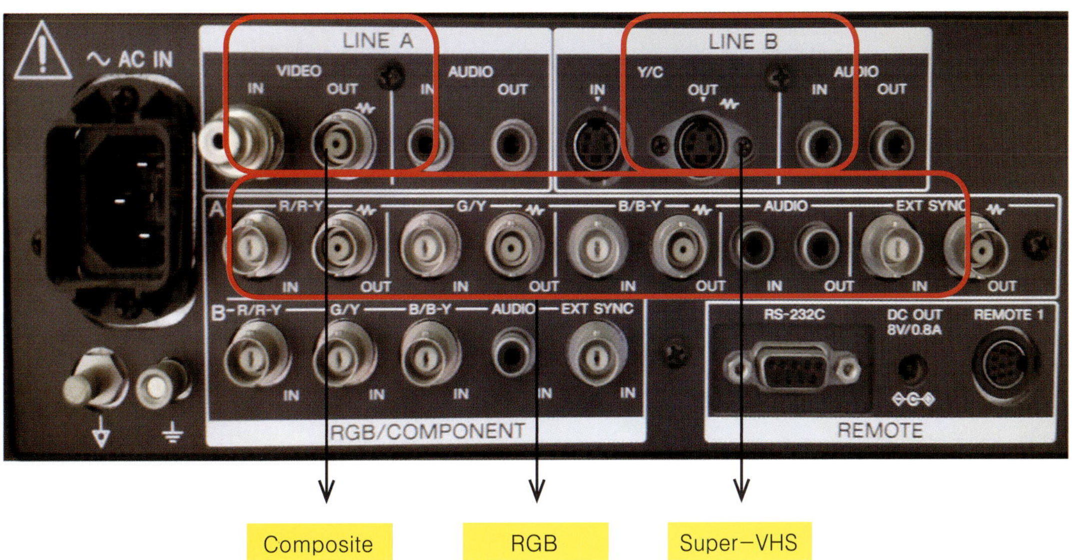

| 그림 3-3 | Image Capture Convert 방식의 영상 출력 형태

(1) RGB 방식

빛의 삼원색인 빨강(red), 초록(green), 파랑(blue)을 조합해서 화면에 색상을 표현하는 방식으로 컬러텔레비전이나 컴퓨터의 컬러 모니터에서 채용되고 있다. RGB 방식은 빨강, 초록, 파랑의 비율을 혼합하여 원하는 색을 만드는 가색 방식을 사용한다. 그러므로 3원색(primary colors), 가색(additive primaries), RGB는 같은 의미로 생각해도 무방하며, 화면상의 한 점의 색은 3색의 조합으로 만들어지는데 조합해서 만들어지는 색은 영상의 재생 시에 다양한 색을 나타낼 수 있다. 그림 3-4의 D-SUB 단자는 사다리꼴의 모양으로 알파벳 'D'의 형상이라 해서 이름이 붙여졌으며, 대부분 9~15핀으로 연결되며 사다리꼴 모양 내에 3개의 핀에서 R,G,B 신호를 보내주고, 나머지 핀들은 접지, 수평, 수직 동기 신호 등을 전송하여 영상을 출력한다.

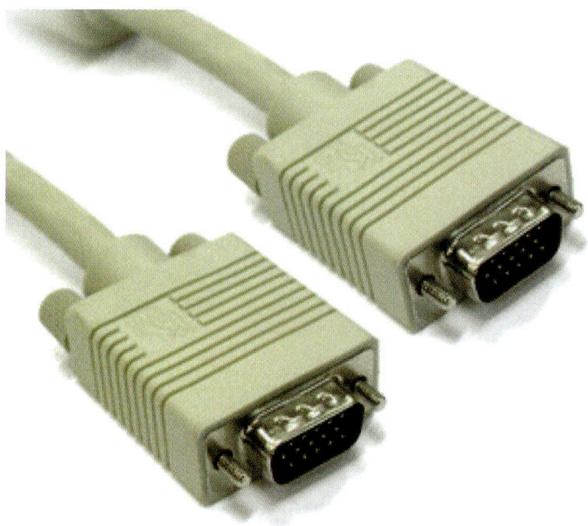

(a) D-SUB RGB

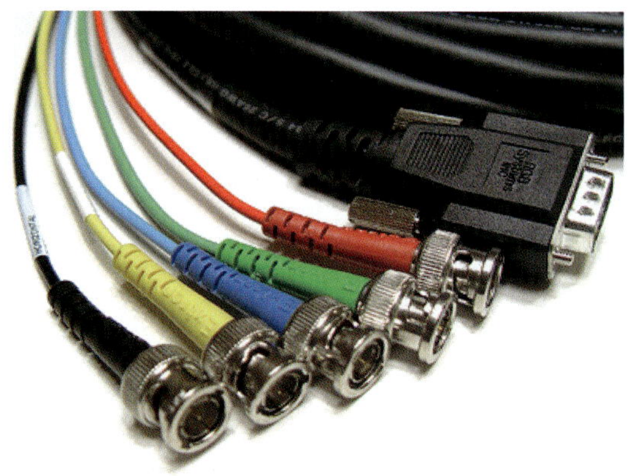

(b) RGB-HV

| 그림 3-4 | Image Capture Convert 방식의 영상 출력 단자

(2) Composite 방식

Composite는 비디오 방식의 하나로 휘도와 색도를 코딩하는 기준에 NTSC, PAL 등으로 세분화된다. 과정은 아날로그 압축의 한 형태로 각 성분들의 대역폭을 제한하는 것으로, 색도신호는 시각적으로 받아 들여 질 수 있는 기술을 이용하여 휘도 신호에 더해진다. 그 과정을 역으로 하여 원래의 순수한 휘도와 색도로 정확하게 되돌리는 것(decode)은 불가능하지는 않지만 어려운 일로 특히 포스트 프로덕션에서 문제를 유발할 수 있다.

하지만 composite 신호는 프로그램을 전송, 기록하는데 있어서는 매우 효과적이고 경제적인 방법이다. 디지털 처리기술은 와이드 스크린 처리신호를 전송할 수 있는 가능성을 열어 주었다. cable connector는 component cable과 비슷하다.

(3) Super-VHS 방식

VHS(video home system)는 가정용 비디오테이프의 기록 방식으로 1975년 9월 일본 Victor사가 Sony의 beta 규격에 대항하고자 발표한 1/2" VCR의 한 형태로서, beta 형식과는 호환성이 없는 새롭게 개발한 영상방식이다. S-VHS는 Victor사가 발표한 가정용 비디오 방식(VHS) 비디오테이프 녹화기(VTR)의 고급 규격으로 VHS와의 호환성을 유지하면서 신호 대역 5.4 ~ 7MHz로 광대역화한 3배 모드에서 수평 해상도 400라인 이상을 확보할 수 있다. S-VHS, 즉 Super VHS는 VHS보다 좀 더 선명한 화상을 제공한다.

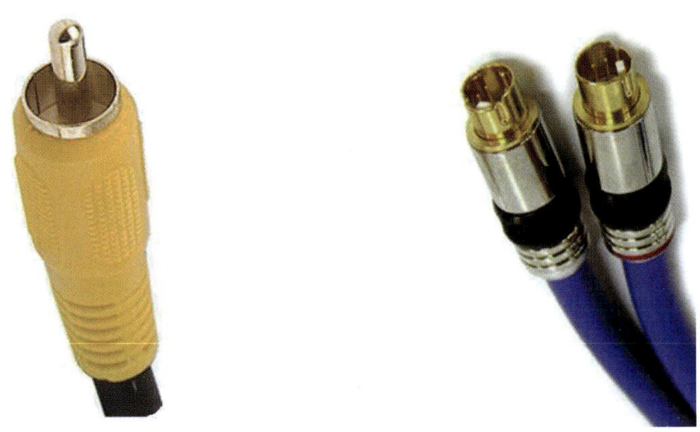

(a) Composite　　　(b) S-VHS

| 그림 3-5 | 영상 출력 단자 형태

3) Film Convert 방식

이 방식은 기존에 사용하고 보관 중인 방사선 필름을 디지털 형태로 변환하는 방식으로 디지타이저(digitizer)와 DICOM gateway가 필요하다. 디지타이저는 아날로그 신호를 디지털 형식으로 바꿈으로써 시각 이미지가 컴퓨터에 의해 입력, 저장, 출력 및 조작될 수 있도록 해주는 장치를 의미하고, 그래픽 태블릿을 지칭하는데 사용되기도 한다. 예를 들어 디지타이저의 표면에 놓인 도면을 스타일러스 펜이나 커서로 판독시키면 그것을 중앙 제어 장치에 의해 처리할 수 있는 디지털 자료로 변형시키는 것이 전형적인 방법이라 할 수 있다. PACS에서는 필름을 스캔하여 디지털 파일(정지 압축포맷)로 만들어주는 장치를 말하며, 2000년 초기 PACS가 정착될 무렵, 각 병원에서 보관 중이던 필름을 디지타이저를 이용하여 PACS와 연동을 하였으나, 2010년 이후에는 대부분의 병원들이 필름을 폐기하여 디지타이저의 사용 빈도가 줄어들고 있다.

디지타이저는 레이저와 CCD(charge-coupled device), digital camera digitizer로 나누어 생각할 수 있다.

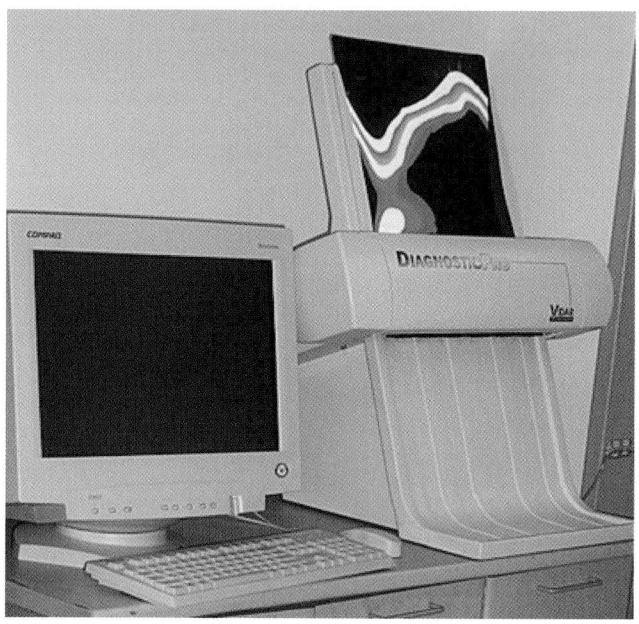

| 그림 3-6 | CCD 디지타이저

① Laser Digitizer

레이저 디지타이저는 미세하게 집속된 레이저를 이용한다. 레이저가 필름을 투과하면 반대 측에 위치한 검출기가 투과 광도를 측정하는 방법이다. 신호 수집은 1개 또는 2개 이상의 검출기를 이용하며 검출기는 광전증배관(photomultiplier tube) 또는 반도체검출기(solid-state detector)등이 있다. 검출한 신호는 증폭, 디지털변환, 처리와 저장 과정을 거친다.

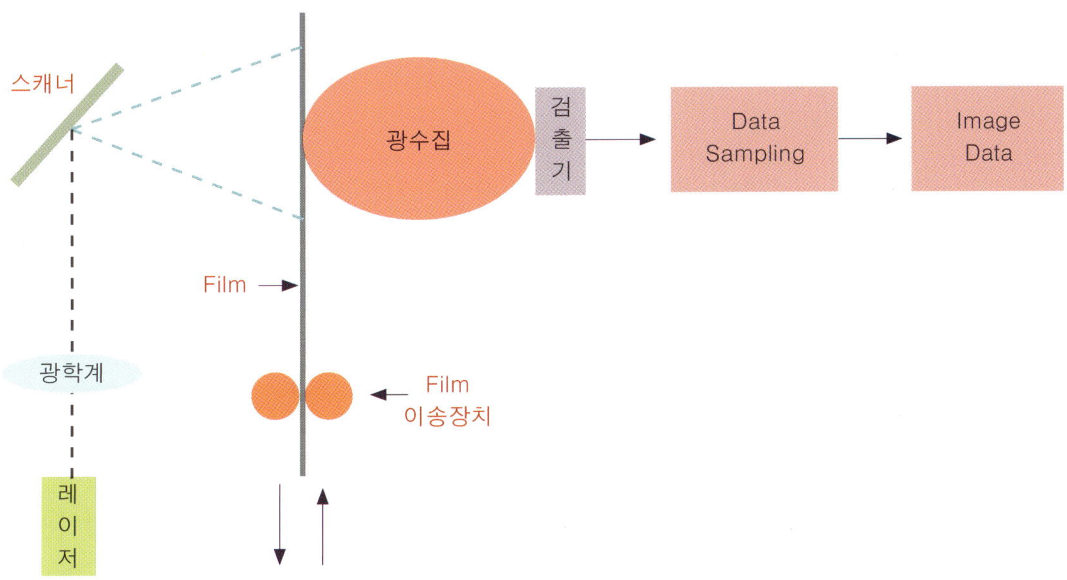

| 그림 3-7 | 레이저 디지타이저의 기본구성도

② CCD Digitizer

CCD(charge-coupled device) 디지타이저는 필름 사진 관찰대와 같이 고정광원으로 필름 전체면적을 투영하게 하여 필름을 투과한 빛을 광학계가 집속한 다음 CCD센서가 한 번에 검출하는 방식으로서 필름을 스캔하는 레이저 디지타이저와는 다르다.

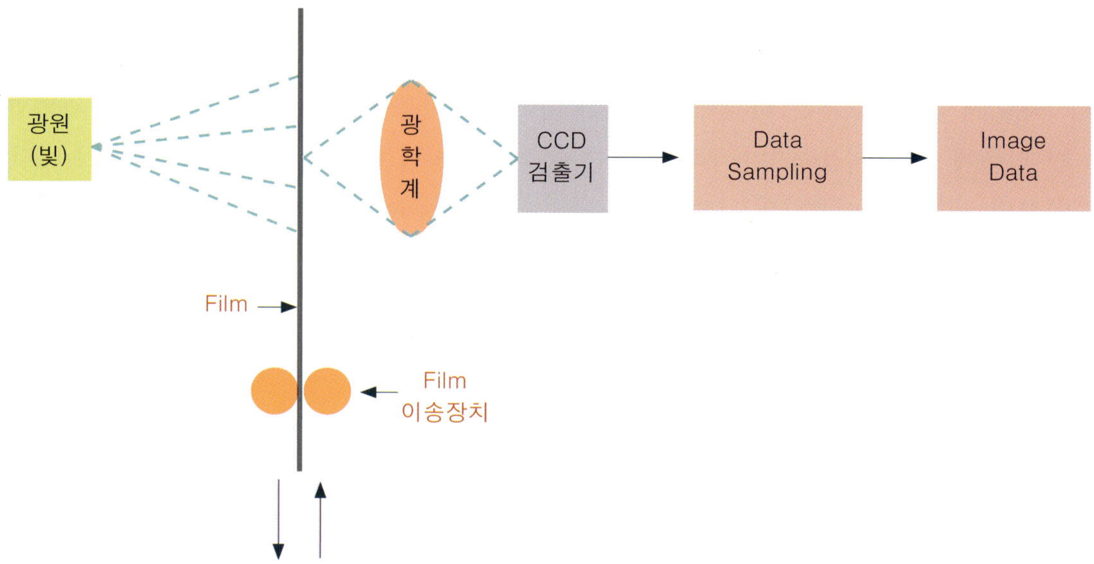

| 그림 3-8 | CCD 디지타이저의 기본 구성도

③ Digital Camera Digitizer

Digital camera digitizer는 digital camera의 특성을 이용하여 필름 사진 관찰대와 같은 고정광원 위에 필름을 올려놓고 고해상도의 digital camera를 고정대에 장착시켜 필름의 크기에 맞게 촬영하여 PACS에 등록하는 방식이다. 방사선 필름만 아니라 핵의학 사진, 내시경 사진, 의학사진 등 일반 인화지로 현상된 영상을 디지타이저 할 수 있는 특징이 있다.

DICOM gateway는 현재 사용하고 있는 구형 장비를 PACS를 사용하더라도 계속 사용하기 위하여 연동을 목적으로 만들어진 것이다. 그러기 때문에 영상 획득 시부터 DICOM 3.0 규정에 맞게 생성이 된 것과 가지고 있는 정보값의 큰 차이가 있다. 특히 영상을 스캔 또는 캡처(capture)를 한 영상은 실제 길이를 측정할 수 없고, 픽셀(pixel)로만 표시하게 되며, 또한 worklist를 사용하더라도 꼭 필요한 환자 병록번호, 이름, 생년월일, 나이 등만 insert되고, 장비에 관련된 정보는 거의 포함시키지 못한다. 최근 들어 프로그램 등을 이용하여 길이 측정 등 어느 정도는 개선이 되었으나, 실제 값과는 차이가 있다.

3 DR(Digital Radiography)

일반 X-선 촬영 분야에 처음으로 디지털 방식이 도입된 것은 1973년 CR(computed radiography)이 개발되고 1981년 RSNA(radiological society of north america; 북미 방사선 의학회)에 처음 소개되었다. 1983년 FUJI사의 CR이 일본에 설치 운영되었으며, 한국에는 1985년 용산 중앙대학교 병원에 처음 설치되었다. 그 이후 드럼 방식의 셀레늄 검출기(필립스의 thoravision)가 출현하고, 뒤를 이어 TFT(thin film transistor) 방식의 평판형 검출기가 출현하면서 digital radiography의 유망기술로 인식되었다.

Digital radiography란 인체를 투과한 X-선 에너지 강도에 따른 정보를 전기신호로 변환시킨 후 아날로그/디지털 변환과정을 거쳐 화소의 그레이스케일을 얻은 초기 상태의 데이터를 적절한 영상처리 과정을 통해 잡음이나 불균일성을 제거하고 이를 다시 아날로그 신호로 변환하여 필름으로 출력시키거나 CRT나 LCD의 모니터에 표시하는 것을 말한다.

디지털 영상을 얻는 방법은 재래식 영상을 디지털 매트릭스를 통해 디지털신호의 영상으로 바꾸는 방법과 디지털 검출기로 직접 신호를 받아 디지털 영상을 만드는 방법이 있다. 전자는 생체를 투과한 X-선이 영상 강화기를 통해 빛의 영상으로 증폭되고 광학 시스템을 지나 비디오카메라에 나타난 영상을 디지털매트릭스를 통해 디지털 영상으로 바꾸어 표현한다. 이때에 각 단계를 지날 때마다 X-선 신호는 질이 떨어지게 되어 결과적으로 최종 영상을 얻을 때에는 40% 미만의 정보만을 활용하게 된다.

이에 비해 후자의 경우는 영상 강화기, 카메라 광학 시스템, 비디오카메라, 디지털매트릭스 등 4단계를 디지털 검출기 하나로 대치하는 것이기 때문에 처음 영상의 80%의 정보를 활용할 수 있어 고품질 영상을 얻을 수 있는 장점이 있다. 현재 일반적으로 상용화 되고 있는 디지털 장비는 광 자극 인광 plate를 detector로 사용하여 X-선을 디지털화 시키는 CR과 CCD(charge coupled device) detector, 비정질 셀레늄(amorphous selenium)또는 비정질 실리콘(amorphous silicon)을 flat panel digital detector로 사용하여 X-선을 디지털 영상화하는 방식과 gas의 ionization을 이용한 scanner 방식이 있다.

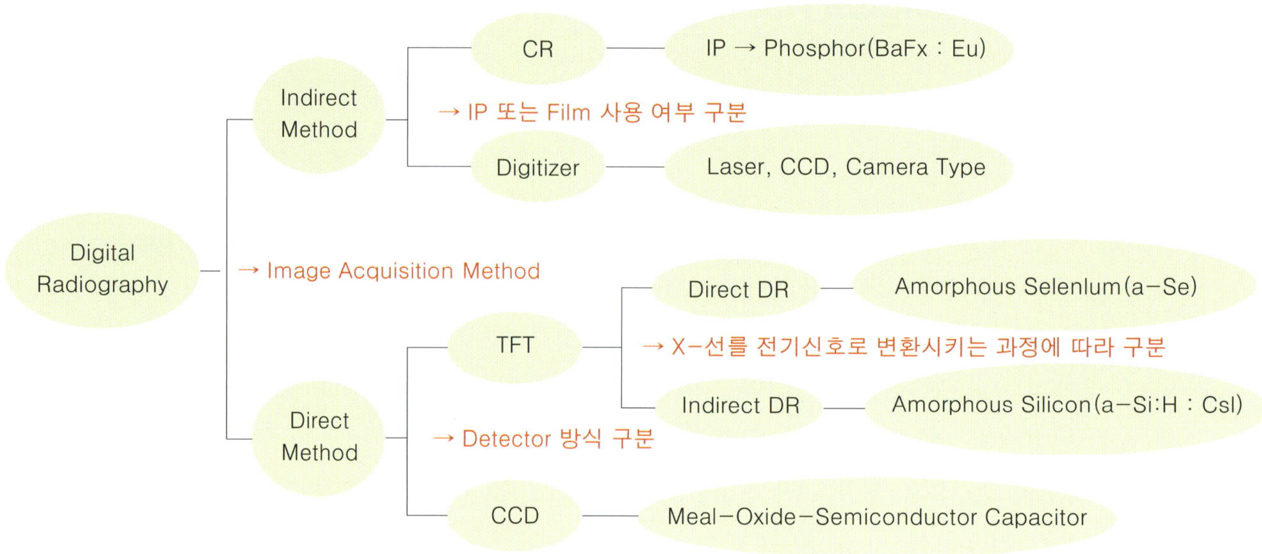

| 그림 3-9 | Digital Radiography의 기본 구성도

Digital Radiography

일반촬영장치에서는 CR 방식(computed radiography)과 DR 방식(direct radiography)으로 구분하기도 하나, 이는 검사 시 영상 획득에 따라 편의에 의해 통상적인 부르는 명칭이며, 개념적인 이해로 구분되어지면 안 된다.

1) CR(Computed Radiography)

CR시스템은 기존의 필름/증감지(F/S system) 대신에 휘진성 형광체를 도포시킨 영상판(Imaging Plate; IP)를 사용한다. IP는 F/S system의 필름 역할을 하며 일정 시간 동안 반복해서 사용할 수 있다. CR은 영상의 질, 처리능력 등에서 기존의 F/S system에 비하여 동일하거나 그 이상의 효율성을 갖고 있으며, 기존의 X-선 촬영 장치와 기술을 사용할 수 있어 흉부를 비롯한 일반 촬영 및 투시 촬영에서 많이 대체되고 있다.

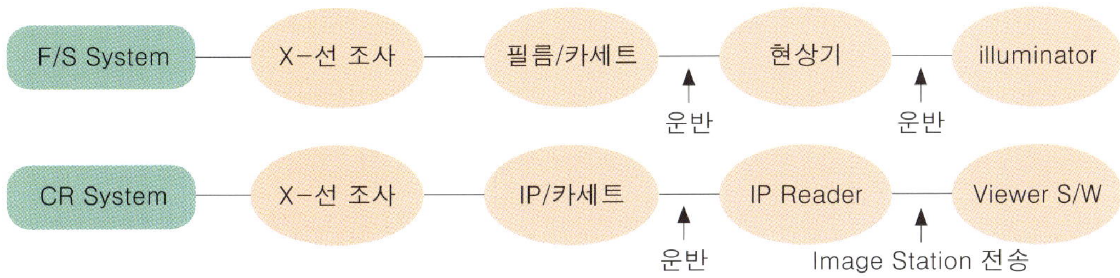

| 그림 3-10 | F/S System과 CR System의 업무 흐름 비교

X-선 촬영 후 잠상이 형성된 IP 영상 판독기(image reader)에 삽입하면 IP에 레이저 빔이 주사되고, IP는 빛 신호를 발생한다. 영상판독기에서 이 빛을 집광 가이드로 광증배관에서 증폭시킨다. 이를 전기신호로 변환시키고, 아날로그/디지털(A/D) 변환기에서 디지털 영상신호로 변환하여 영상처리기(image processor)에 보낸다. 영상처리기는 디지털 영상신호를 진단 목적에 알맞은 각종 디지털 처리를 한 후 컴퓨터에 보관하거나 필름으로 기록하고 기록된 필름은 자동현상기에서 현상되어 영상이 얻어진다. 이런 과정을 거쳐 완성된 영상은 광디스크 등의 보조 기억 매체에 보관되거나 PACS에 전송된다. 레이저 스캔이 끝난 IP는 빛에 노출시켜 기억되었던 정보를 지운 후에 재사용이 가능해진다.

(1) F/S System과 비교한 CR System 의 장·단점

장점

① Wide latitude : dynamic range가 넓으며, 직선 반응을 보인다.
  - 노출 조건에 의한 재촬영율이 줄일 수 있다(1/10).
  - Imaging processing이 가능하다.
  - 적정 영상 구현에서 방사선 노출을 줄일 수 있다(약 15~25%).

② 정밀한 디지털 영상을 제공한다.

③ Window width/level을 조절할 수 있다.

④ 명실 작업으로 인한 업무의 효율성을 높일 수 있다.

⑤ F/S System과 검사 방식이 같기 때문에 portable 검사가 가능하다.

⑥ 자동감도조정기능(Exposure Data Recognizer; EDR)
  - 항상 일정한 화질을 얻을 수 있다.

⑦ 영상 정보 흐름 시간이 빠르다.

⑧ 복사본을 하더라도 화질 저하가 없다. (농도 분해능 10bit~16bit)

단점

① IP의 구성 물질인 휘진성 형광체의 특징
- K-흡수단 에너지가 낮기 때문에 노이즈가 발생한다.
- 수명이 짧다. (약 20,000 X-선 조사 및 소거)
- 열과 압력에 약하다.
- Image reader기의 roller에 의한 손상이 많다.
- 시간 분해능이 낮고, 완전 소거가 어렵다.
- 가격이 비싸다.

② Menu 선택을 잘못 했을 경우
- Position 불일치에 의한 좌우 바뀜.
- Worklist에서 환자 선택을 잘못할 경우 환자 바뀜.
- 매뉴얼 입력 시 오타 발생.

(2) CR System의 동작 원리

그림 3-11의 우상부에 해당되는 제1사분면은 영상판에 흡수된 X-선량과 레이저 자극(2차 여기)에 따라 발생하는 휘진 발광량의 강도관계를 나타낸다. X-선량과 휘진 발광량 강도관계는 1 : 104의 범위에서 직선관계로 이루어지며 이로 인해 CR system 특유의 고감도와 넓은 동적 범위를 갖게 한다.

제2사분면은 영상의 전처리 과정에 해당되며 EDR의 입력신호와 출력신호의 관계를 나타내고 있다. 즉, 판독부로 입력되는 휘진 발광량과 EDR에 의하여 설정된 조건에서의 출력 디지털 신호와의 관계를 표시한다. 영상 판독기에는 자동적으로 조작되는 메커니즘에 의해 정해지는 영상 영역에 대한 적절한 감도가 만들어지는 특성이 있다. 그리고 에 기록된 영상 정보 X-선량이나 영상 진단 영역의 정보에 따라 판독 조건이 결정된다. 결국, 제1사분면의 영상판의 특성과 제2사분면의 EDR에 의하여 가장 적당한 영상으로 디지털 처리된다.

제3사분면은 영상의 후처리와 관계되는 부분이다. 영상처리의 입력신호와 출력신호의 관계를 나타내며, 진단에 적절한 특성을 나타내기 위해 영상을 각각의 독립적인 처리 특성에 따라 처리한다. 대표적 처리인 계조처리나 주파수 처리, subtraction 처리 등이 이루어지는 영역이다.

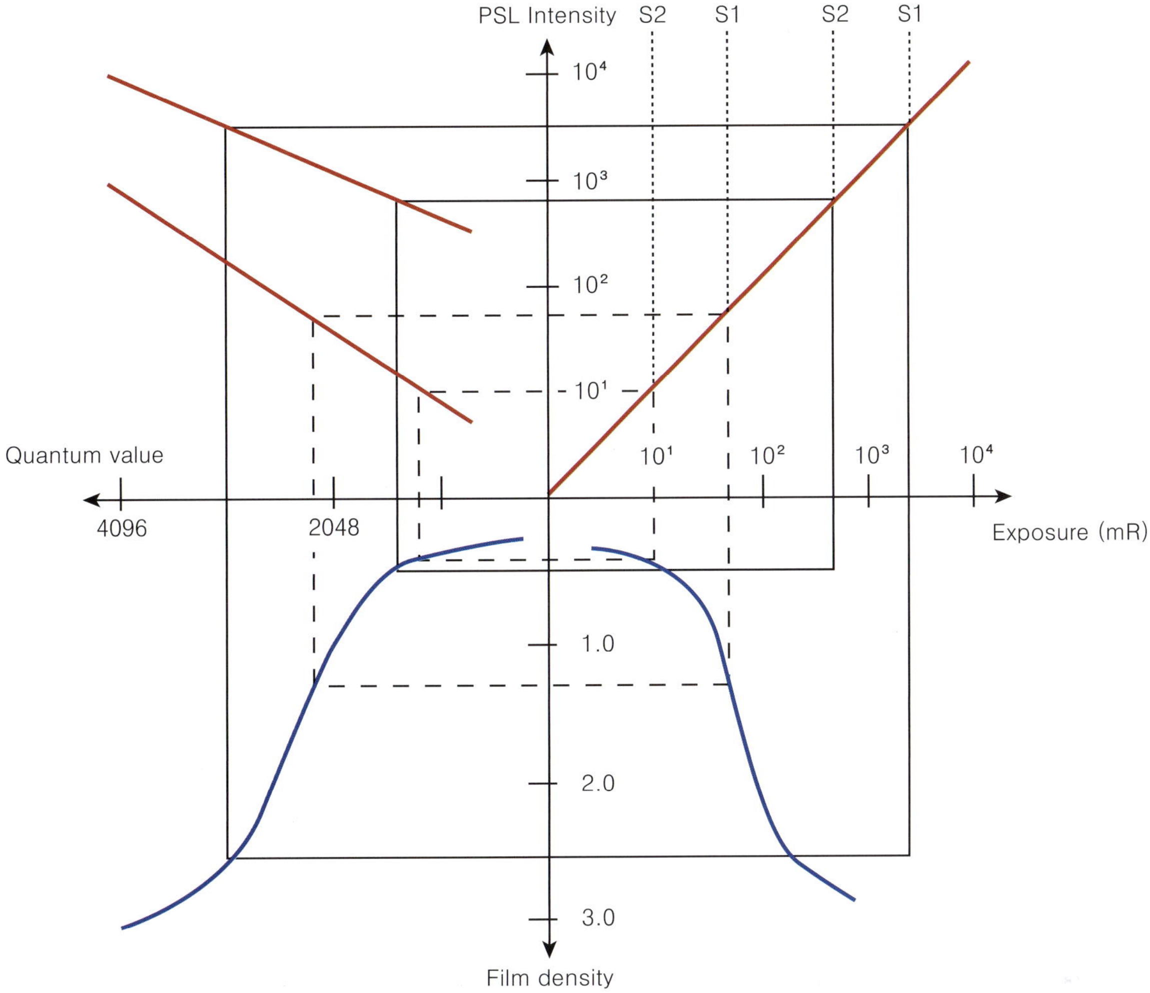

| 그림 3-11 | CR System의 기본 원리

제4사분면은 영상출력기인 dry imager에 보내진 영상 신호를 다시 아날로그인 시각 신호로 변환하여 필름으로 출력하는 특성을 나타낸다. CR system에 사용된 필름 고유의 특성 농도는 최소 0.3 이상으로 특성곡선이 직선형이 되도록 영상 출력기에 자동적으로 보정시키는 기능을 하며 이 변환곡선을 제4분면에 표현한다. 따라서 제4사분면은 출력될 필름의 특성곡선을 나타내고 있는 것으로 CR system의 특성곡선이 기존의 X-선 필름의 특성곡선과 다른 점은 X-선량의 대소 및 영상 범위의 크고 작음에 따라 임의로 변환하여, 항상 균일한 농도의 대조도를 유지시켜 필름에 출력하게 한다는 것이다.

(3) IP의 구조 및 종류

X-선 영상을 검출해 내는 IP는 고분자 재료의 지지체 위에 할로겐화 물질의 결정을 도포한 1mm 이하의 얇고 유연한 판이다. IP는 표면보호층, 형광체층(photostimulable phosphor), 전도층(conductive), 지지체층(support), halation 방지층, 후면보호층(protective), 바코드 레벨로 구성되어 있다.

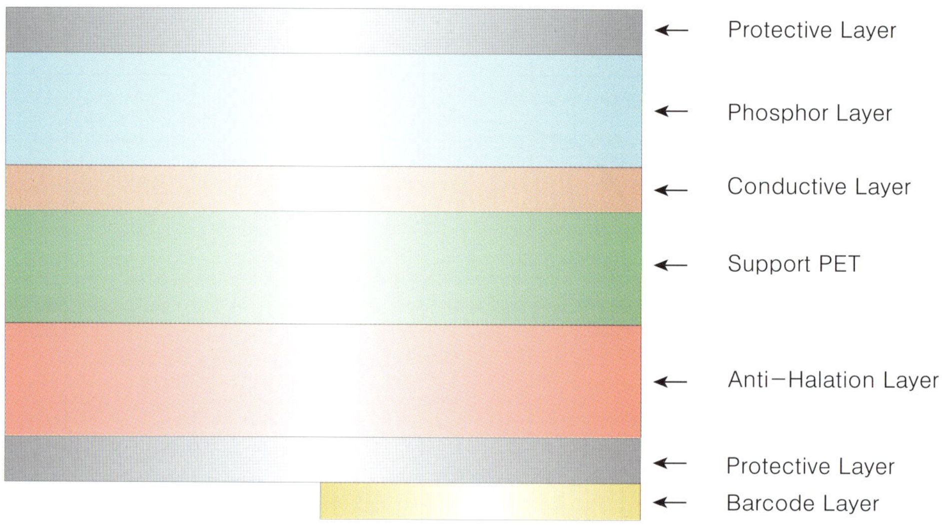

| 그림 3-12 | Image Plate(IP)의 단면 구조

(4) 휘진성 형광체의 발광 특성

영상판에 사용되는 휘진성 형광체(BaFX:Eu ; X=Cl, Br, I)는 휘진 여기 발광(PSL: Photo Stimulated Luminescence)현상에 착안하여 만들어 졌다.

이 휘진 여기 발광 현상이란 X-선 조사에 의한 최초의 자극 정보가 그 물질 안에 기억되고, 그 후 레이저빔의 조사에 의해 축적된 정보를 읽어내는 것을 말한다.

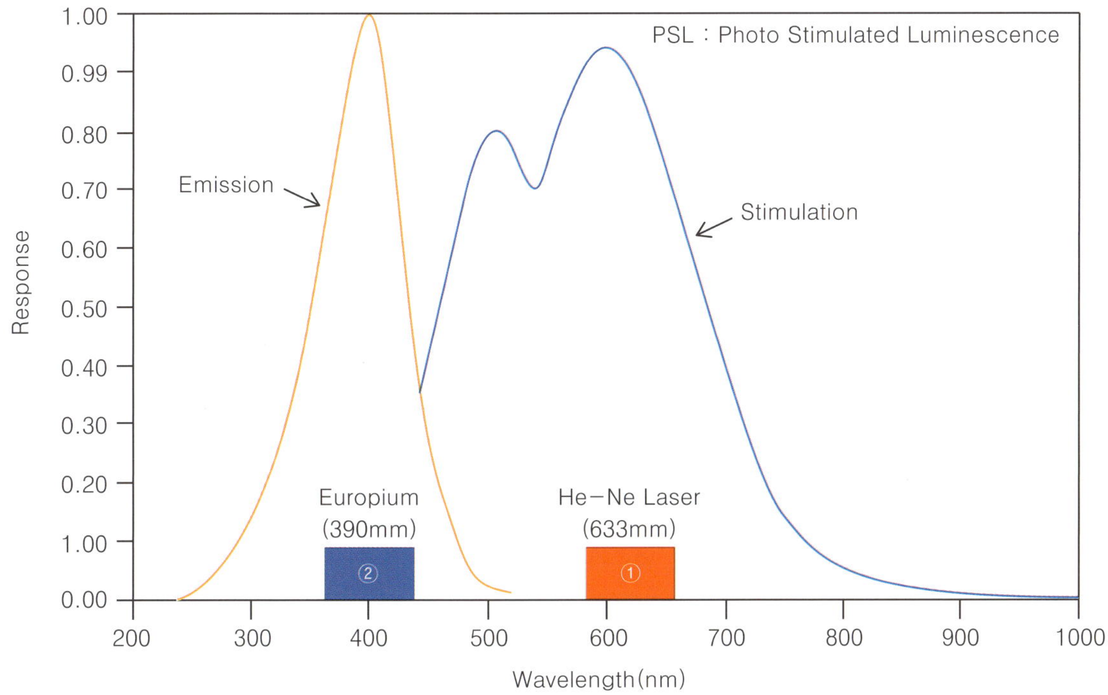

| 그림 3-13 | 휘진성 형광체의 휘진 여기 및 발광 특성

영상판에 이용되고 있는 휘진성 형광체의 발광파장은 400nm이며, 청자색의 빛을 내고 있다. 이 발광은 형광체 내에 함유되어 있는 europium에 의한 것이다. 발광 강도는 영상판에 조사된 빛의 파장에 따라 변하는데(파장 의존성) 633nm 부근의 적색광에서 가장 효과적으로 얻을 수 있다. 휘진성 형광체의 피크치(peak) 정보를 얻기 위해서는 He-Ne의 적색광(633nm)을 주사해야 되며(휘진여기), 주사된 빛에 의하여 휘진성 형광체는 청자색 빛을 발광하게 된다. (휘진발광) 그 빛의 파장이 400nm 정도이며, 그 파장에서 최상의 영상 정보를 얻을 수 있다는 것이다. 영상의 신호 대 잡음비(S/N)를 높이기 위해서는 X-선 정보를 갖고 있는 휘진 발광 파장과 휘진 여기 파장이 광학적으로 분리될 수 있게 충분히 떨어져 있는 것이 필요하다. 그림 3-13의 ① He-Ne laser와 ② Europium의 번호는 파장이 생성되는 순서를 나타낸 것이다.

휘진성 형광체 발광의 화학적 기전

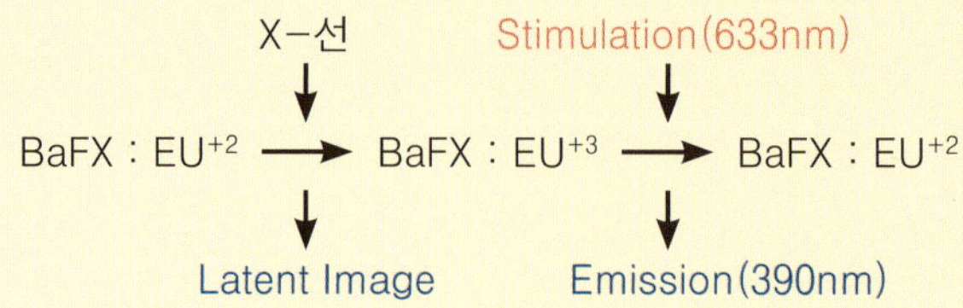

휘진성 형광체라는 2가의 europium을 미량 함유하고 있는Ba FX:(X=Cl, Br, I)의 결정이 쓰인다. 이 물질은 합성 과정에서 물질의 내부에서 가장 강한 휘진성 형광을 발한다. BaFX 화합물은 이온 결정으로 X-선과 자외선 등을 장시간 조사하면, F 중심이라고 하는 색중심이 형성되어 착색되는 것을 알 수 있다. 여기서 색중심이란 가시광 영역에서 특정 파장의 빛을 흡수하는 이온 결정 격자이며, F 중심이란 이온 결정을 구성하는 음이온이 빠진 자리(빈 격자)에 전자가 포획되어진 상태를 말한다. 미량으로 사용되는 europium을 부활제 또는 활성제라 하며, 형광체 합성으로 BaFX 결정중의 Ba 이온과 치환되어서 자리를 잡아 발광 중심을 형성한다. 이 F 중심과 발광 중심이 X-선 정보를 기억하는 중요한 역할을 한다. 즉 X-선 촬영에 의해 결정 중 europium이 전리되어 2가에서 3가의 이온 상태로 변환되면서 전자가 방출된다. 이 방출된 자유 전자가 결정 중에 이미 형성되어 있는 할로겐 이온의 빈 격자 내로 포획되어 지고, 자유전자는 전도대에서 자유로워지기 때문에 준안정 상태의 F 중심이 형성되어 진다.(이 상태에서 흡수된 X-선량의 에너지로 축적되어 X-선 영상정보가 기억된다) 그 다음 이 F 중심에 레이저빔(2차 여기광, reading light)을 조사하면 F중심에 포획되었던 전자는 해방되어 다시 전도대로 이동하고, 결정중의 3가 europium 이온에 잡혀 2가 이온의 상태로 되돌아가면서 형광체의 특성 방사선보다 긴 파장의 가시광선이 발광된다.

(5) 발광시간 응답 특성

X-선이 조사된 영상판에 He-Ne 레이저광(휘진 여기)을 조사하면 휘진 발광이 즉시 일어난다. 조사를 중지하면 발광도 정지하여야 하나 발광이 즉시 사라지는 것은 아니고 서서히 소멸되어 진다.

이러한 현상은 고속으로 IP의 정보를 얻게 되는 CR 시스템에서 특히 중요한 의의를 갖는다. 이유는 소멸시간이 늦어질 경우, 레이저광이 화소 단위를 주사 하여도 그 화소 부분의 발광만이 아닌 그 이전의 화소 부분에서 다른 발광(noise)을 검출하게 된다. 이는 결국 화질의 저하를 일으킨다.

휘진 형광체의 화학적 성질은 레이저의 파장에 최대한 여기될 수 있으며, 뛰어난 균일성과 높은 흡수 효율성을 가지고 있다. 또한 초기 화소 상태로 되돌아가기 위한 응답시간이 짧다.

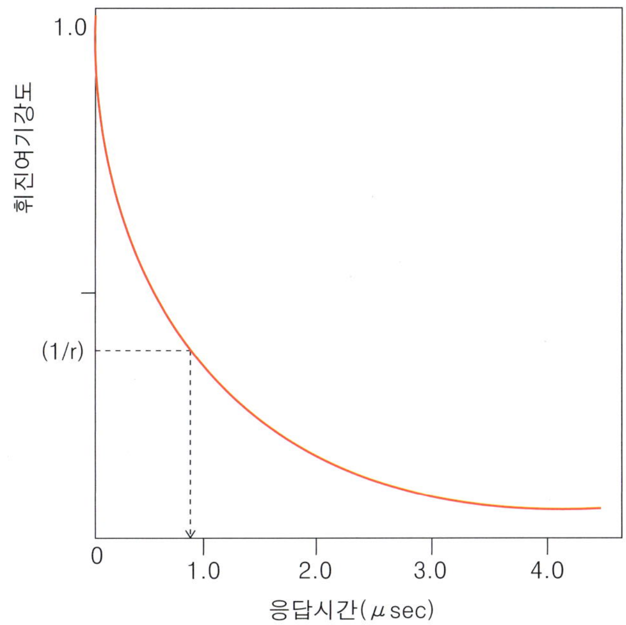

| 그림 3-14 | 발광시간 응답 특성

(6) 영상판의 X-선 흡수 스펙트럼

영상판에 흡수된 선량은 약 37keV 부근에서 급격한 변화가 일어난다. 이는 형광체의 주요 구성 원소인 Barium(Ba)원자의 K-흡수단에 의한 것이며, 이로 인하여 노이즈가 발생된다.

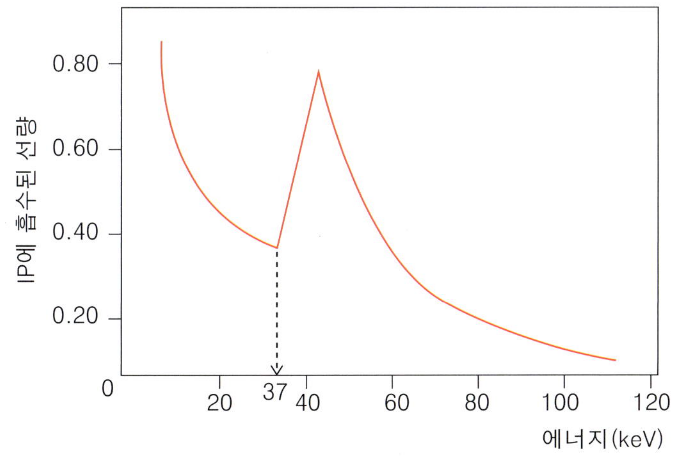

| 그림 3-15 | 영상판의 X-선 흡수 스펙트럼

(7) 발광량 의존성(Dynamic Range)

영상판에 X-선을 조사했을 때의 X-선 조사량에 대한 영상판의 상대적 휘진 발광량은 약 10^5mR의 X-선량에 대하여 좋은 직선성을 나타내고 있으며, 다양한 노출조건과 노출선량에서 넓은 관용도를 가질 수 있다. 따라서 인체에 해로운 노출선량을 감소시켜 작업자의 안전에 기여할 수 있다. 이 같은 dynamic range는 종래의 F/S system에서는 얻을 수 없는 것으로 영상판을 이용한 CR 시스템의 큰 특징 중 하나이다.

형광 증감지도 X-선을 조사한 순간에 발생된 형광체로부터 발광이 이어지는 직선성을 갖는다. 그러나 형광 증감지에 사용된 X-선 필름 자체에 얻어진 결과를 눈으로 보고 진단하기 위해서 기록되기 때문에 사람의 눈에 적당한 사진의 계조가 요구된다. 따라서 형광 증감지 자체가 갖는 광범위한 직선성을 유용하게 사용할 수가 없다. 이에 비해 CR 시스템은 형광판의 휘진 발광을 P-M tube를 이용하여 전기 신호로 변환시키기 때문에 IP에서 얻게 되는 10^5에 이르는 dynamic range를 진단 정보로 이용할 수 있다.

넓은 dynamic range는 피사체 내 각각의 조직이 갖고 있는 작은 X-선 흡수 차이를 정확하게 검출할 수 있게 하며, 또한 모든 촬영 조건에서 항상 안정된 디지털 X-선 사진을 얻는 것이 가능하다.

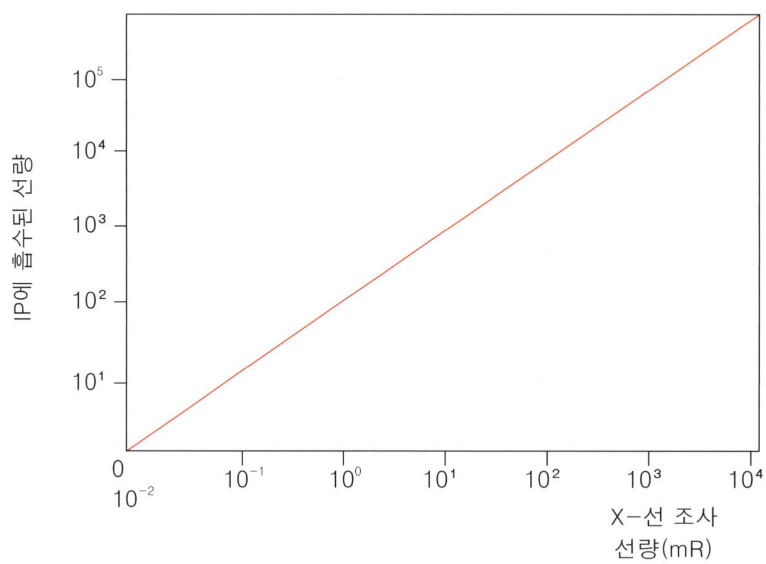

| 그림 3-16 | 발광량 의존성(dynamic range)

(8) 잠상 퇴행 현상

잠상퇴행이란 영상판 내에 저장된 X-선 정보가 촬영 후 일정한 시간이 지남에 따라 감소되는 현상을 말한다. 이것은 휘진성 형광체에서 X-선 등의 1차 여기에 의해 광전자가 발생하고 이 전자가 시간이 경과됨에 따라 불안정화 되기 때문이다. 결국 휘진 발광에 기여하지 않게 되는 것을 의미한다. 영상판에 X-선 조사 후 판독할 때까지의 경과 시간에 따른 휘진 발광 강도의 감쇠는 판독까지의 경과 시간이 8시간인 경우, 발광량은 25% 정도 감소한다. 이러한 잠상퇴행은 시간이 길고, 보관 온도가 높으면 커진다. 휘진성 형광체를 사용하고 있는 한 잠상퇴행은 불가항력이지만 최소화하는 것은 가능하기 때문에 휘진성 형광체를 발전시킬 필요가 있다. 그 한 예로 P-M Tube의 Gain을 자동 보상하여 잠상퇴행에 의한 발광량의 저하가 진단상의 문제가 되지 않도록 연구하고 있다. 다만 일반적인 선량보다 낮은 선량으로 촬영된 경우의 영상판을 장시간 방치한 경우에는 화학적인 변화와 자연방사선에 따라 입상성의 악화가 일어나기 때문에 적어도 8시간 이내에 영상 처리를 하는 것이 좋다.

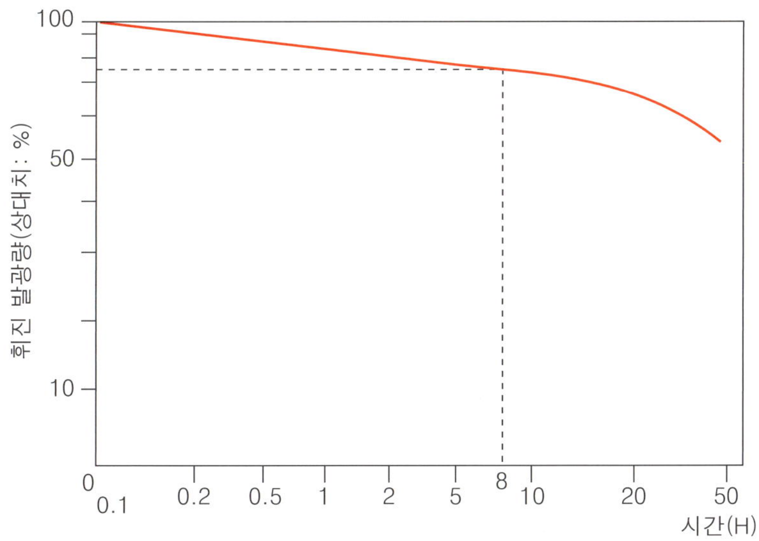

| 그림 3-17 | IP의 fading 특성(온도25℃)

(9) 자연 환경 방사선의 영향

영상판은 X-선 뿐만 아니라 자외선, 감마선(γ-ray) 등의 전자파, 알파선(α-ray), 베타선(β-ray), 전자선등의 입자선에도 민감하게 반응하는 고감도의 센서라고 할 수 있다. 이것은 영상판이 건물의 벽이나 기구물, 지구 지반 중에 포함되어 있는 자연 방사성 동위원소와 지구 위에 내리는 우주선 등의 영향을 받는 것을 의미한다.

실제로 완전히 소거한 영상판을 장시간 방치한 뒤 그대로 영상화 하면 방치 시간에 따른 미소한 흑점이 나타나게 된다. 이 흑점은 형광체에 포함되어 있는 아주 적은 양의 방사선을 영상판이 기록하게 되는 것이다. 이것은 자연 환경의 영향 때문이다. 따라서 고감도의 조건에서 장시간 방치하지 말고, 장시간 방치된 영상판은 촬영 전에 외부 방사선의 영향을 소거하는 것이 필요하다.

(10) 빛의 소거(영상 정보의 소거)

CR 시스템에서는 영상판의 소거를 1차와 2차로 나누어 행한다. 1차 소거는 영상 판독 후 1차 보관소에 보관되기 전에 행해지며, 2차 소거는 1차 보관소에서 나온 영상판을 카세트로 옮기기 전에 행한다. 영상판 소거에 사용되는 것은 시스템에 장착되어 있는 나트륨(Na) 램프이다.

(11) 영상 판독(Image Reader)

① 판독 장치의 구성

- Feed/Load부: 촬영된 영상판을 카세트에서 꺼내고 새로운 영상판으로 교환해 준다.
- 저장부(stacker): 영상판을 보관한다.
- 광학부: 영상판의 정보를 읽어 낸다. 영상판에 축적된 정보를 추출하여 전기적 신호로 변환시키는 광주사기와 레이저빔을 집속시키는 역할을 하는 회전 팔각형 거울과 렌즈, 집광기, 광 증배관이 포함된다.
- 소거부: 영상판에 남아 있는 정보를 소거한다.

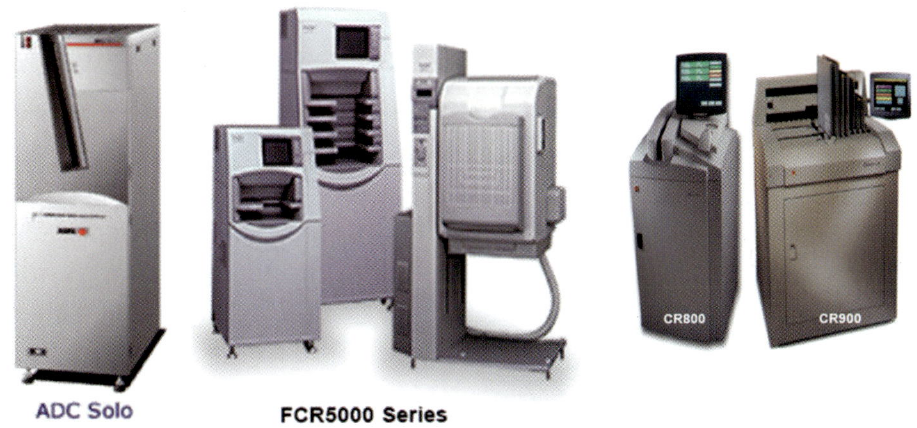

| 그림 3-18 | CR Reader Station

② 영상판에 담겨진 영상정보의 판독

잠상이 형성된 영상판에 레이저 빔(633nm)이 주사되면, 영상판에 저장되어진 X-선 정보는 빛을 발한다. (그림 3-19) 그 빛을 집광기로 모아 광증배관으로 보내면 광증배관에서는 광신호를 전기 신호로 변화시키고 증폭기에서 증폭시킨다. 증폭된 아날로그 신호를 A/D변환기에서 디지털 신호로 변화시킨다.

영상판독기 내에서의 카세트의 흐름은 먼저 카세트에 영상판을 삽입시키고, 촬영을 행한 후 영상판독기내에서 1차 보관과정을 거쳐 영상이 판독된다. 판독된 후의 영상판은 데이터 소거가 이루어진다. 소거된 영상판은 2차 보관과정을 거쳐 카세트에 다시 삽입되면 다른 환자의 촬영을 위해 같은 과정을 되풀이 한다.

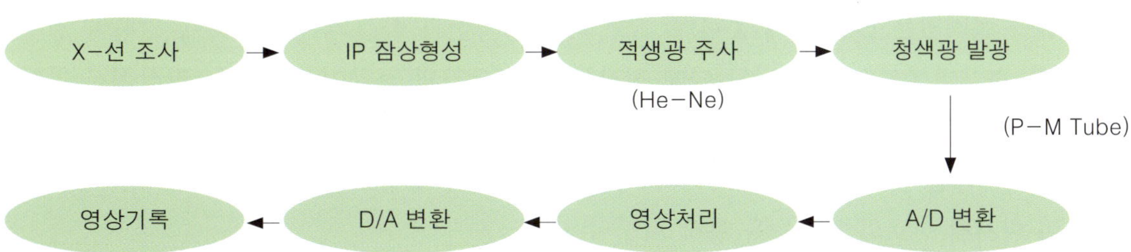

| 그림 3-19 | CR Reading System

(12) 영상처리(Image Processing)

CR시스템에서 행하는 영상처리는 크게 두 가지로 나눌 수 있다. 관심 영역(ROI)과 촬영 부위에 맞는 부위를 자동으로 감도를 인식하여 영상의 농도와 대조도의 안정성을 향상시키는 것으로, 전처리에 해당한다. 계조처리, 회선처리, 주파수 처리는 영상의 증강처리로서 후처리에 해당한다. 영상처리에 대한 자세한 내용은 "digital 영상 이론" 부분을 참고하면 된다.

2) TFT Array의 Detector 계측 방식

반도체 detector는 일반적으로 P-i-N 접합의 물리적 구조를 갖게 되는데 일반적으로 사용되는 P-N 접합 다이오드에 i-layer라는 방사선 검출을 위한 conductor를 접합하게 된다.

TFT Array의 Detector 계측 방식

DR TFT array 방식 두 가지 모두 direct digital radiography, 즉 DDR이며, 통상적으로 이해도를 높이기 위하여 직접계측방식을 "DDR", 간접계측방식을 "IDR"이라 부르기도 하지만, 개념적인 이해를 해야 할 것이다.

(1) 직접계측방식 DR (Digital Radiography of Direct Measurement Method)

직접방식 DR은 X-선를 흡수하는 물질로 대부분 아몰퍼스 셀레늄(amorphous selenium; a-Se)을 사용하며, CdTe, CdZnTe 등도 있다. 방사선의 직접계측에 있어서 높은 전압이 걸려있는 i-layer에 X-선이 조사되면 방사선과 물질의 상호작용에 의하여 전자(전자-전공쌍생성)가 발생되고 이때 전자는 같은 크기의 전압이 걸려있는 전장에서 가장 가까운 곳으로 수집되며, TFT Array는 수집된 전자로 그 크기 및 위치 정보를 가지게 된다. 또한 직접 전기 신호로 변화하기 때문에 선명한 신호정보를 얻을 수 있으며, 이로 인하여 디지털 신호의 분해능을 향상 시킬 수 있다.

아몰퍼스(Amorphous)란?

원자가 규칙적으로 정렬한 구조를 갖는 결정에 대응하는 용어로써 아몰퍼스는 일본어 번역으로 비정질(non-crystalline) 또는 무정형이라 부르며 모두 결정구조가 없다는 뜻으로 사용된다. 결정구조를 가지고 있지 않기 때문에 주고 합성에 많이 이용되어지고 있고, 그 중에서 amorphous와 nano-crystal 물질을 합성하여 뛰어난 자성을 띄고, 강도 및 경도, 내마모성이 높으며, 내식성과 높은 열전도성 등을 갖추어 녹색환경 보호의 고효율 에너지 절감 효과가 있는 물질을 만들기도 하였다. 현재에는 변압기, LCD 패널 등에 많이 이용되어지고 있다.

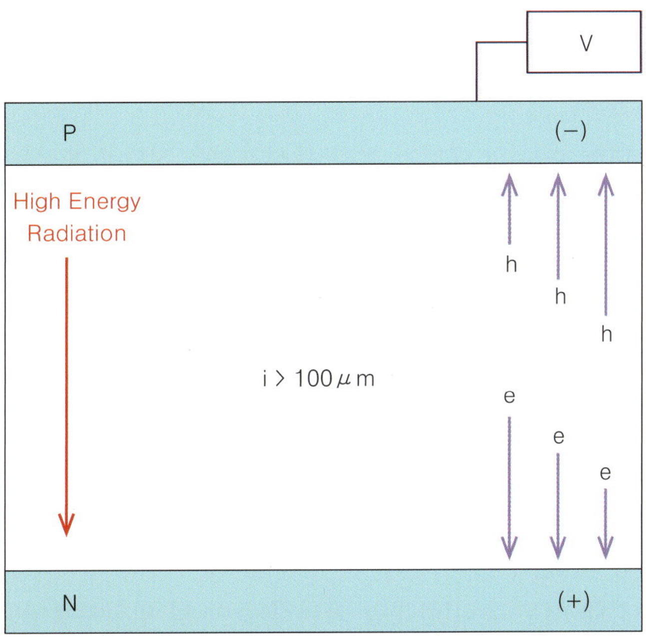

| 그림 3-20 | TFT 직접계측방식 검출기의 동작 원리(a-Se)

① a-Se을 이용한 검출 원리

검출기는 크게 두 부분으로 a-Se판과 TFT matrix가 서로 마주보며 붙어 있다. a-Se판의 제일 윗면에는 top electrode가 있어서 a-Se판은 약 5000V로 대전된다. 입사한 X-선 광자 에너지가 a-Se층에서 전자-정공쌍으로 변환되면서 전자는 top electrode로 흡수되고, 정공은 TFT로 흡수된다. TFT array는 이 전하를 축전기에 축적하였다가 각 픽셀에 대한 스캔신호가 왔을 때 이 전하를 실어 보내는 역할을 한다.

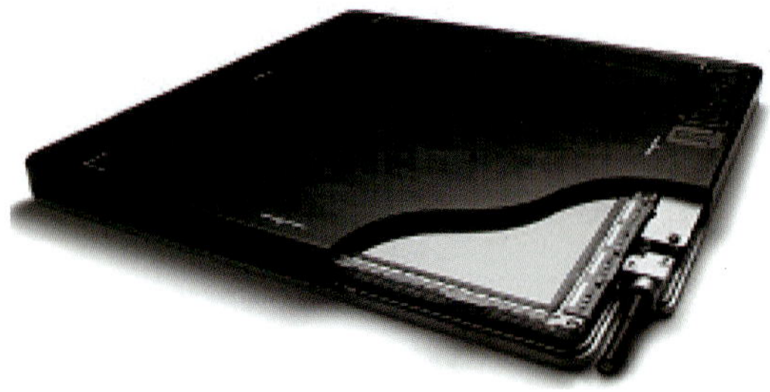

Ⅰ그림 3-21Ⅰ TFT 직접계측방식 검출기의 외형(a-Se)

② a-Se을 이용한 검출기의 특징

X-선 에너지에 대한 a-Se의 에너지 변환 특성곡선은 진단용 X-선 범위에서의 희토류 형광물질에 비해 전반적으로 우수한 에너지 흡수율을 나타낸다. 직접방식으로 X-선을 검출하기 때문에 해상력의 손실이 거의 없다. 한계치의 공간주파수(나이키스트 주파수)인 3.6lp/mm에서도 높은 MTF를 나타낸다. 에너지 변환 효율이 높기 때문에 적은 X-선량으로도 우수한 영상을 얻을 수 있다.

Film 혹은 평판형 DR에 의한 흉부 촬영 시 일반적인 촬영조건에서 X-선 노출시간이 약 0.01~0.025초 정도 필요하나, 스캔방식의 경우 스캔시간에 따라 X-선 조사시간은 차이가 있을 수 있으나 실제 환자에게 조사되는 시간은 약 0.005초가 된다. 또한 검출 효율의 증대로 인해 조사 조건이 낮아지므로 최대 약 1/10까지 환자가 받는 피폭선량을 줄일 수 있어 환자의 건강에 매우 유리할 뿐만 아니라 소아 및 임산부촬영에 매우 적합한 DR system이다. 필름 및 평판형 검출기에서는 수직 및 수평방향의 영상왜곡을 피할 수 없으나 스캔 방식에서는 수직방향의 영상왜곡이 없기 때문에 수직방향의 실제크기를 얻을 수 있다.

단점은 방사선과의 상호작용이 낮으며, 두꺼운 i-layer가 요구되는 것이다. (〉100μm) 이는 detector에 stress 문제를 불러일으키며, 또한 high applied bias 즉, 고전압이 필요함으로 열을 발생시키고, 이로 인하여 열을 식히기 위해 interscan time이 필요하며, P-I interface에서 고전장 발생의 문제가 생길 수 있다. 또한, 감응 물질로 사용되는 비정질 셀레늄의 반응 회복시간이 길기 때문에 이로 인해 촬영 간의 일정시간이 필요하다.

(2) 간접계측방식 DR
(Digital Radiography of Indirect Measurement Method)

기존의 필름방식과 유사한 방식으로서 X-선 형광물질을 사용하여 조사된 X-선을 일단 가시광으로 변환한 뒤 비정질 실리콘을 사용하여 이를 다시 전기 신호로 변환하는 방식이다. 이 방식은 X-선 흡수를 위해 신틸레이터(주로 CsI 물질을 사용함)라는 형광물질을 사용한다. 이러한 경우, X-선이 물질과의 상호작용을 통해 산란선을 발생시키는 빛을 방출한다. 빛이라는 중간단계를 거쳐 전기신호로 중간단계를 거치기 때문에 간접 방식이라 한다. 대부분의 DR(digital radiography) 시스템들은 이 방식을 채택하여 사용하고 있다. 대표적인 것은 필름 디지타이저, CR(computed radiography)의 IP, TFT방식의 평판형 검출기(간접)이며, 이 시스템들은 X-선을 광신호로 다시 전기신호 순서로 변화하여 영상을 만들어 내는 방식이다.

① a-Si의 TFT 검출기의 구조

검출기는 a-Silicon기판, CsI 신틸레이터, 전기신호를 읽어내는 부분으로 구성되어 있다. 기본이 되는 a-Silicon기판(TFT)은 유리 물질위에 하나의 픽셀이 각각 광전변환장치/트랜지스터(photodiode/transistor)구조를 가진 아몰퍼스 실리콘 층이 형성되고 있다. 다음에 CsI에 의한 신틸레이터층을 아몰퍼스 실리콘 층에 밀착시키고 있다. a-Silicon기판 주변에는 전기 신호를 읽어내는 rad-out 부분이 있고, 후면부에는 영상 데이터 처리를 행하는 전자회로 기판부가 있다. 이들이 하나의 기판으로 된 것이 검출기이다.

- 신틸레이터(scintillator)
- 광검출기
- TFT Array(amorphous silicon; a-Si)
- 전기신호로 읽어내는 부분(read-out electronics)

Scintillator

무기 신틸레이터는 NaI(Tl), Zns(Ag), CsI(Tl), LiI(Tl) 등이며, 유기 신틸레이터는 안드리신이 대표적이다. NaI(Tl)는 감마선 검출 효율이, CsI(Tl)는 X-선 검출 효율이 높다.

② a-Si의 TFT 동작 원리

입사 X-선을 형광체(CsI: Cesium Iodide)를 이용하여 가시광선으로 변환하고 이 가시광선을 P-i-N 구조의 비정질 실리콘 Photo-diode Array가 포착함으로써, X-선 영상이 비정질 실리콘 array에 저장된다. X-선 신호를 전기적인 신호로 바꾸기 전에 빛으로 먼저 변환한 다음 전기적인 신호로 변환하는 방식을 사용하고 있다.

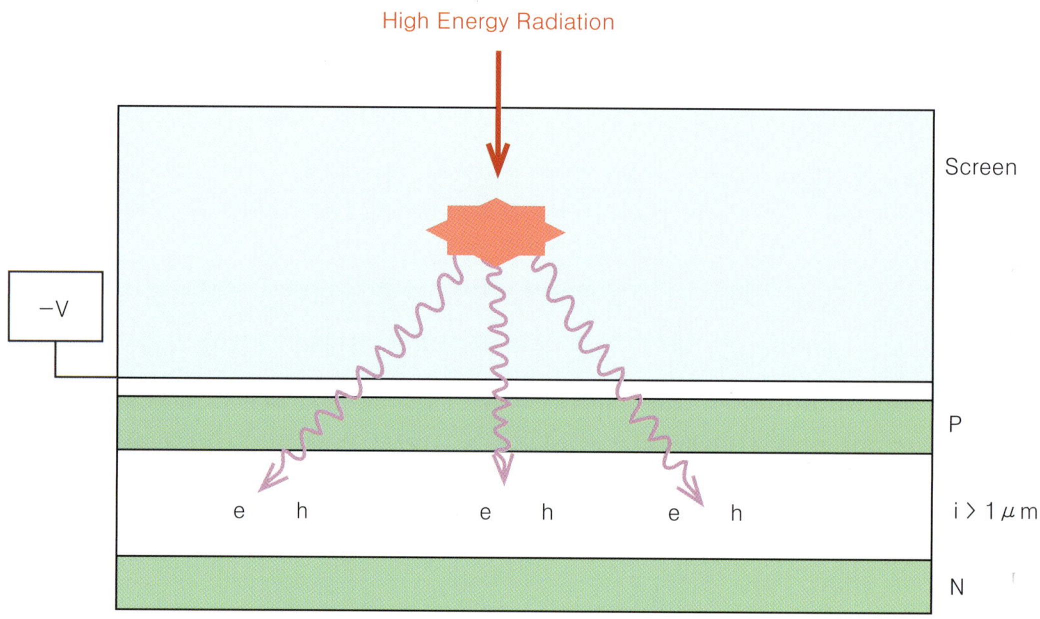

| 그림 3-22 | TFT 간접계측방식 검출기의 원리(a-Si)

③ a-Si의 TFT 방식 검출기의 특징

X-선과의 상호 작용에서 빛을 방출하기 때문에 산란선이 발생한다. 대부분 flat panel에서 CsI를 사용하는 이유는 이러한 산란선의 발생을 감소시키기 위해서이다. 공간 주파수 0 cycles/mm에서의 DQE가 70%인데 반해 MTF는 이보다 떨어진다. 이는 빛 확산으로 인한 화질의 저하를 의미한다. 검출기를 아무리 정밀하게 제작한다 해도 픽셀이 전혀 제 기능을 발휘하지 못하는 dead pixel과 기능은 하지만 감도가 약해진 defected pixel들이 적게는 수십 개에서 많게는 수천 개까지 나올 수 있다. 따라서 똑같은 양의 X-선을 입사한다 해도 각 픽셀의 gain 값에 따라 저장되는 값 또한 달라지므로 정확한 영상데이

터라고 볼 수 없다. 그러나 반도체 및 연산 처리 기술의 발달로 위와 같은 한계는 많이 극복되었으며, 앞으로도 많은 발전이 되리라 생각된다.

3) CCD(Charge Coupled Device) 방식

반도체 표면에 금속산화물의 전극들을 침전시켜 만든 집적회로인 반도체 축전기(metal oxide semiconductor capacitor)이며, 형광체(scintillator)에서 발광하는 빛을 광학계를 통해 받아 전기 신호로 변환하여 영상을 획득하는 시스템이다.

charge coupled device(CCD)는 빛을 전기적 신호로 변환하는 소자로서 섬광체는 증감지에서 X-선에 의해 발광하는 빛을 광학계를 통해 받아 영상을 획득하는 시스템이다. CCD는 그 크기가 2~3cm로써 투영되는 영상의 크기보다 작아서 큰 투영 상을 축소하기 위해 항상 렌즈나 광섬유를 이용한 광학계를 사용하거나, 두 개 이상의 CCD를 사용한 후 영상을 합성하는 방법을 사용하고 있다.

CCD 기술이 처음 Digital X-선에 적용된 것은 1997년이며, 이어 4개의 CCD 즉 고성능 Kodak CCD 센서의 NASA Pathfinder로서 화성 탐사 미션을 수행한 허블 망원경 시스템 등이 DDR이나 투시 검사에 이용되고 있다. 현재 가장 많이 사용되고 있는 Swissray의 ddRModulaire의 경우 100%의 감광성(photosensitivity)를 갖는 CCD 카메라와 4CCD 카메라를 적용 전체 이미지를 획득하기 위해 가장자리를 10% overlapping하는 기술을 이용하고 있다. mirror optic과 연결되어있는 CCD 카메라를 사용, CCD 센서가 X-선 영역에 직접적으로 영향을 받지 않기 때문에 이미지의 질적인 감퇴(declining)가 없다. 이러한 CCD 기술의 발달은 과거에 영상의 축소 및 저렴한 장치를 원할 경우 CCD가 유용하자만 넓은 크기의 검출기가 필요한 경우 CCD 검출기는 유리하지 못하다는 관점을 불식시키고 있다.

4) CsI Scintillator

간접 방식의 경우 직접 X-선을 전기적인 신호로 만들지 못하기 때문에 X-선을 빛으로 변환 시켜주는 소자가 필요하다. 이를 신틸레이터, 즉 형광체라 하는데, 일반적인 screen이나 phosphor 사용 시 빛의 확산으로 인해 많은 산란선이 발생할 수 있으며, 영상의 선명도가 떨어질 수 있다. 따라서 간접 방식의 DR에서는 빛의 확산이 적은 신틸레이터 중 CsI를 사용하고 있다.

신티레이터에서 중요한 것은 X-선 광자의 변환 효율을 좋게 하는 한편 확산에 의한 포그를 최소한으로 억제하는 것이다. 이런 면에서 볼 때 CsI는 X-선 변환 효율이 높고, 확산에 의한 포그 현상이 쉽게 일어나지 않는 소자이다. CsI는 침과 같은 특수한 주상의 결정 구조를 가지고 있다. 포착된 X-선 광자가 확산되지 않고 곧바로 a-Si 어레이에 전달되는 구조를 가지고 있다.

Light pipe의 묶음처럼 되어 있어 가시광선의 퍼짐이 감소된다. 신틸레이터층을 더 두껍게 만들 수 있어 에너지 변환 효율을 높일 수 있다. 신틸레이터 윗면에 반사경(reflector)을 설치하면 반사된 빛을 다시 한 번 a-Si 기판 측으로 반사 시켜 보낼 수 있어 보다 높은 변환 효율을 실현 할 수 있다. CsI는 독성이 없고 안정성이 높으며, 장기간에 걸쳐 신뢰성이 높은 물질이며, DR/DF의 검출기로 적당하다.

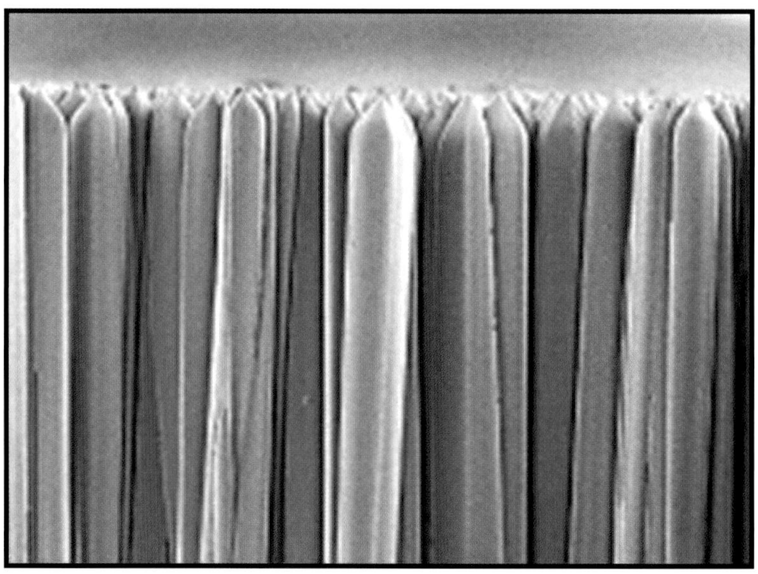

| 그림 3-23 | CsI microstructure

5) 기타 이론 요약

(1) 간접 방식, 직접 방식의 Signal Profile 차이

위에서 설명한 것과 같이 간접 방식과 직접 방식의 가장 큰 구분은 중간 매체로 빛을 이용하였는가의 여부이다. 또한 빛의 사용은 산란선 발생을 야기시키기 때문에 영상의 질적 저하를 초래하게 된다. 그림 3-24를 보면 간접 방식은 빛의 산란선에 의해 signal이 잡음이 나타나고, 직접 방식은 전자-전공쌍 생성 작용으로 signal이 잡음이 없이 나타나게 되는 것이다.

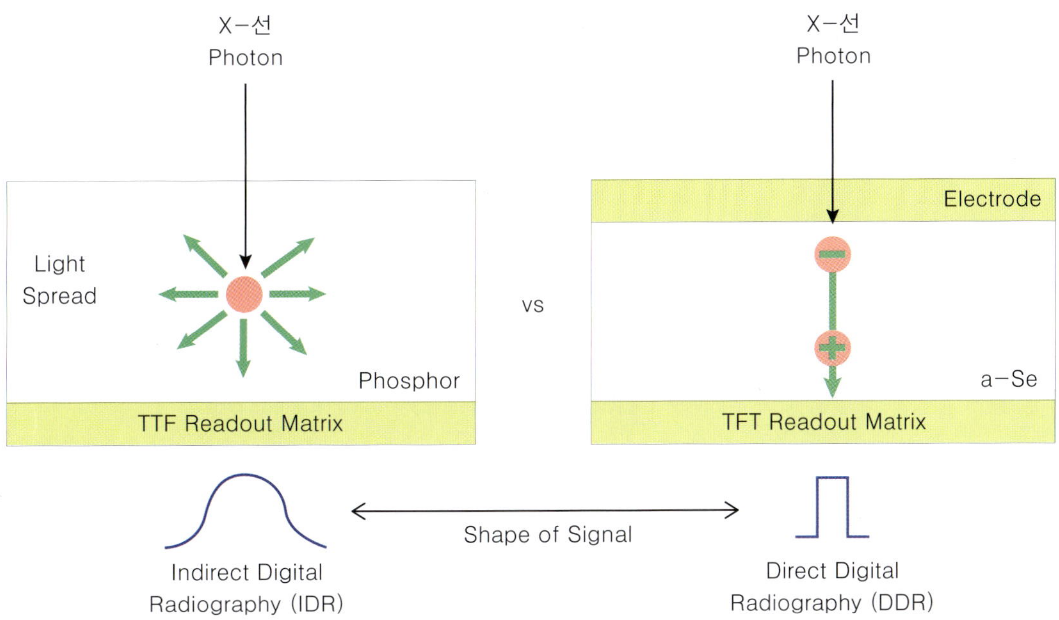

| 그림 3-24 | 간접 방식과 직접방식의 Signal Profile 비교

(2) 직접 방식, 직접 방식

X-선 발생 장치 중 DR(digital radiography) 방식은 크게 영상을 직접 획득하는가 또는 다른 디지털 변환 장치를 추가로 사용해야 하는가에 따라 computed radiography(CR)와 direct radiography(DR)로 구분된다. 그래서 임상에서 일상적으로 DR이라 일컫는 것은 후자를 부르기 때문에 이론만을 이해할 때 혼란을 가져 올 수 있다. 그리고 DDR과 IDR은 direct digital radiography와 indirect digital radiography로 이론적으로 구분되어지나 IDR은 포괄적으로 CR, CCD, TFT-a-Si 등 TFT-a-Se의 DDR 방식을 제외한 모든 것을 포함하는 것이다. 다시 말하면 DDR 방식은 현재로써 TFT-a-Se 같은 방식 밖에 없다고 할 수 있다.

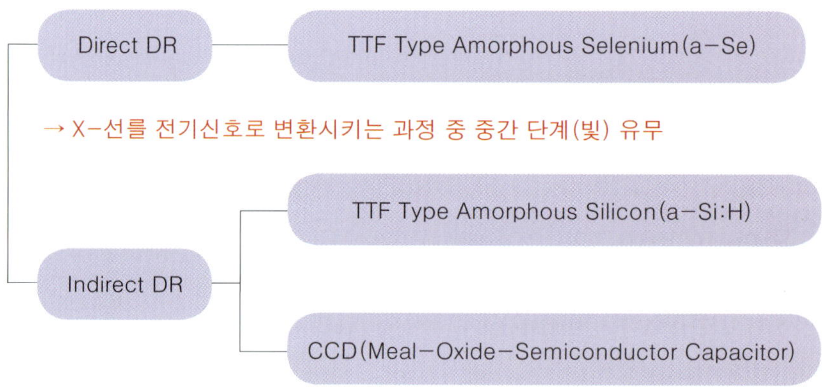

| 그림 3-25 | DDR과 IDR의 구분

(3) Histogram

F/S 방식에서 이미지를 구성하는 기본적인 도표가 특성곡선이라면, DR(digital radiography)의 영상 구성 방식은 histogram이 되는 것이다. histogram을 작성하는 기본적인 주체는 detector에서 받은 선량(dose)과 빈도(frequency)이다. A와 B는 detector가 받는 선량은 적고. 빈도는 상당히 많으며, C는 A, B보다 선량은 많으면서 상대적으로 빈도수가 적게 나타났다. 또한 D는 선량은 많고, 빈도는 많아지는 것으로 나타났다. 다시 설명하면, chest PA를 촬영하였을 경우 영상을 보면 A는 흡수선량이 가장 많고, 몸에

서 차지하는 비율도 많은 골격계(bone)이며, 그 다음 B는 골격계보다 흡수선량이 상대적으로 적고 비율은 비슷한 조직계(soft tissue)이다. 또한 C는 피부(skin), D는 direct exposure area가 되는 것이다.

자동감도조정기능(Exposure Data Recognizer; EDR)은 density와 contrast를 안정시키는 기능이며, 바로 histogram을 참조하여 균일한 영상을 얻게 하는 기능이다. 기타 자세한 내용은 본 장의 CR system의 동작 원리를 참고하면 된다.

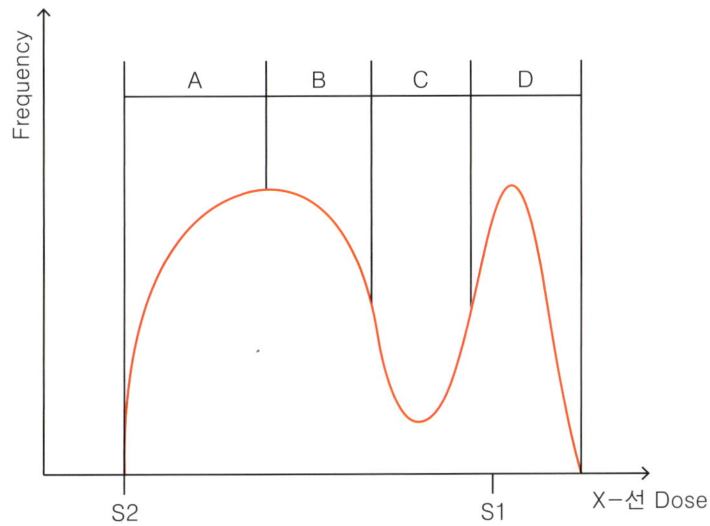

| 그림 3-26 | Histogram

Chapter 4

저장장치

학습목표

- 서버의 종류에 대하여 설명할 수 있다.
- 서버의 요건을 설명할 수 있다.
- 서버의 안정성을 이해할 수 있다.
- 클러스터링을 구성할 수 있다.
- 저장기간 및 용도에 따라 종류를 구분할 수 있다.
- RAID의 구성방법과 특징을 설명할 수 있다.
- DAS의 구성방법과 용도를 이해한다.
- NAS의 특징을 구분하고, 사용 용도를 설명할 수 있다.
- SAN의 특징을 이해한다.
- LTO의 특징에 대해 설명할 수 있다.

Chapter 04

저장장치

1 서버(Server)

서버(server)는 클라이언트에게 네트워크를 통해 서비스를 제공하는 컴퓨터(server computer) 또는 프로그램(server program)을 말한다. 특히, 서버에서 동작하는 소프트웨어를 서버 소프트웨어(server software)라 한다. 주로 리눅스 등의 운영체제를 설치한 대형 컴퓨터를 쓰지만, 그렇지 않은 경우도 있다. 서버는 프린터 제어나 파일 관리 등 네트워크 전체를 감시·제어하거나 메인프레임이나 공중망을 통한 다른 네트워크과의 연결, 데이터·프로그램·파일 같은 소프트웨어 자원이나 모뎀·팩스·프린터 공유, 기타 장비 등 하드웨어 자원을 공유할 수 있도록 도와주는 역할을 한다.

서버는 사용자의 요청에 의하여 서비스를 하는데 이와 같이 구성된 시스템을 클라이언트-서버 시스템이라고 하며, 이는 하나 이상의 응용 프로그램을 상호 협력적인 환경에서 운용하는 분산처리 형태를 의미한다. 즉, 서비스를 요청하는 클라이언트와 클라이언트의 요청을 처리하는 서버와의 협동작업을 통해서 사용자가 원하는 결과를 얻는 처리방식이 클라이언트-서버 시스템이다. 클라이언트의 수가 5~20대 정도인 소규모 LAN의 경우에는 한 대의 서버로 충분히 모든 서비스를 소화할 수 있으나, 대규모 LAN의 경우에는 여러 대의 서버를 배치하고, 파일 관리는 파일 서버, 프린터 제어는 프린터 서버, 인터넷 등의 외부와의 교환은 통신서버가 담당하는 등 각각 역할을 세분하게 된다.

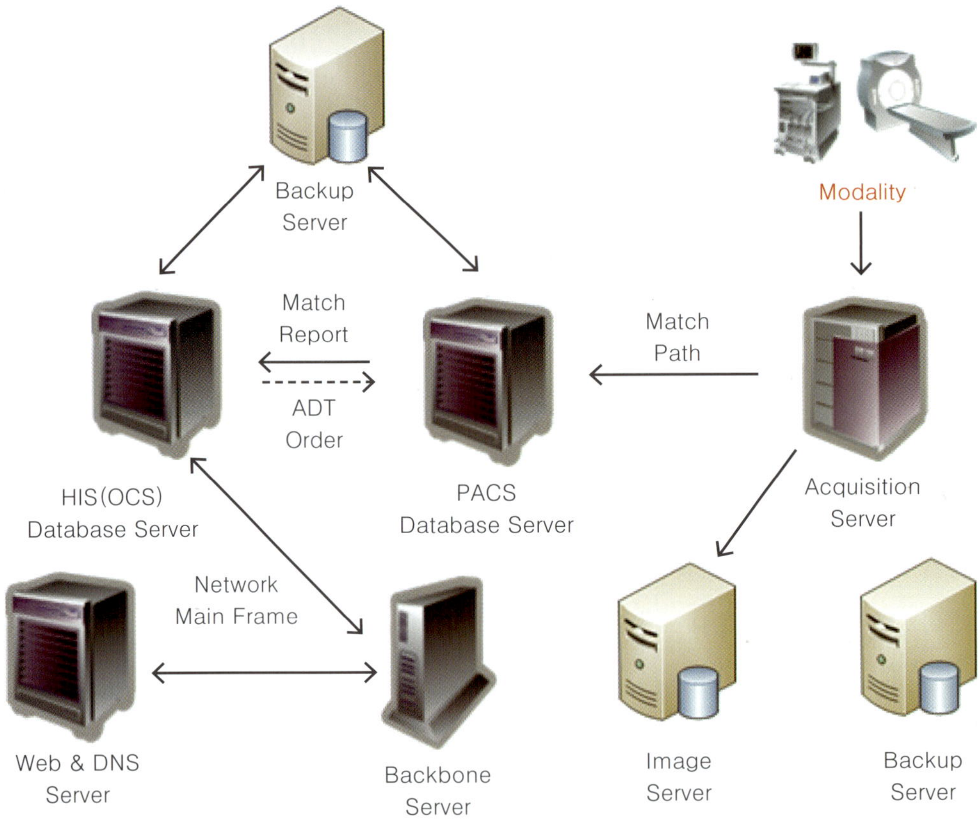

| 그림 4-1 | Server의 종류

환자가 병원에 진료를 보기 위해서 접수를 하게 된다. 접수를 하게 되면 수많은 정보를 입력하게 되는데 이것이 병원에서의 기초 정보인 것이다. 이 기초 정보 시스템을 저장하고 보관, 관리하는 곳이 바로 database server(이하 DB server)라 한다. DB server에 저장하는 환자 정보를 통상적으로 ADT(admission discharge transfer) 정보라 하며, 이 ADT 정보는 A01, A02, A03 등의 숫자를 붙여 그 의미의 header 정보를 표시하고 A01의 하위 값(value)으로 Admission이나 discharge 등의 값을 입력하는 형태이다. 다시 말하면 환자의 이동 정보와 상태 정보를 모두 포함한 값이라 할 수 있다. 이 기초 정보를 입력을 시작으로 처방정보, 방사선 정보, 병리 정보 등을 입력하게 되고, 이 정보를 바탕으로 여러 시스템에서 DB server에서 필요한 정보를 공유하게 되는 것이다. 이 DB server는 처방정보와 ADT 정보를 입력하는 HIS DB Server(이하 OCS DBS)와 영상에 관련된 정보를 입력하는 PACS DB server(이하 PACS DBS)로 구분하게 된다. 요즘 추세로 통합 시스템을 기준으로 할 때도 서버는 하나이지만 볼륨을 구분하여 OCS DBS와 PACS DBS로 나누어 사용하고 있다. 이 때 DBS가 나누어짐으로써 이에 해당하는 interface를 위한 HL7 server도 추가로 필요하게 된다. (그림 4-1)

Modality에서는 PACS DBS에 영상을 만들기 위한 정보를 요청하게 된다. 이 때 worklist를 사용하게 되는데 기존에는 특정 worklist server라고 하며 구분을 하였으나 현재에는 여러 server에 해당 관련 소프트웨어를 설치하여 사용하기 때문에 구분을 하지 않아도 된다.

Modality에서 발생된 DICOM은 획득서버(Acquisition Server; ACQ Server)를 통하여 DICOM을 획득하게 되고, 획득한 DICOM을 해당 DBS 또는 병원 시스템에 맞게 규칙성 있도록 변환을 시킨다. 변환된 DICOM은 image server에 저장을 하게 되며, 해당 경로값(path)은 PACS DBS에 ADT 또는 처방정보의 하위그룹으로 저장하게 되나, 통상적으로 처방정보의 하위그룹으로 저장한다.

저장된 DICOM 영상이나 처방, ADT 정보들은 매우 중요한 정보이다. 이 중요한 정보를 보관하는 방법에서 단일로 구성을 하면 위험하다. 그래서 실시간 정보를 백업 할 수 있는 서버를 두어 데이터의 안정성을 확보해야 한다. 이를 서버의 이중화라 하며 중요한 데이터를 보관하는 모든 분야에 적용을 하게 된다.

병원에서는 응급으로 요하는 상황이 종종 발생하게 된다. 하지만 항상 이에 직접 응대를 하기는 매우 어려운 것이 현실이었으나, web browser를 이용하여 환자 정보나 영상을 조회할 수 있는 방식이 개발이 되어 실시간으로 외부에서도 환자를 진료할 수 있게 되었다. 이 영상을 조회하는 방식을 tele-radiography 또는 Web PACS라 부르며, 현재에는 대중적으로 이용하고 있다.

1) 서버의 가용성과 신뢰성

서버의 요건은 기본적으로 가용성, 신뢰성, 안정성을 요한다. 서버를 처음 도입하게 되면 여러 가지 산출 조건들이 있다. 기본적으로 병상 수, 일일 외래 환자 수, 평균 입원환자 수, 평균 재원일 수, 검사 건수, 검사 당 영상 크기 등을 고려하게 된다. 2000년도 초반에는 서버의 가격이 고가이기 때문에 이 산출 조건을 맞추기 위해 노력하였으나 현재는 하드웨어의 발전으로 큰 의미가 없어졌으며, 서버뿐만 아니라 저장장치도 같은 현실이다. 현재 적정 가용성을 위해서는 순간 최대 서버 접속자수를 산정하여 이에 해당하는 네트워크 용량과 비례하는 서버를 구입을 하고 있다.

신뢰성은 DBS에 관련된 내용과 밀접하다. 병록번호, DICOM 경로, 경로에 연결되어 있는 결과가 정확한 환자에 링크되어 있는지가 관건이다. 이를 위해서는 DB server의 명확한 Table 구분과 각 정보의 유일한 값으로 숫자화 시켜야만 가능하다. 예를 들어 해당 검사의 "order number"가 발생하는 실시간으로 증가를 한다면 문제가 없으나, 특정 구문으로 조합을 한다면 중복되는 "order number"가 발생할 수 있는 것이다. 그러면 환자의 검사 영상이나 결과는 존재하더라도 찾을 수가 없기 때문에 신뢰성에 큰 문제가 발생하게 된다.

2) 서버의 안정성

서버는 24시간 정보를 요청하였을 경우 항상 응답을 해야 하며, 이를 무정지시스템의 원칙 또는 서버의 이중화라고 한다. 또한 의료 환경에서는 환자의 생명과 직접적인 관련이 있기 때문에 이에 충실히 원칙을 지켜야한다.

이런 무정지시스템을 위한 서버의 안정성은 다음과 같이 3가지가 꼭 필요하다.

① 클러스터링(clustering)
② 무정전전원장치(Uninterruptible Power Supply; UPS)
③ 실시간 데이터백업 서버 설치(real time backup server)

클러스터링은 2개 이상의 서버가 정상 작동 시에는 각각의 데이터를 처리하고, 이중 하나의 서버가 장애가 발생했을 경우 다른 하나의 서버가 장애 서버의 업무를 실시간으로 인계받아 정지하지 않고 데이터를 처리하여 무정지시스템을 유지하는 기능이다. 클러스터링 기법은 두 개 이상의 서버가 4개의 정보를 공유를 해야만 이루어질 수 있다.

① IP address
② Server name
③ Disk array
④ Application software

이 4개의 정보에서 IP address와 server name은 기본적인 서버의 공유 수단으로 사용되어지고 있으며, disk array 공유는 처리된 데이터를 저장할 방식과 공간, 위치 등을 확인해야만 되는 것이다. 마지막으로 application software의 공유는 데이터를 처리하는 소프트웨어의 공유라는 것이다. 예를 들어 획득서버를 이중화하여 클러스터링을 구성할 경우 하드웨어적인 공유인 IP address와 server name, disk array는 운영체제 또는 특정 클러스터링 구성 프로그램을 이용하여 공유를 하고, 데이터를 처리하는 특정 프로그램을 이중화 된 획득서버에 모두 설치하여 해당 프로그램의 port number의 경로를 일치시키면 이루어진다. 이것이 application software의 공유이며, 이 4개의 정보가 공유가 되면 클러스터링이 완료가 된다. 해당 클러스터링을 모두 구성하였을 경우 테스트를 꼭 해야만 하며, application software의 공유에서 해당 port 장애가 생겼을 경우 클러스터링이 작동되는지, 아니면 프로그램이 장애가 생겼을 경우 작동되는지, 또는 server 자체에 통신이 끊겼을 경우 작동되는지를 꼭 확인해야 한다. 보통 server 자체의 통신이 끊겼을 경우 전체가 이전하는 방식이 대부분을 차지하고 있으므로, 해당 서버를 지속적으로 모니터링을 할 수 있도록 추가적인 구성이 필요하다.

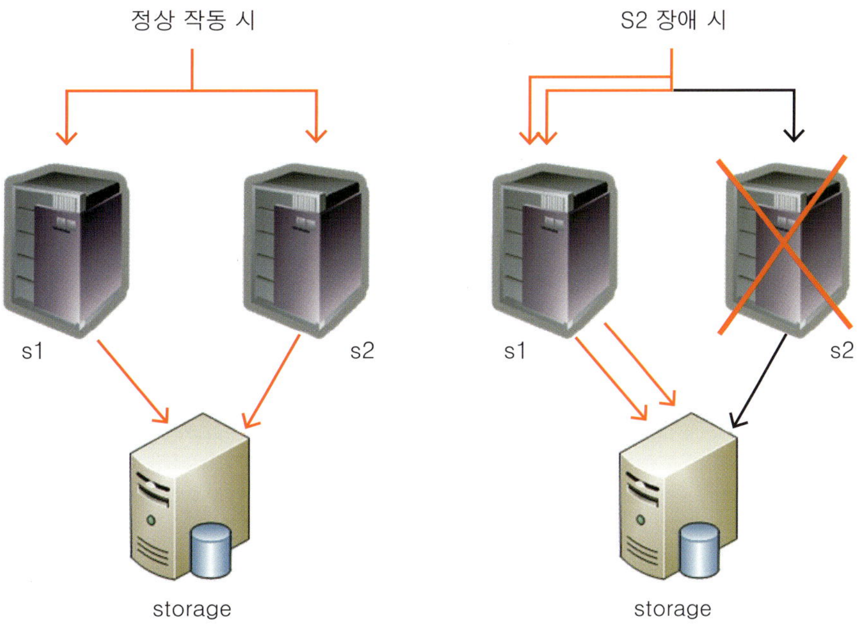

| 그림 4-2 | 클러스터링(clustering) 구성

VI

UPS(uninterruptible power supply)는 무정전전원장치로 일반적인 축전지를 사용하는 방식이다. 축전지 용량은 응급시 가동되는 전기 소모량을 계산하고, 복구할 수 있는 시간을 기준으로 축전지 용량을 산출한다. 평균적으로 병원에서는 4시간에서 5시간을 유지할 수 있도록 하며, 또한 발전기 시스템까지 갖추고 있다. UPS는 단순히 전기를 공급만 하는 것만은 아니며, 정류기능 즉 일정한 전압과 전류를 공급하는 역할까지 하고 있다. 그래서 병원 전체의 UPS가 있는 반면에 고가의 장비에는 개별적인 UPS를 가동시키고 있다.

아무리 잘 갖춰진 이중화 서버와 UPS만 있다고 데이터가 지속적으로 유지되는 것은 아니다. 화재, 지진 등으로 데이터는 손실이 될 수 있기 때문에 실시간으로 데이터를 이중 이상 백업을 하게 된다. 데이터가 획득서버에서 처리되어 저장장치에 저장할 때 압축비율에 따라 여러 경로로 전송을 하여 이중 이상 데이터를 백업하는 방법과 획득서버에서 처리 후 저장장치에 저장되어 있는 데이터를 백업서버를 통하여 다시 데이터를 백업하는 방법이 있다. 현재는 압축 비율에 따라 여러 경로로 전송하면서 이 데이터 중에 압축하지 않은 데이터를 백업서버에 바로 보내는 방식을 채택하고 있다.

2 저장장치(Storage)

1) 저장기간 및 용도에 따른 저장장치의 종류

기존 저장장치는 저장기간, 저장장치별로 구분을 하였다. 그 이유는 저장방법이 다변화 되어 있었으며, 저장장치의 가격이 고가이기 때문에 기간별로 압축률을 높여 그 용량을 줄이고자 했기 때문이다. 2000년 이전에는 "fetch"라고 하여 익일 외래 예약 환자의 진료를 위하여 기존 영상을 on-line으로 연결되어 있는 저장장치로 옮기는 작업도 시행하였으나, 저가의 저장장치가 나오고 기존에 사용하는 광디스크 가격이 하락하였기 때문에 이러한 작업과 구분은 큰 의미가 없어졌다.

① 단기저장장치(short-term storage) - on line
② 중기저장장치(mid-term storage) - on line
③ 장기저장장치(long-term storage) - on line
④ 백업저장장치(back up storage) - off line

단기저장장치는 검사 후 바로 영상을 조회 서비스를 하는 저장장치이다. 보통 2:1 또는 3:1 압축을 하며, raw data 사용하지 않는 3D 데이터 작업 시에도 이용을 하고 있다. 기존에는 RAID-5를 많이 사용하였다고 하나 현재는 그 자체 구분은 큰 의미가 없다. 저장기간은 병원마다 저장 공간과 용도에 따라 큰 차이를 보이며, 보통 1개월에서 3개월 내로 사용하고 있다.

중기저장장치의 기존 용도는 장기저장장치의 fetch 시 사용되는 용도였으나, 현재는 단기저장장치의 대용으로 사용하거나 아니면 사용하지 않는 경우가 대부분이다. 예를 들어 중기저장장치의 구성을 한다면 단기저장장치의 저장기간을 1개월로 줄이고 중기저장장치의 압축률을 5:1 또는 그 이상으로 높여 저장 기간을 3개월에서 1년으로 기간을 설정하여 그 활용도를 높일 수가 있다.

장기저장장치는 일정한 기간이 지난 데이터는 조회 횟수 및 빈도가 현저히 떨어지기 때문에 5:1 ~ 9:1의 높은 압축 후 데이터를 저장하는 장치이다. 장기저장장치는 영상 법적 보존기간이 5년 이상 보관을 하는 곳이며, 저장장치의 저가와 저장 공간의 증가로 인하여 현재 5년 이후의 데이터를 삭제한 병원은 없는 실정이다.

백업저장장치는 고장 또는 사고로 인하여 데이터를 복구하지 못하는 경우를 대비하기 위하여 off line으로 압축을 하지 않은 영상데이터나 파일, 데이터베이스 자료를 하드디스크 드라이브(HDD) 또는 그 외의 저장장치(DVD, MOD, CD 등)를 이용하여 저장한다. 원칙적으로 off line 상에서 하며, 서버 및 데이터 관리를 외부에서 하는 경우에는 실시간으로 원격 백업을 하는 경우도 있다.

2) 저장방법

(1) RAID(Redundant Array of Inexpensive Disk)

RAID는 말 그대로 값 싼 여분의 디스크를 이용하여 하나의 디스크로 구성하여 데이터를 읽고 쓰는 장치이며, 정확한 사전의 뜻으로는 데이터를 분할해서 복수의 자기 디스크 장치에 대해 병렬로 데이터를 읽는 장치 또는 읽는 방식이다. 1987년 캘리포니아 대학 버클리 분교의 패터슨, 깁슨, 카츠에 의해 발표돼 논문 "A Case for Redundant Arrays of Inexpensive Disks"에서 등장한 기술이며, 이 논문에서는 1~5단계로 제안된 자기 기억 장치의 새로운 기술과 SLED(single large expensive disk)와 비교하여 설명하였으며, 그 이후로 0, 6, 10수준 등의 방법이 있다. 여러 디스크를 병렬로 연결하여 사용하는 기법으로서 액세스 속도와 데이터 보존 신뢰가 우수할수록 높은 등급을 받는 5단계로 구분된다.

RAID의 기본 개념은 2개 이상의 하드디스크 드라이브로 구성할 때 동일한 데이터를 다른 디스크에 중복해서 저장함으로써 평균 무고장 시간(mean time between failures; mtbf)을 증가시켜 데이터의 무결성을 유지하기 위한 장치 구성이다. 이 개념으로 인하여 의료 및 과학분야의 중요한 데이터를 보관할 경우 많이 사용하게 되는 것이다.

① RAID - 0

RAID-0은 하드웨어 구성으로는 RAID 방식이지만 중복저장으로 데이터의 무결성을 유지하는 기본 개념에서는 맞지 않는다. 최소 2개 이상의 디스크를 이용하여 스트립을 저장하지만, 데이터를 중복해서 저장하지 않는 방식이다. 이 방식 가장 빠른 입/출력 성능을 보유하고 있고, 사용하는 디스크 용량을 모두 활용할 수 있는 장점이 있으나, 어느 한 디스크가 오류가 발생 시 복구할 수 있는 고장 대비 능력이 없다. 이 레벨은 스트립을 저장한다고 하여 striping level이라 부른다.

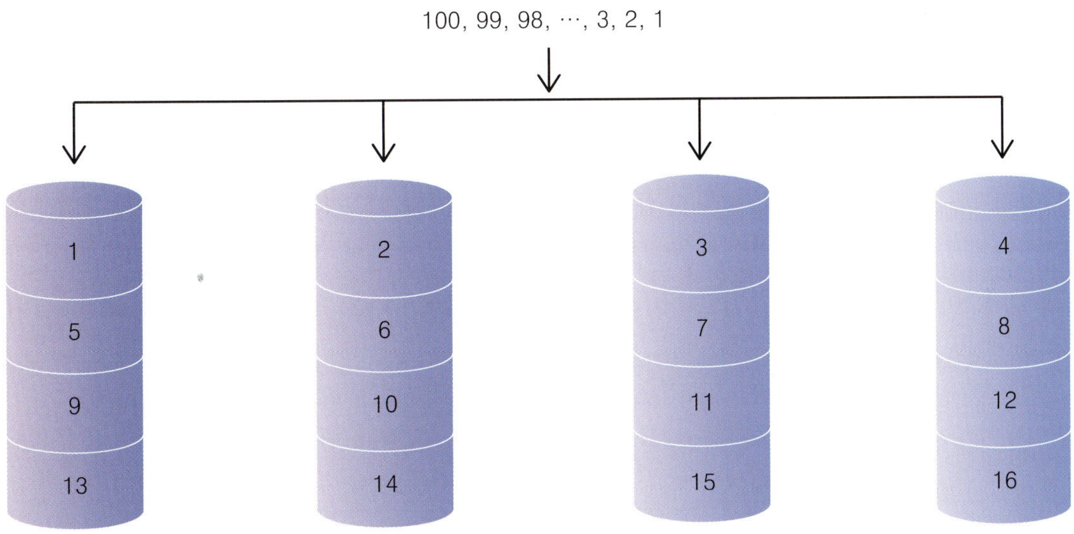

❙그림 4-3❙ RAID-0

② RAID - 1

RAID-0의 안정성에 대한 단점을 보완된 방식이다. 구성 방식은 RAID-0을 하드웨어적으로 동일하게 구성하여 구성된 디스크에 데이터를 중복 저장시키는 방식이다. 이 방식은 하나의 디스크에서 장애가 발생해도 다른 하나의 디스크를 통해 데이터를 접근하고 복구할 수 있도록 하였다. 이 방법은 일반적으로 OS가 설치되어 있는 서버 구성 시 필수적으로 구성하는 방법이다. 이 방법의 RAID-0과 비슷한 입/출력 성능을 보유하고, 높은 데이터의 안정성을 확보할 수 있으나, 전체 디스크 용량의 1/2만을 사용하기 때문에 성능 대비 고가이다. 이 레벨은 디스크를 중복 저장한다고 하여 data mirroring level이라 부른다.

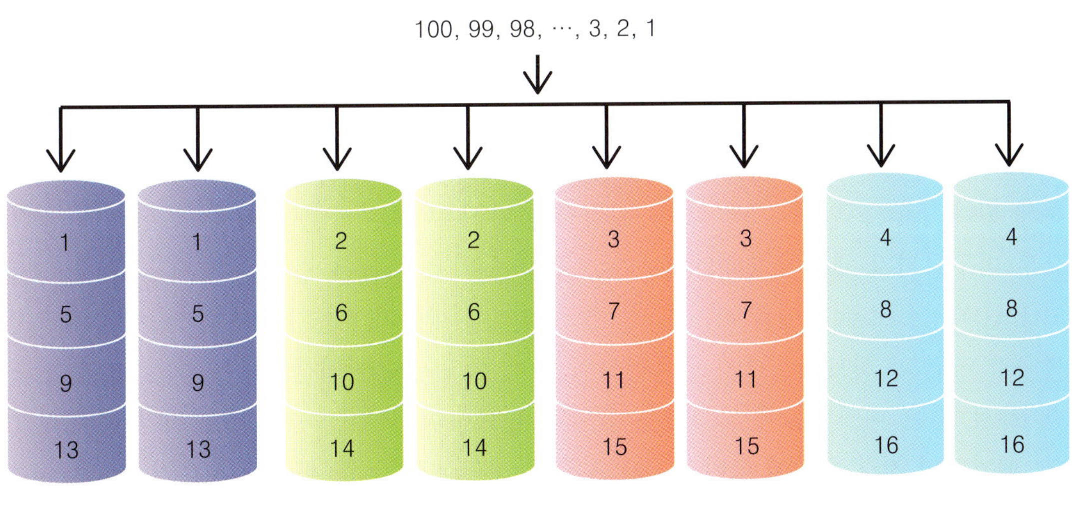

❙그림 4-4❙ RAID-1

③ RAID - 2

RAID-2 방식은 RAID-0 레벨과 비슷하지만 오류정정부호(ECC)를 기록하는 전용의 하드디스크 드라이브를 이용해서 안정성을 확보하고 있다. 이 레벨은 기록용 드라이브와 데이터 복구용 드라이브를 별도로 두는데 4개의 하드디스크를 기록하기 위해서는 3개의 디스크가 더 필요하므로 비효율적이고 구성 방식이 복잡하여 현재에는 거의 사용하지 않고 있다. 이 레벨은 비트 단위로 hamming code 적용한다고 하여 bits striping level이라고 부른다.

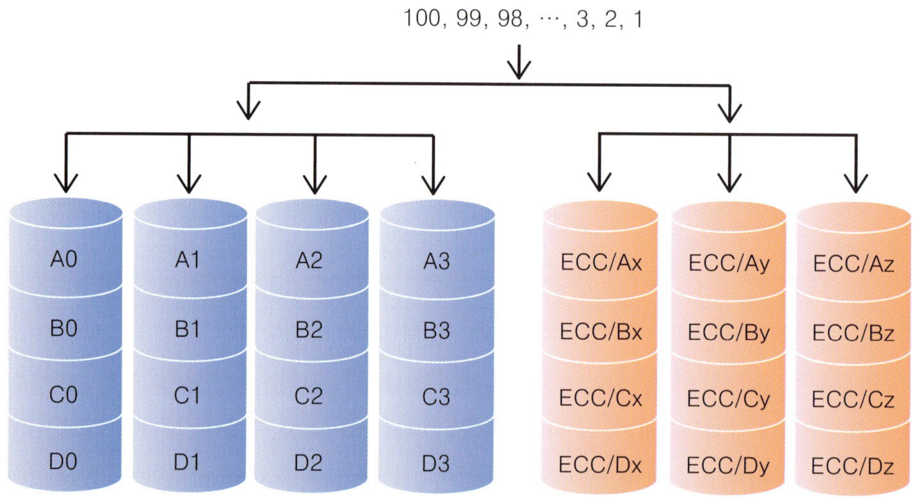

| 그림 4-5 | RAID-2

④ RAID - 3, 4

RAID-3, 4는 RAID-0, 1을 보완하기 위한 방식으로 구성방식은 큰 차이가 없다. 이 레벨들의 구성은 RAID-0의 striping을 구성하여 성능을 보완하고 디스크의 용량을 효율적으로 사용하기 위하여 에러 체크 및 수정을 하기 위하여 패리티(parity) 정보를 저장하기 위한 별도의 디스크를 두었다. RAID-3과 4는 데이터를 저장하는 방식에 따라 RAID-3은 Byte 단위로 데이터를 저장하고, RAID-4는 Block 단위로 데이터를 저장하게 된다. block 단위로 데이터를 저장하는 방식은 작은 파일을 읽을 때 한 번의 작업으로 이루어지기 때문에 RAID-3보다는 성능에서 조금 높은 장점을 가지고 있다. 그리고 RAID-3,4 모두 장애를 복구할 수 있는 패리티 비트가 해당 하드디스크 내에 있으면 복구가 어렵고, 하드디스크에 병목현상이 생겨 속도저하가 발생한다는 단점이 있다. 또한 RAID-3은 데이터를 동기화하는 작업이 필요하여, RAID-4를 더 많이 사용하고 있다. 데이터의 저장 방식에 따라 RAID-3은 bytes striping level이라 부르며, RAID-4는 blocks striping level이라고 부른다.

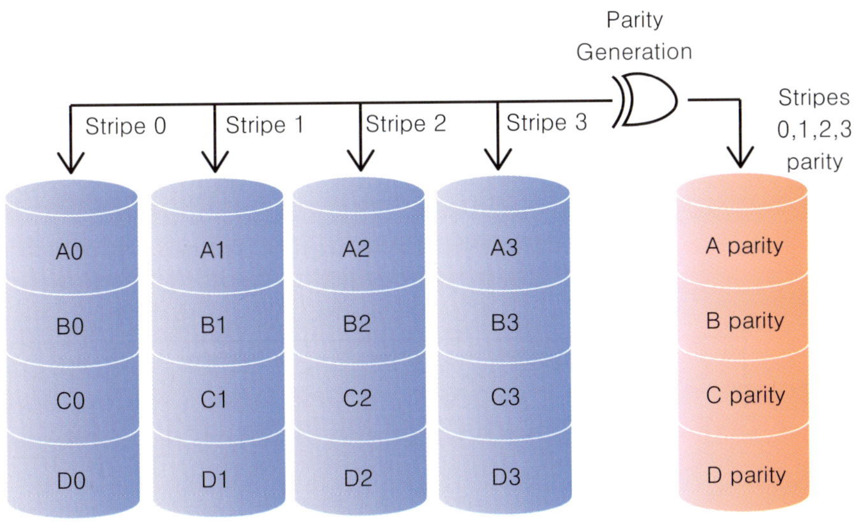

| 그림 4-6 | RAID-3

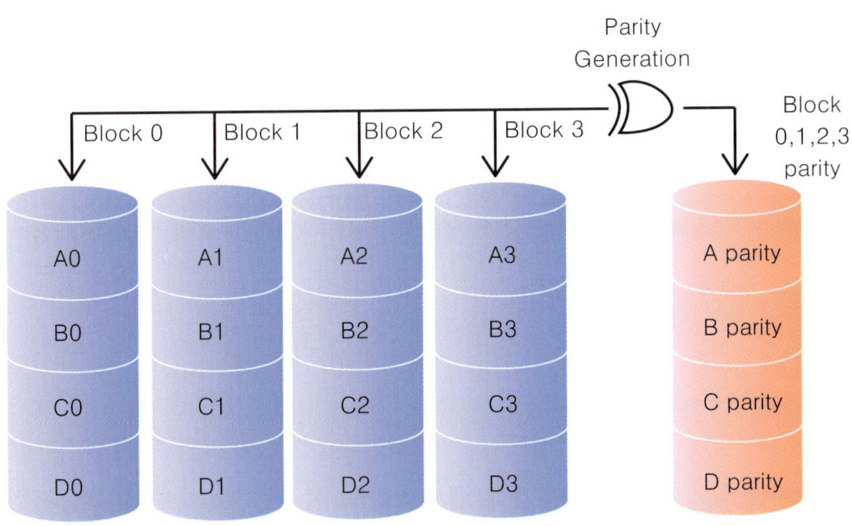

| 그림 4-7 | RAID-4

⑤ RAID - 5

RAID-5는 RAID-3,4의 단점을 보완한 방식이며, 패리티를 저장하는 별도의 하드디스크 드라이브 대신에 회전식 패리티를 이용하여 정보를 분산 저장한다. 이 구성 방식은 읽기에서 사방에 흩어져 있는 패리티 정보를 갱신하며 읽어야 하기 때문에 성능 저하가 있지만, 쓰기에서는 패리티 정보를 분산하여 쓰기 때문에 병목현상을 감소시킬 수 있다. 아래 특징들로 인하여 현재 서버와 워크스테이션의 저장장치 구성에서 가장 많이 사용되고 있다.

VI

① 회전식 패리티 어레이를 포함하고 있어 병목현상을 방지할 수 있다.
② 모든 읽기/쓰기가 중첩될 수 있다.
③ 패리티 정보는 저장하지만 데이터를 중복저장하지 않는다.
④ 쓰기 사용자보다 읽기 사용자가 많은 환경에 적합하다.

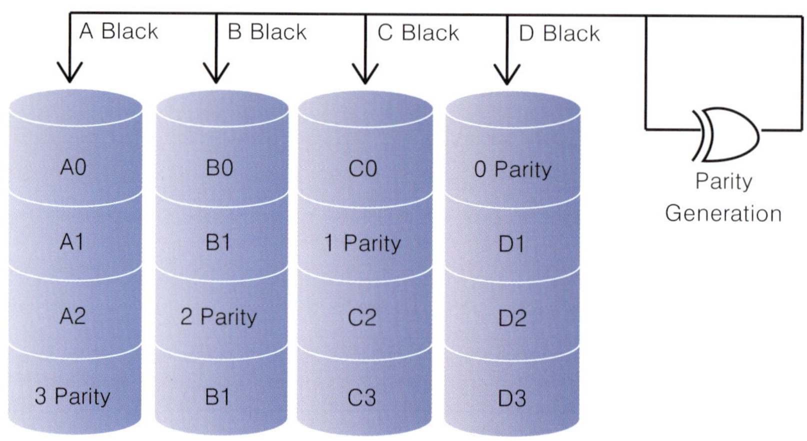

| 그림 4-8 | RAID-5

⑤ RAID - 6~9

RAID 6은 RAID-5보다 안정성을 높이기 위하여 2차 패리티 정보를 두어 2개의 하드 디스크 드라이브에서 동시에 장애가 발생되더라도 복구할 수 있도록 구성하였다. RAID-7, 8, 9는 사용빈도 및 조건이 한정되어 있어 포함시키지 않는다.

⑥ RAID - 1+0, 0+1

RAID의 단점을 보안하기 위하여 합쳐 놓은 방식이다. 보통 RAID-0과 1의 방법으로 구성하지만 RAID-5와 RAID-0,1과의 혼합 형태도 있다. RAID-1+0은 디스크가 6개가 필요하며, 구성은 2+2+2 상태에서 2+2는 데이터를 mirroring으로 구성 후 3개의 세트를 다시 striping 시키는 방법이다. 이렇게 하면 각 세트에서 디스크가 하나씩 장애가 생기더라도 복구가 가능하여 전체 데이터를 사용할 수 있다. 만약 3+3으로 구성한다면 1개의 장애만 처리가 되고 2개가 동시에 장애가 발생하면 복구를 할 수 없게 된다. RAID-0+1은 mirroring과 striping의 순서만 다를 뿐 성능에는 큰 차이가 없다.

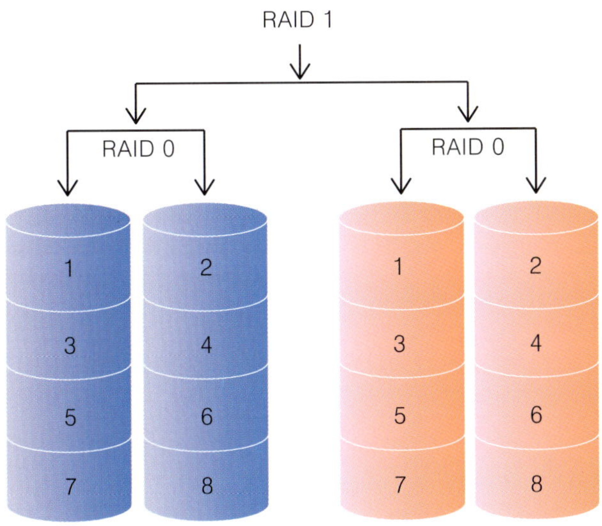

| 그림 4-9 | RAID-0+1

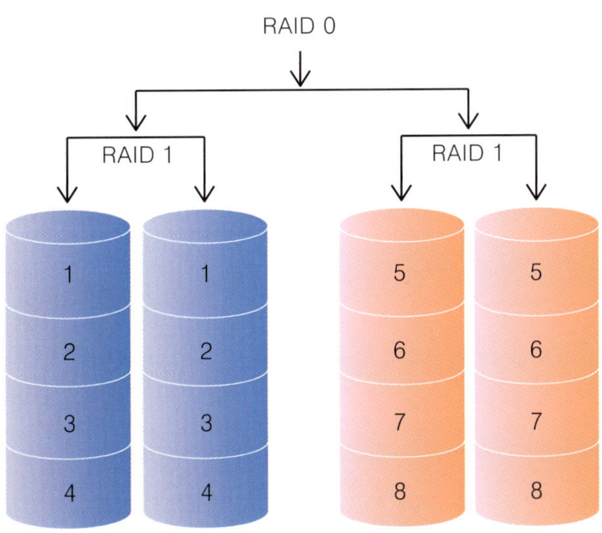

| 그림 4-10 | RAID-1+0

(2) 직접 연결 저장장치(Direct Attached Storage; DAS)

DAS는 하드디스크와 같은 저장장치에 HBA(host bus adapter), 즉 서버에 직접 연결되어 있는 구성방식이며, 서버가 스토리지를 포함하고 있어 server enclosed storage(SES)라고도 한다. DAS는 서버에 로컬 디스크와 같이 버스로 연결되어 직접 데이터를 쓰기 때문에 연결의 안정성이 높고, 고유의 연결 통로를 확보되기 때문에 독립적인 업무 수행에 유리하며, 보안성에 뛰어나다. 그리고 구조상 채널 방식이 갖는 좁은 대역폭과 고립성의 한계 때문에 해당 호스트 서버에 장애가 발생할 경우 데이터 접근을 차단되는 단점이 있다. 또한 서버가 스토리지를 포함하고 있기 때문에 스토리지의 확장 시 서버도 같이 확장해야하는 비용적인 부담이 있으며, 관리적인 측면에서도 개별적으로 관리를 하기 때문에 노력과 인력이 가중되어 영상보안 및 보관 산업에는 별로 사용하지 않는다.

DAS의 특징을 정리하면 다음과 같다.

① 서버가 스토리지를 포함하고 있다.
② 해당 스토리지에 데이터를 읽기 위해서는 해당 서버를 통해야 한다.
(좁은 대역폭, 고립성의 한계)
③ 해당 서버의 장애 시 데이터 접근이 차단된다.
④ 병목현상이 발생될 수 있다.
⑤ 스토리지 확장 시 Server도 확장하여야 한다.
⑥ 안정성과 보안성에 뛰어나다.

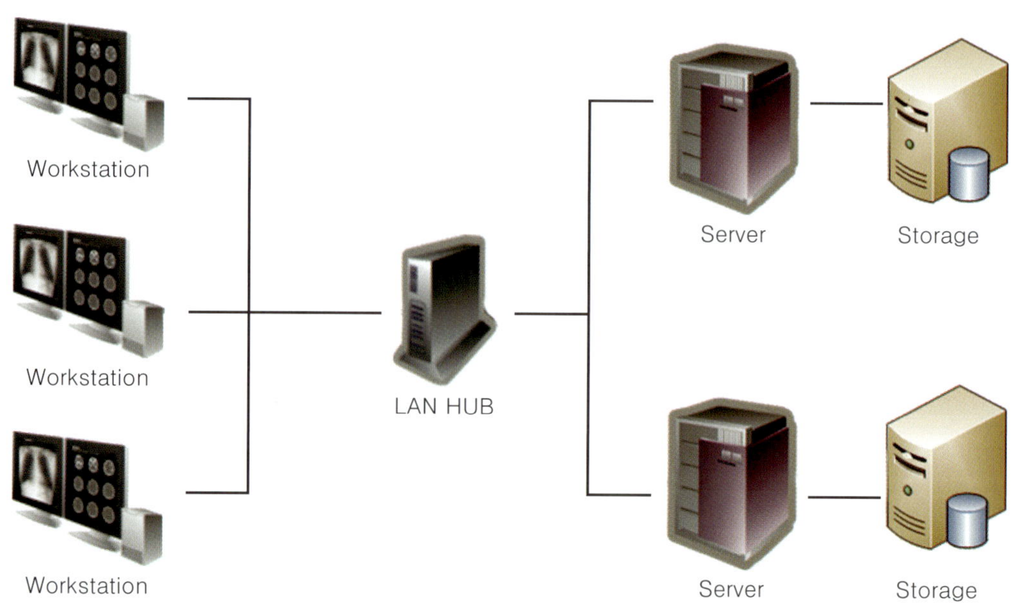

그림 4-11 DAS(SES)

(3) 네트워크 결합 저장장치(Network Attached Storage; NAS)

NAS는 스토리지가 서버를 포함하고 있는 형태로, 컴퓨터 네트워크에 연결된 파일 수준의 컴퓨터 기억장치이며, 서로 다른 네트워크의 클라이언트에 데이터 접근 권한을 제공한다. 장치 자체에 운영체제와 네트워크 설정 장치를 가지고 있어 네트워크상의 파일 서버처럼 작동하게 되며, 설치가 용이하고, 별도의 운영체제를 필요치 않고, 관리하기 쉽다. 또한 확장 시 스토리지만 네트워크에 직접 연결만 해주면 되므로 확장성이 뛰어나다. 하지만 네트워크 프로토콜을 기반으로 하기 때문에 오버헤드가 커져 효율성이 떨어지는 단점이 있다.

NAS는 대용량의 저장장치를 필요로 하는 PACS 구축 시 많이 사용하고 있으며, PC방, 백업장치 등으로도 활용도가 높다.

NAS의 특징을 정리하면 다음과 같다.

① 스토리지가 서버를 포함하고 있다.
② 별도의 운영체계가 필요하지 않다.
③ 스토리지 확장성이 뛰어나다.
④ 네트워크상 파일서버처럼 작동한다.
⑤ 유지보수 및 관리가 용이하다.
⑥ 네트워크 프로토콜을 기반으로 하기 때문에 오버헤드가 크다.

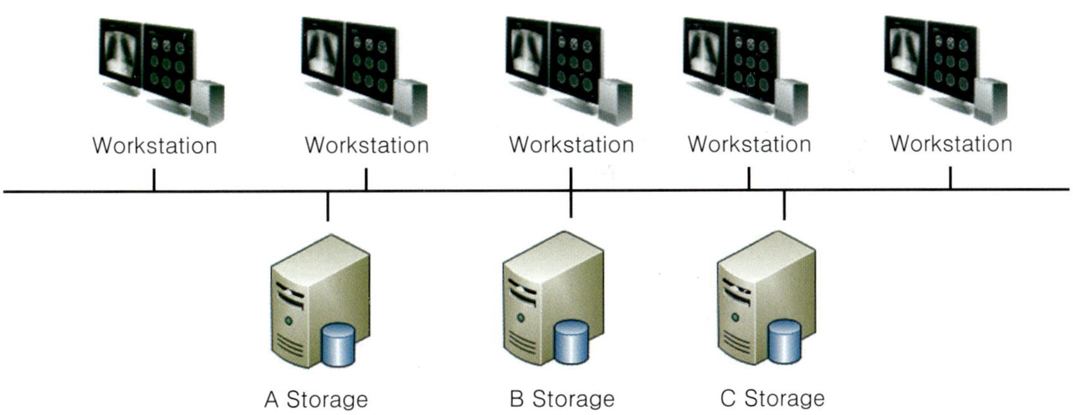

❙그림 4-12❙ NAS

VI

(4) 네트워크 연결 저장장치(Storage Area Network; SAN)

네트워크 연결 저장장치 또는 스토리지 전용 네트워크라고 불리는 SAN은 컴퓨터 간을 연결하는 LAN과는 달리 하드디스크 드라이브 등의 외부 기억장치들은 고속으로 연결된 통신망이다. SAN은 DAS에서 스토리지 당, 서버 당 접속자의 증가와 관리 비용 절감의 목적으로 네트워크 채널의 개념을 도입한 것이다. SAN의 표준화 단체인 SNIA(storage networking industry association)에서는 "SAN 이란 호스트 컴퓨터의 종류에 구애받지 않고 별도의 연결된 저장장치 사이에 대용량의 데이터를 전송시킬 수 있는 고속네트워크"라고 정의하고 있다. 이 고속네트워크라 불리는 가장 큰 것은 과부하가 걸린 서버의 데이터량을 관리하여 다른 가장 빠른 서버로 옮길 수 있도록 전송로를 찾아주는 정교한 소프트웨어인 스토리지 아키텍쳐(storage architecture)이다.

SAN의 특징을 정리하면 다음과 같다.

① 서버와 저장장치를 분리하여 서버는 분산시키고 저장장치는 집중시킨다.
② 고속네트워크라 한다.
③ 전송로를 찾아주는 정교한 소프트웨어인 스토리지 아키텍쳐가 있다.
④ 다른 환경 네트워크 시스템에서의 접근이 용이하다.
⑤ 스토리지 구성의 변경, 확장 등이 용이하다.
⑥ 별도의 하드웨어와 소프트웨어가 필요하므로 구축비용이 많이 든다.

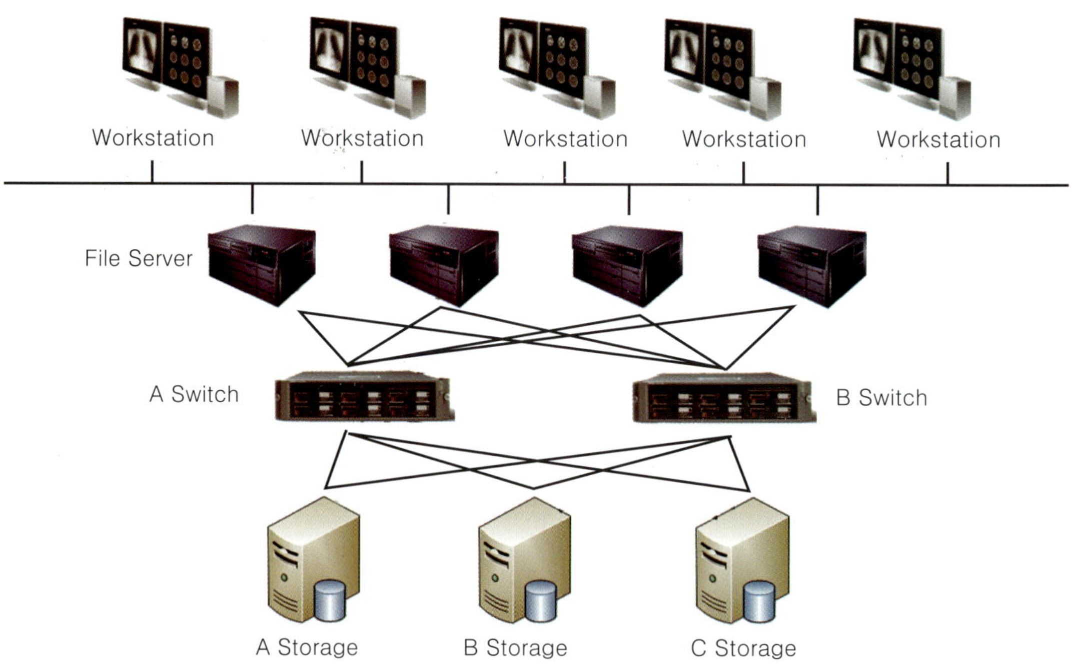

| 그림 4-13 | SAN

최근의 저장장치에서 찾아볼 수 있는 대부분의 기능들은 해당 저장장치가 서버에 직접 연결되어 있는지(DAS), 또는 네트워크를 통해 연결되어 있는지(SAN and NAS)에 전혀 영향을 받지 않도록 구현되어 있다. 만약 DAS에서 직접 동시에 접속할 수 있는 여러 개의 인터페이스(또는 포트)만 지원한다면, DAS 또한 다수의 컴퓨터에서 공유해서 사용할 수도 있으며, 이러한 방식은 컴퓨터 클러스터에서 사용할 수 있다. 사실 대부분의 SAN 또는 NAS 와 같은 저장장치 또한 데이터 네트워크 연결을 끊어버리고, 컴퓨터에 케이블을 통해 직접 연결하는 방식으로 쉽게 DAS 장비로 사용할 수 있다. 좀 더 발전된 DAS 디바이스 들은 여분의 컨트롤러, 여분의 쿨링, 그리고 RAID로 알려져 있는 저장장치 고장 방지 패턴 등과 같은 방법을 통해 SAN 또는 NAS와 마찬 가지의 고장 방지 능력(fault tolerance)을 갖추기도 한다. 몇몇의 DAS 시스템은 기본적인 DAS 디바이스가 가지고 있지 않은 특별한 기능이 있는데, 이는 서버의 호스트 버스 아답터에서 처리되는 RAID 프로세싱을 대신하는 임베디드 디스크 컨트롤러를 제공하는 것이다. 또한 DAS는 고속의 데이터 전송과 접근을 유지하면서도 SAN 또는 NAS와 마찬가지로 저장장치의 용량을 확장할 수 있다.

(5) LTO(Linear Tape Open)

LTO는 HP, IBM 및 seagate의 공동으로 개발된 개방형 백업 테이프 포맷 시스템이며, 데이터의 고속 입출력과 대용량을 저장을 제공한다. 2000년 IBM에서 최초로 LTO 제품을 발표하였는데 그 당시 가장 문제가 된 점은 표준화의 부재였으나, LTO가 생산되면서 개방형 테이프 포맷 방식의 표준이 되었다. LTO 기술은 크게 대용량을 위한 울트리움(ultrium) 테이프 포맷 방식과 고속 액세스를 위한 액셀리스(accelis) 테이프 포맷 방식으로 구성되어 있다. 울트리움 테이프 포맷 방식은 고용량을 위하여 안정성을 바탕으로 최적화된 LTO 기술로서 특히 저장이나 백업을 위한 기록 업무를 위해 저장용량을 극대화시키는 방법이며, 단일 릴 폭이 1/2 inch인 테이프를 사용하는 것이 특징이다. 액셀리스 테이프 포맷 방식은 고속 액세스를 위한 최적화된 LTO 기술로 액세스 시간을 최소화하기 위하여 테이프 중앙 지점에 로드됨으로써 온라인 검색 기능 등을 위해 고속의 입출력을 제공할 수 있으며, 두 개의 릴이 달린 카트리지 상에서 8mm 폭의 테이프를 사용한다.

LTO의 특징을 정리하면 다음과 같다.

① 개방형 포맷을 지향한 고용량, 고속의 테이프 포맷 기술이다.
② 고용량을 위한 최적화된 LTO 기술은 울트리움 테이프 포맷이다.
③ 고속 액세스를 위한 최적화된 LTO 기술은 액셀리스 테이프 포맷이다.
④ DLT 장비의 큰 단점인 리더루프의 문제점을 해결한 것이다.

Chapter 5 NETWORK

학습목표

- Network의 기본개념에 대하여 이해한다.
- Network의 다양한 형태에 대하여 설명할 수 있다.
- Network의 접속장치의 종류에 대하여 설명할 수 있다.
- Network의 통신방식에 대하여 설명할 수 있다.
- OSI 참조 모델의 기본개념에 대하여 이해한다.
- TCP/IP의 기본개념에 대하여 설명할 수 있다.

Chapter 05

NETWORK

1 Network의 이해(정의)

네트워크(network)란 컴퓨터를 활용한 정보통신의 한 형태로 연결을 통해 자원을 공유하는 것이다. 흔히 네트워크라 하면 한 사무실에서 컴퓨터와 프린터, 스캐너 등의 주변장치를 연결하거나 데이터를 공유하는 형태를 생각한다. 과학 기술이 발전하면서 정보의 형태도 사람이 이해할 수 있는 아날로그 형태와 컴퓨터가 이해할 수 있는 디지털 형태로 다양해졌다. 이러한 디지털 형태의 정보를 처리하기 위해 컴퓨터 통신이 발전하게 되었고 컴퓨터 통신의 발전으로 자원과 정보를 공유하고 싶어하는 욕구가 네트워크 출현의 기반이 되었다.

우리가 네트워크를 하는 이유는 자원과 정보의 공유 때문이다. 그렇다고 마냥 연결만 하는 것은 네트워크가 되지 않는다. 서로 연결된 장비들끼리 정보를 주고받을 수 있어야 한다. 즉 서로 대화가 가능해야만 한다. 그래서 네트워크란 '네트워크를 구성하는 장치들을 서로 연결하여 의사소통이 가능하도록 해주는 것' 이다.

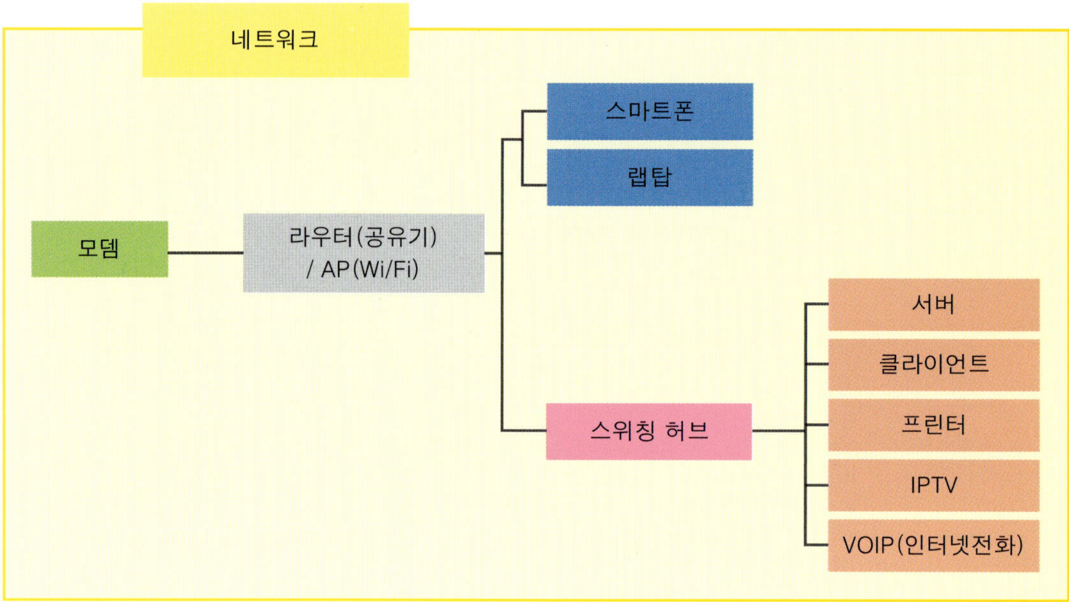

| 그림 5-1 | 네트워크 물리적 구성

2 Network의 장점 및 단점

1) Network의 장점

(1) 데이터의 공유

네트워크 사용자들이 접근할 수 있는 공동의 장치(server)와 클라이언트 또는 클라이언트와 클라이언트가 서로 자원과 정보를 공유할 수 있다.

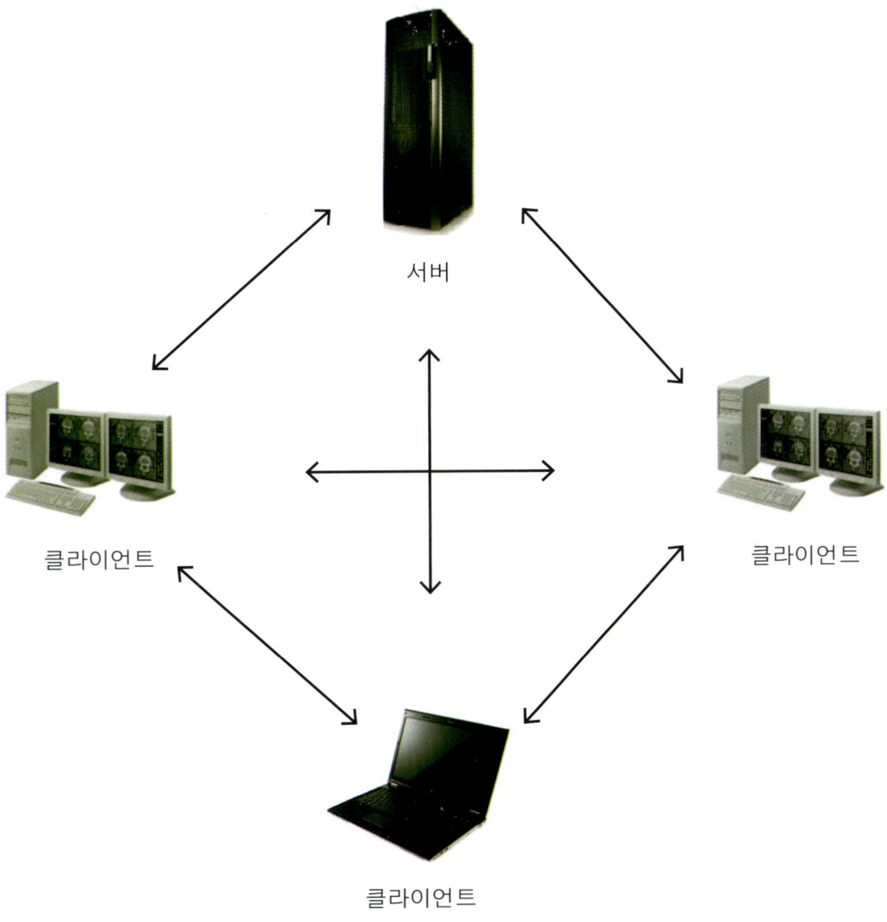

| 그림 5-2 | 네트워크를 통한 상호 데이터 공유

(2) 주변 장치의 공유

최근 들어 주변 장치들의 가격이 많이 내렸지만, 같은 병원이나 한 사무실에서 주변장치들을 따로 사용하는 것은 경제적 측면에서 효율성이 떨어진다. 그래서 하나의 주변 장치를 네트워크로 연결하여 자원과 정보를 공유하면 운용 및 소모품에 들어가는 비용을 효과적으로 관리할 수 있다.

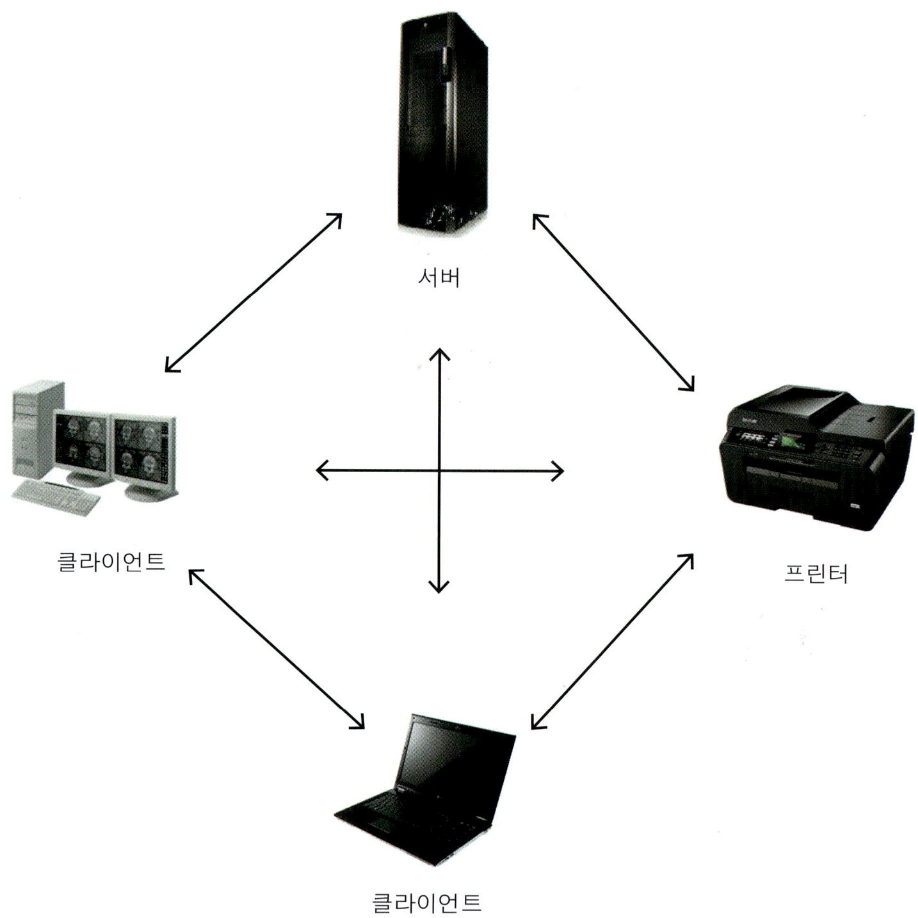

Ⅰ그림 5-3Ⅰ 네트워크를 통한 주변장치 공유

(3) 관리가 용이하다

네트워크 사용자들이 접근할 수 있는 공동의 장치(server) 중 하나 하나에 데이터를 저장하거나 백업을 할 수 있어 통제 관리가 용이 하다.

2) Network의 단점

(1) 비용

네트워크는 소규모에서는 비용이 적지만 대규모의 네트워크 구성 시에는 많은 초기 투자 비용이 발생한다. 또한 유지 보수비용도 적지는 않다.

(2) 보안

① 허가되지 않은 클라이언트의 무단 접근의 위험성이 있다.
② 네트워크의 일부 클라이언트의 시스템에서 바이러스에 감염되면 전체 네트워크로의 확산이 쉽다.

(3) 과부하

네트워크로 연결된 클라이언트들이 동시 다발적으로 자원과 정보를 공유할 때 사양이 낮은 클라이언트가 접속될 경우 일시적으로 전체적인 통신 속도가 저하될 수 있다.

V

3 Network 전송매체

전송매체는 송신기와 수신기 사이를 상호 연결하는 물리적인 전송로를 말한다. 전송매체는 유도형 매체(유선 전송매체)와 비유도형 매체(무선 전송매체)로 나눌 수 있다. 유도형 매체는 일정한 기하하적 형태를 갖는 통로의 매질을 사용하는 것으로 꼬임선, 동축 케이블, 광섬유 케이블 등이 있다. 비유도형 매체는 기하학적인 형태를 갖지 않는 통로의 매질을 사용하는 것으로 진공, 해수, 공기 등을 이용한 전자기파, 음파 등이 있다.

1) 유도형(Guided)매체-유선 전송매체

(1) 꼬임선(Twisted pair)

꼬임선에는 UTP(unshielded twisted pair) cable, STP(shielded twisted pair) cable, FTP(foiled twisted pair) cable 세 종류가 있다. 꼬임선은 외부 신호의 간섭을 최소화하기 위해서 금속 망으로 전선을 감싸는데 차폐보호망의 사용 여부에 따라 위 세 종류로 구분되어진다. 차폐 보호망을 사용하는 이유는 전자기의 간섭으로부터 데이터를 보호하고 반대로 다른 기기에 영향을 주는 것을 방지하기 위함이다. 외부 전자파의 간섭으로부터 데이터를

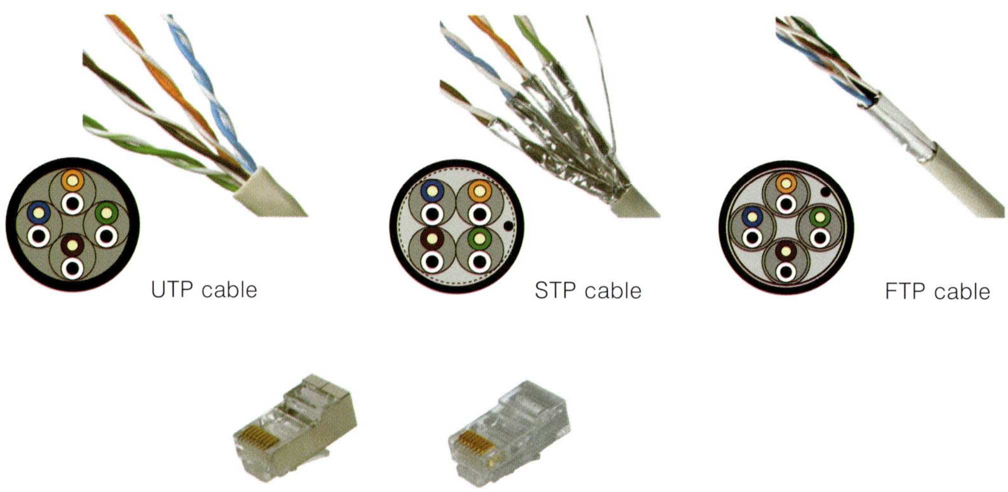

| 그림 5-4 | cable 및 plug

보호하는 효과는 STP-FTP-UTP 순으로 간섭의 영향을 덜 받는다. 이 중에서도 우리가 가장 많이 사용하는 케이블은 UTP 케이블이다.

LAN 케이블 제작 방법

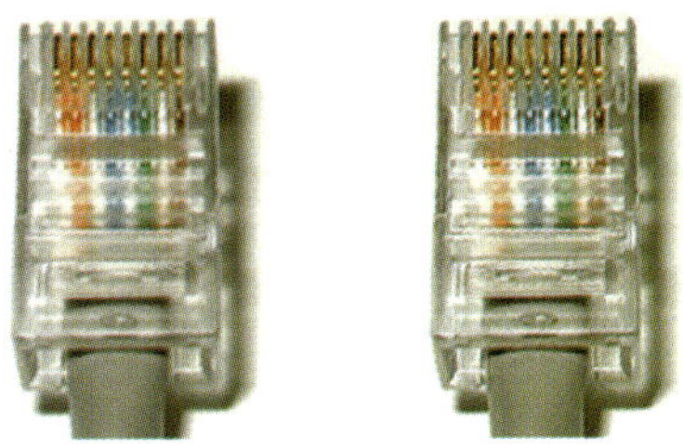

다이렉트 케이블의 제작방법

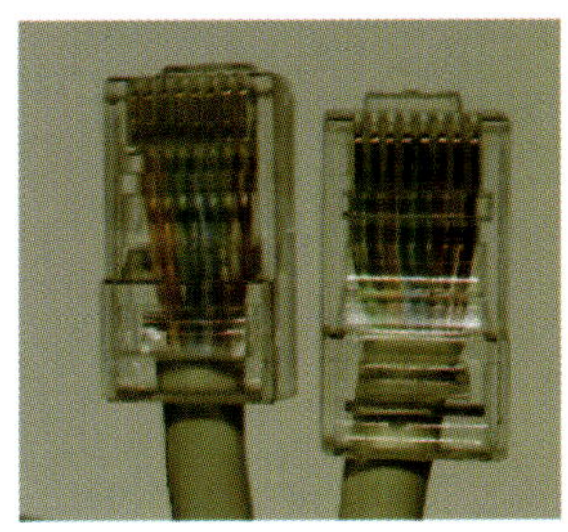

크로스 케이블의 제작방법

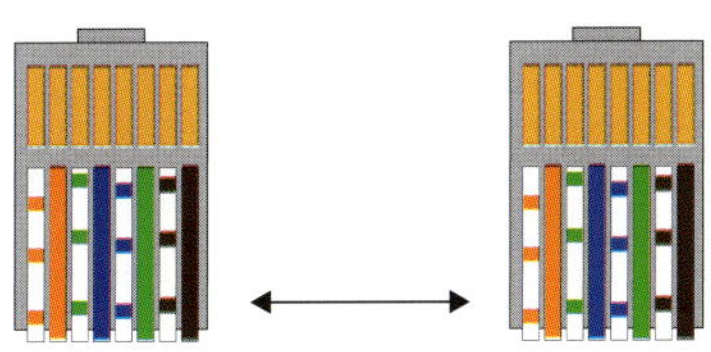

다이렉트케이블은 위 그림을 참고하여 양쪽 콘넥터 모두를 (백황, 황, 백녹, 청, 백청, 녹, 백갈, 갈)로 연결한다.

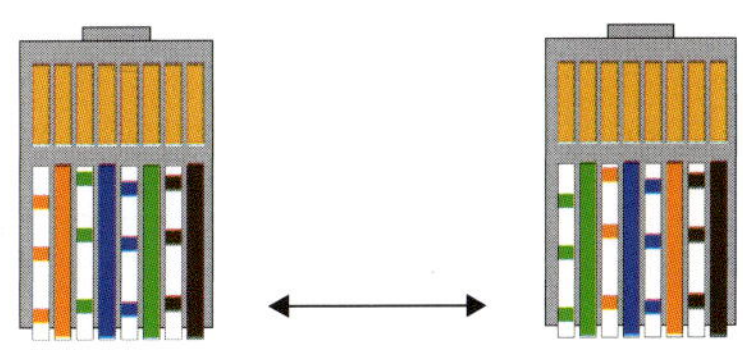

크로스케이블은 위 그림을 참고하여 한쪽 콘넥터를 (백황, 황, 백녹, 청, 백청, 녹, 백갈, 갈)로 연결하고 반대쪽은 (백녹, 녹, 백황, 청, 백청, 황, 백갈, 갈)로 연결한다.

위 LAN 케이블은 T568B규격의 배열이면서 기본배열이다.
LAN 케이블은 8개의 구리선으로 구성되며, 이 선들을 어떻게 배열하느냐에 따라서 두 가지의 분류된다.
다이렉트 배열인 **T568B** 규격과, 크로스 배열인 **T568A** 규격이 있다.
크로스 배열인 **T568A**는 과거 HUB : HUB를 연결할 때 사용하였으나 현재 나온 허브제품은 대부분 다이랙트를 지원하기 때문에 PC : PC를 직접 연결할 때만 사용된다.
배열은 양쪽 중 한쪽만 크로스로 구성한다.

| 표 5-1 | 규격에 따른 케이블 분류

규 격	최대 주파수	주요 용도
카테고리1	–	전화선
카테고리2	1MHz	저속의 데이터 통신용 케이블
카테고리3	16MHz	이더넷(10 BASE-T) 고속 이더넷(100 BASE-T2.T4) 1000VG – AnyLAN 토큰 링(4Mbps)
카테고리4	20MHz	카테고리 3까지의 용도 토큰 링(16Mbps) ATM(25Mbps)
카테고리5	100MHz	카테고리 4까지의 용도 고속 이더넷(100 BASE-TX) ATM(156Mbps) CDDI
카테고리5e (확장 카테고리5)	100MHz	카테고리 5까지의 용동 기가비트 이더넷(1000BASE-T)
카테고리6	250MHz	카테고리 5e까지의 용도 ATM(622Mbps) ATM(1.2Gbps)
카테고리7	600MHz	10GBASE-T Ethernet

(2) 동축 케이블(Coaxial cable)

동축 케이블은 TV 전파 등 고주파 통신용에 사용되는 케이블로, 내부 도체와 외부 도체가 동축형으로 배치되어 있는 것을 말한다. 동축 케이블은 외부 전파로부터의 간섭을 최소화하기 두 개의 전도체와 하나의 절연체로 구성되는데 전도체는 케이블 가운데 있는 와이어하고, 다른 하나는 와이어를 감싸는 차폐용 그물망이다. 절연체는 이들 중간에 있다.

동축 케이블은 꼬임선보다 간섭현상이 적고 데이터 전송이 빨라 CATV, 유선방송, 근거리 통신망 등에 이용된다.

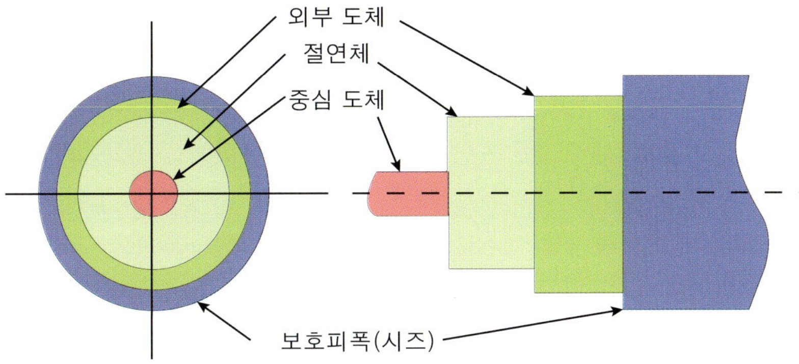

동축케이블 단면도

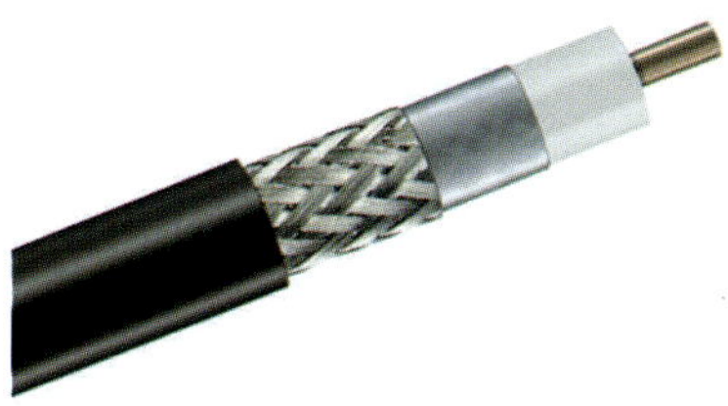

동축케이블을 탈피한 모습

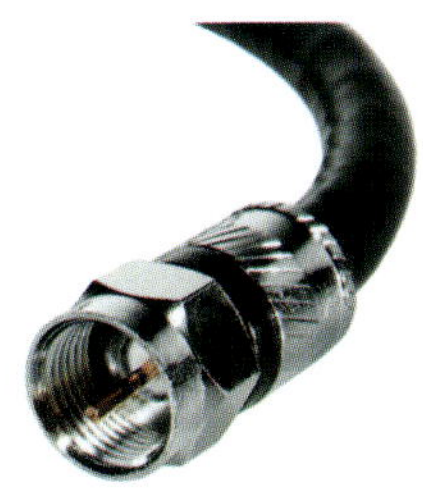

커넥터 체결 후 모습

| 그림 5-5 | 동축케이블

(3) 광섬유 케이블(Optical fiber cable)

광섬유 케이블은 중앙에 광신호가 지나가는 코어가 있고 코어 주위에는 클래딩이라는 반사층이 둘러싸여 있으며 그 반사층은 보호용 외피인 자켓이 감싸고 있는 구조로 이루어져 있다.

광섬유케이블은 넓은 주파수 대역폭을 갖고 외부 간섭에 전혀 영향을 받지 않으며 오류율 또한 낮아 전송 매체 중에서 전송성능이 가장 우수하다.

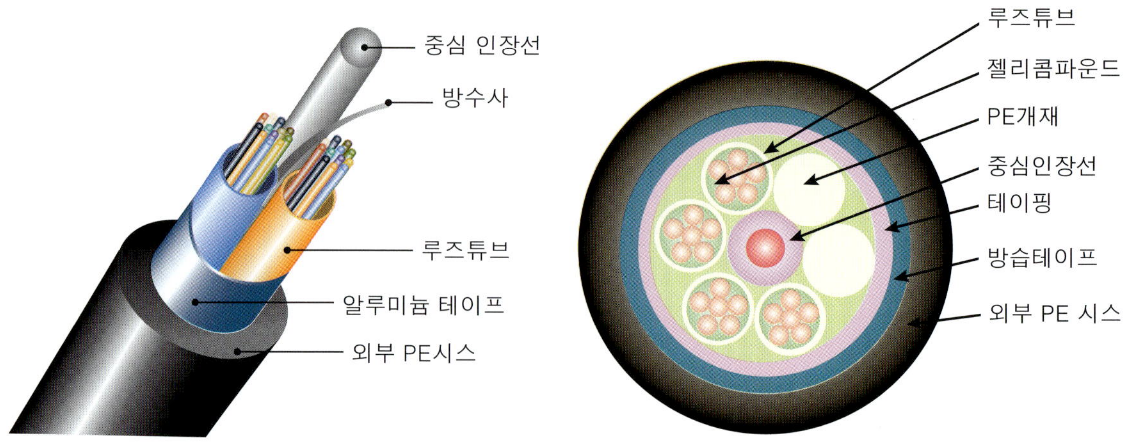

a. 외부용 광케이블

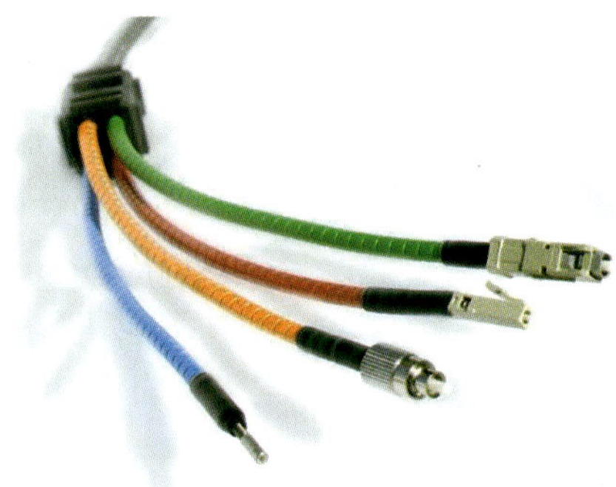

b. 내부용 광케이블

| 그림 5-6 | 광섬유케이블

2) 비유도형(non-guided)매체 - 무선 전송매체

(1) 라디오파

라디오파는 파장이 몇 m에서 수천 km에 이르는 전자기파로 주파수는 수백 Hz에서 수백만 Hz에 해당된다. 라디오파는 다른 곳에 흡수되지 않고 잘 반사되어 진공 상태나 대기를 통과 할 수 있고 지표면의 곡면을 통하여 멀리까지 갈 수 있어 데이터 전송에 유용하다.

라디오파는 AM과 FM으로 분류할 수 있다. AM(진폭 변조)은 신호의 강약을 조절하여 정보를 보내는 방법이고 FM(주파수 변조)은 주파수를 변조하여 정보를 보내는 방법이다.

또한 라디오파는 파장에 따라 크게 장파, 중파, 단파로 나누어지고 종류에 따라 다르게 사용된다.

(2) 마이크로파(Microwave)

마이크로파는 주파수가 300MHz ~ 300GHz 또는 1GHz ~ 30GHz인 극초단파, 종전에는 극초단파에 속하는 것을 일괄해서 마이크로파라고 불렀는데, 현재는 데시미터파(UHF), 센티미터파 (SHF), 밀리미터파(EHF)의 총칭을 말한다. 1GHz 이상의 무선 전송, 접시 모양의 안테나를 사용하여 떨어져 있는 두 지점 사이에 TV 영상과 음성을 전송하기 위해 사용된다. 주파수 대역이 넓기 때문에 다량의 정보를 단시간에 전송할 수 있고 또 파라볼라(parabola) 안테나로 전파의 지향성을 높여 효율적인 송·수신을 할 수 있으므로 전화나 단거리 통신, 레이더, 다중통신, TV의 다중화 신호 중계에서 사용되고 있다. 마이크로파는 지상 마이크로파와 위성 마이크로파로 분류되어진다. 지상 마이크로파는 케이블을 이용하여 유선 통신 선로를 설치하기 힘든 지역에서 주로 사용한다. 위성 마이크로파는 인공위성을 이용하여 지상의 여러 기지국을 연결해서 높은 주파수를 사용하기 때문에 전송 대역폭이 넓고 대용량의 고품질 통신을 할 수 있다.

| 표 5-2 | 주파수 대역

대역기호	대 역 명	대역번호	주파수대역	파 장	주요용도
ELF	초저주파		20~300 Hz		
VF	음 성		300~3000 Hz		음성대역
VLF	초 장 파	4	3~30 kHz		선박
LF	장 파	5	300~300 kHz	10~1 km	항해용
MF	중 파	6	300~3000 kHz	1,000~100 m	항공, AM방송
HF	단 파	7	3~30 MHz	100~10 m	단파방송, HAM
VHF	초 단 파	8	30~300 MHz	10~1 m	TV, FM방송
UHF	극초단파	9	300~3000 MHz	1~0.1 m	마이크로파 (TV방송, 이동전화)
SHF	센티미터파	10	3~30 GHz	10 ~1 cm	마이크로파 (위성통신)
EHF	밀 리 파	11	30~300 GHz	10~1 mm	미사일, 우주통신
THF	서브밀리파	12	300~3000 GHz	1~0.1 mm	

4 Network 장비(접속 장치)

네트워크 장비는 근거리 통신망(LAN)과 광역 통신망(WAN)에서 접속장치를 통해 각 노드들을 연결하여 네트워크를 구성하는 하드웨어를 말한다. 이러한 장비들은 사용하는 목적과 사용하는 프로토콜, 토폴로지 등을 고려해서 선택해야한다. 우리가 사용하는 네트워크 장비들은 주로 일반적으로 LAN 구성 시에 내부 네트워크에서 사용하는 허브, 스위치, 중계기(AP), 라우터, 게이트웨이 등을 말한다. 또한 네트워크 장비들은 OSI 7 layer에 의해서도 각 계층별로 구분되어진다.

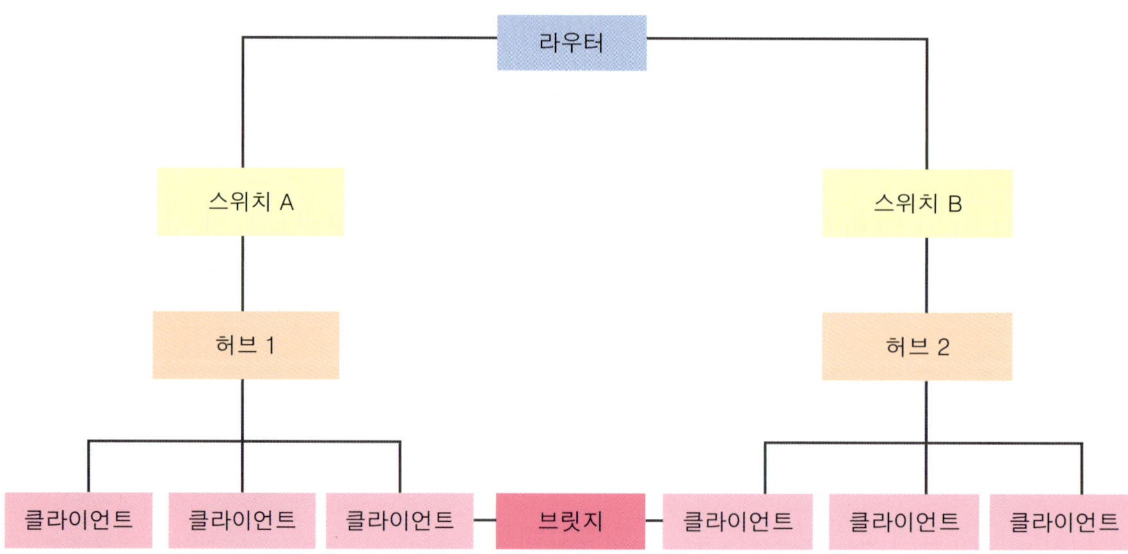

| 그림 5-7 | 네트워크 장치로 구성된 네트워크

1) NIC(network interface card) - LAN 카드

우리가 알고 있는 LAN 카드가 NIC라고 불리고 있다. NIC는 네트워크 구성 시 컴퓨터에 설치하는 장치로 LAN에 연결지점을 제공한다. LAN 카드는 네트워킹 구성방식에 따라 이더넷용 LAN 카드, 토큰링 LAN 카드, FDDI, ATM용으로 구분되어지고 환경에 맞는 LAN 카드를 사용해야 올바른 네트워크를 구성할 수 있다. 네트워크에 연결되는 물리적 장치에는 반드시 하나 이상의 LAN카드가 있어야 한다. 각 LAN카드에는 주민등록번호처럼 고유의 식별 코드가 있는데 그 코드를 MAC 주소(media access control address)라고 한다. MAC 주소는 전 세계에서 유일하게 내 컴퓨터만의 갖는 물리적 주소이다.

시작-실행-명령어(cmd)-도스모드에서 명령어 "ipconfig /all"을 입력하면 physical address로 보이는 주소가 바로 내 컴퓨터의 MAC 주소이다. MAC 주소는 48비트의 이진수로 이루어진 물리적 주소이지만 이진수로 표현하면 너무 길고 복잡하여 16진수로 표시하게 된다. MAC 주소의 앞 24비트는 LAN 카드 제조사를 의미하고 뒤의 24비트는 내 컴퓨터만이 갖고 있는 고유번호가 된다.

제조사에 의해 만들어진 랜 카드의 물리적 주소인 MAC 주소는 네트워크의 통신을 하는데 아주 중요한 역할을 한다.

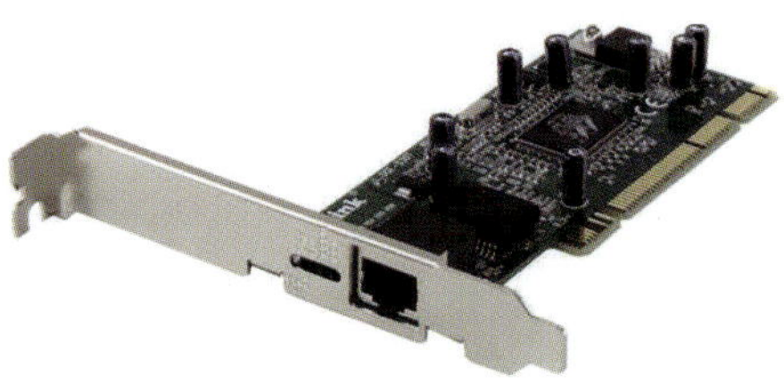

UTP 랜카드

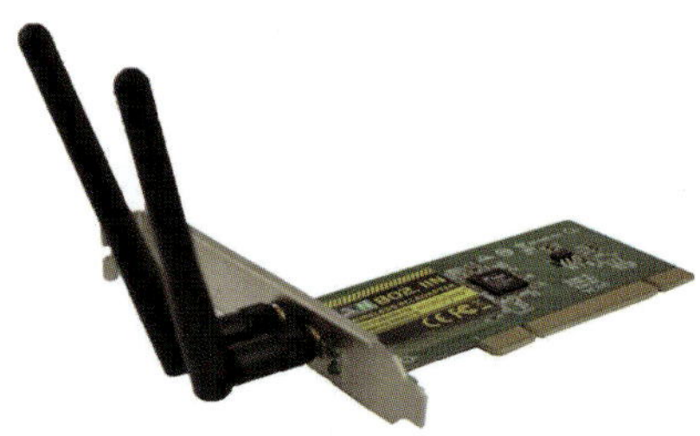

PCI타입 무선 랜카드

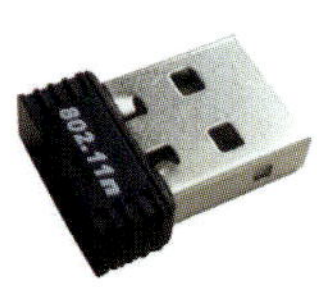

USB타입 무선 랜카드

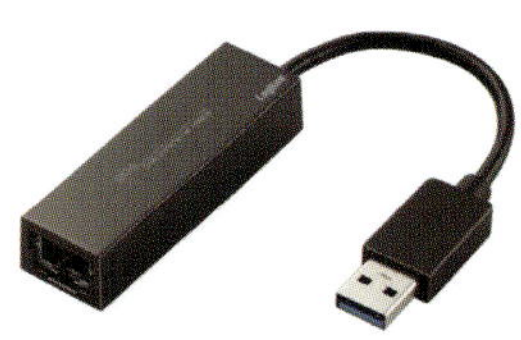

USB타입 유선 랜카드

| 그림 5-8 | 랜카드의 종류와 인터페이스

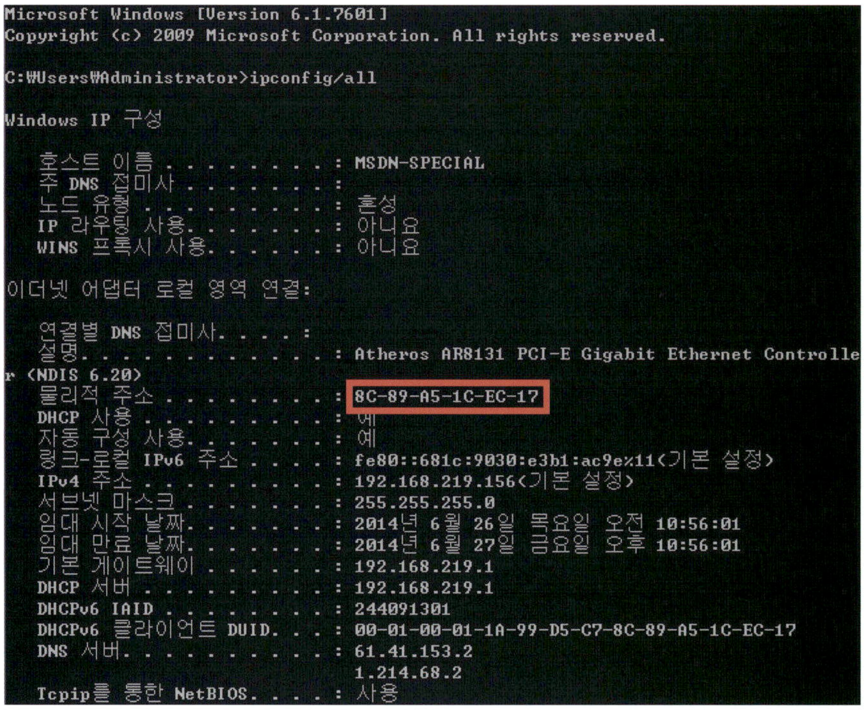

❙그림 5-9❙ MAC address와 IP 주소 확인

2) 허브(HUB)

허브(hub)는 여러 개의 입력과 출력 포트로 만들어진 장치로 여러 대의 컴퓨터를 연결하여 통신할 수 있는 네트워크 장비이다. 허브에는 랜 카드가 설치된 컴퓨터들이 케이블을 통하여 각 포트에 연결되어있어 서로 연결된 컴퓨터들끼리 통신을 할 수 있다. 허브도 랜 카드와 같이 네트워킹 구성방식에 따라 이더넷용, 토큰링 등으로 구분되어지므로 LAN 카드에 맞는 허브를 사용해야한다. 허브의 종류에는 더미 허브(dummy hub)와 스위칭 허브(switching hub), 인텔리전트 허브(intelligent hub)가 있다.

(1) 더미허브(Dummy Hub)

더미허브는 NMS(네트워크 관리 시스템) 상에서 모든 데이터를 분석하고 제어할 수 있는 인텔리전트의 기능이 없는 단순한 허브이다. 단순히 컴퓨터 간의 네트워크를 중계하고 분배하는 역할만 수행한다. 또한 네트워크의 전체 대역폭을 노드 수만큼 분할하여 사용하기 때문에 컴퓨터의 수가 많아지면 전체 네트워크의 전송속도가 급격히 떨어진다. 따라서 노드(컴퓨터) 수가 10개 이하의 소규모의 네트워크에 이용한다.

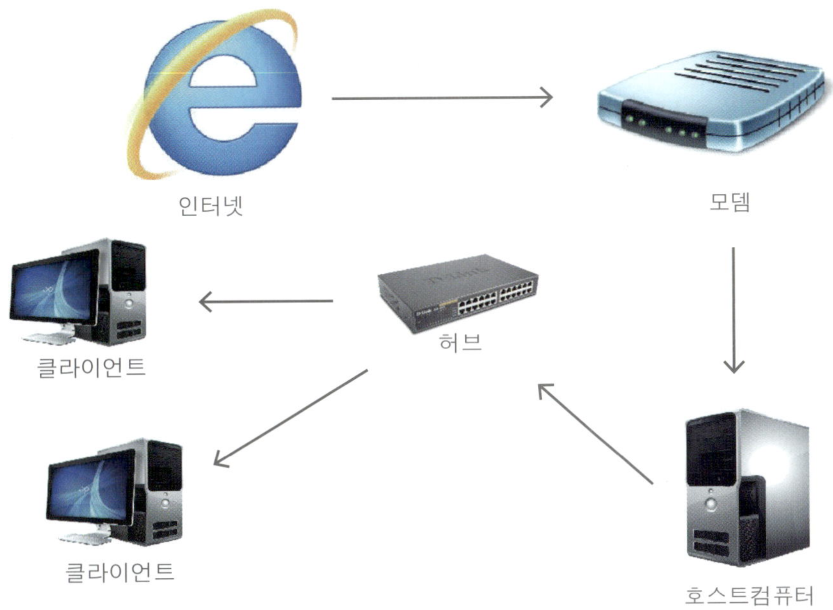

| 그림 5-10 | 네트워크 장치로 구성된 네트워크

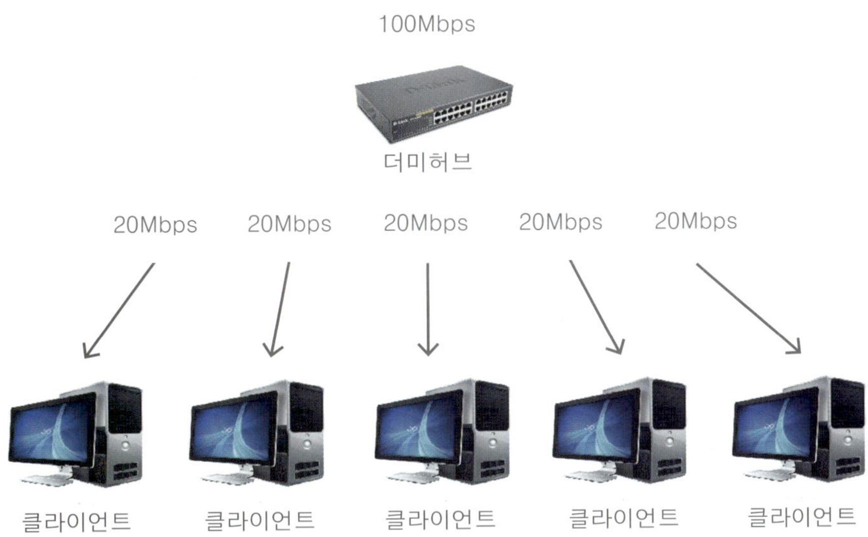

| 그림 5-11 | 100Mbps 대역폭을 제공하는 5port Dummy HUB

(2) 스위칭 허브(Switching Hub)

스위칭 허브는 네트워크의 전체 대역폭을 나누어 쓰는 더미허브의 단점을 보완한 장비로 네트워크에의 대역폭을 나누지 않고 각 노드에 똑 같은 대역폭을 사용할 수 있다. 그래서 더미허브보다 전송 속도가 뛰어나다.

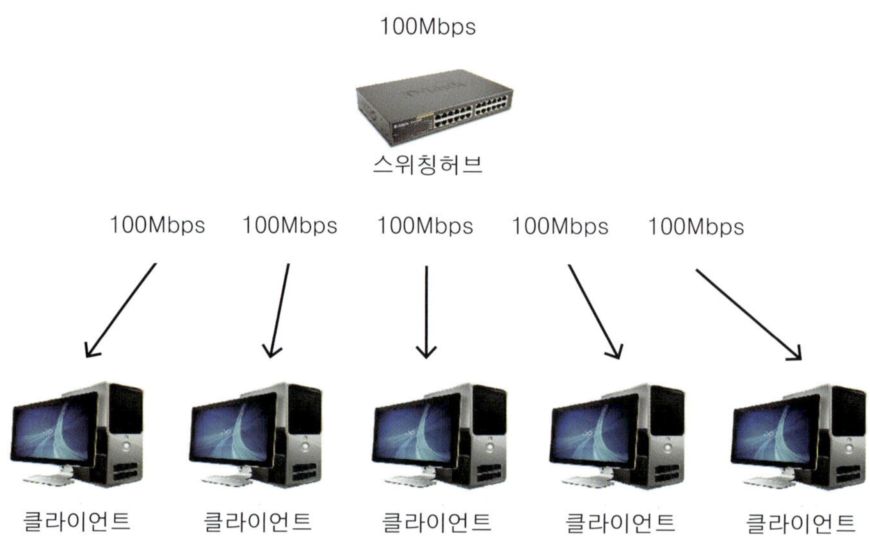

| 그림 5-12 | 100Mbps 대역폭을 제공하는 5port switching HUB

(3) 인테리전트 허브(Intelligent Hub)

인텔리전트 허브는 네트워크 관리시스템(NMS)에서 모든 데이터를 분석하고 제어할 수 있는 지능형 허브이다. 인텔리전트 허브는 문제가 되는 컴퓨터의 연결된 포트를 자동으로 찾아내어 현 네트워크에서 분리시키고 분리된 포트를 램프로 통해 알려주는 오토 파티셔닝(auto partition)의 기능을 가지고 있다.

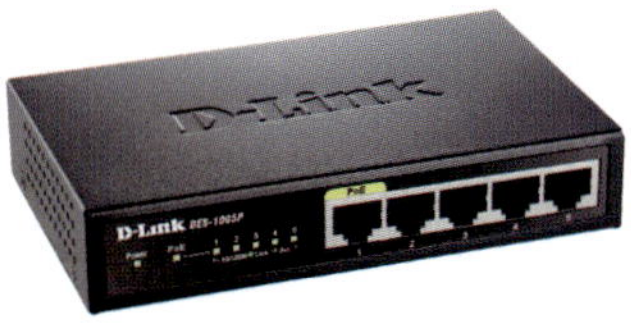

5 port HUB

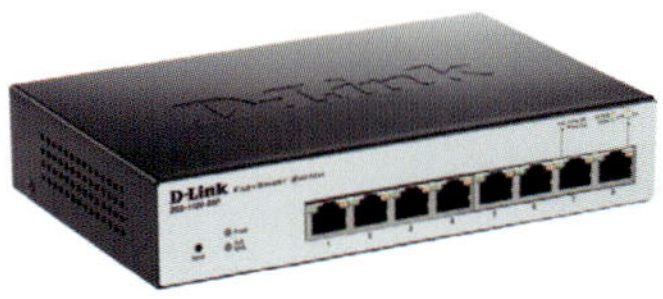

8 port HUB

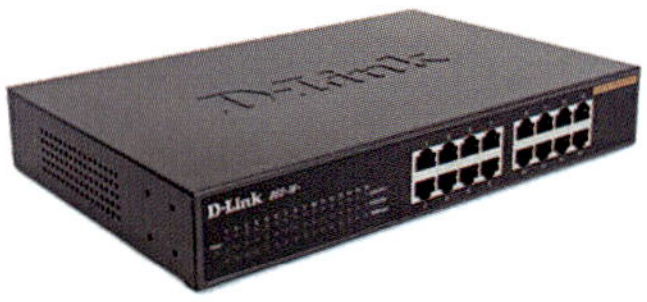

16 port HUB

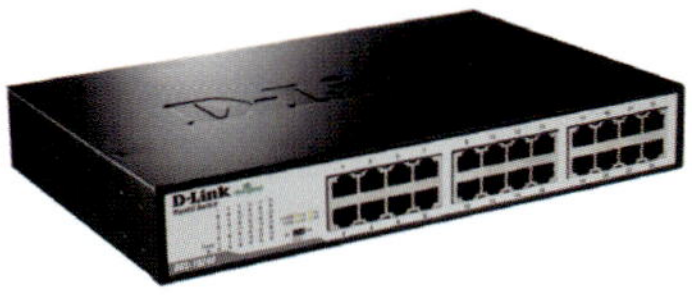

24 port HUB

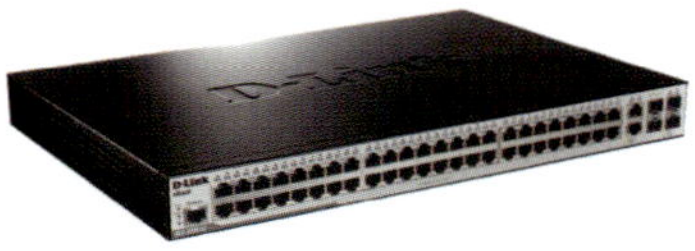

48 port HUB

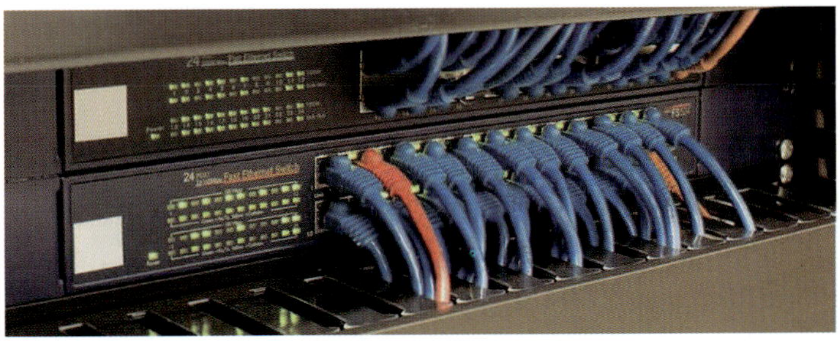

Hub Cabling

| 그림 5-13 | HUB의 종류

3) 중계기(Repeater)

네트워크에서 데이터를 전송할 때에는 케이블에 따른 전송거리의 제약으로 신호가 감쇠되어 통신이 안 되는 경우가 있다. 이때 감쇠된 데이터를 새롭게 재생하여 다시 전달해 통신을 가능하게 해주는 장치가 중계기이다. UTP케이블은 최대 전송거리가 100m이므로 장비와 장비 사이가 100m를 넘으면 통신이 안 되기 때문에 중계기를 사용하여 신호를 재전송해야 한다. 광케이블도 전송거리가 수 km에서 수백 km까지 제한되어 있어 중계기를 사용하여 신호의 감쇠를 보정(증폭)해 데이터를 멀리까지 전송할 수 있다. 현재는 허브에 중계기의 기능이 포함되어 있다.

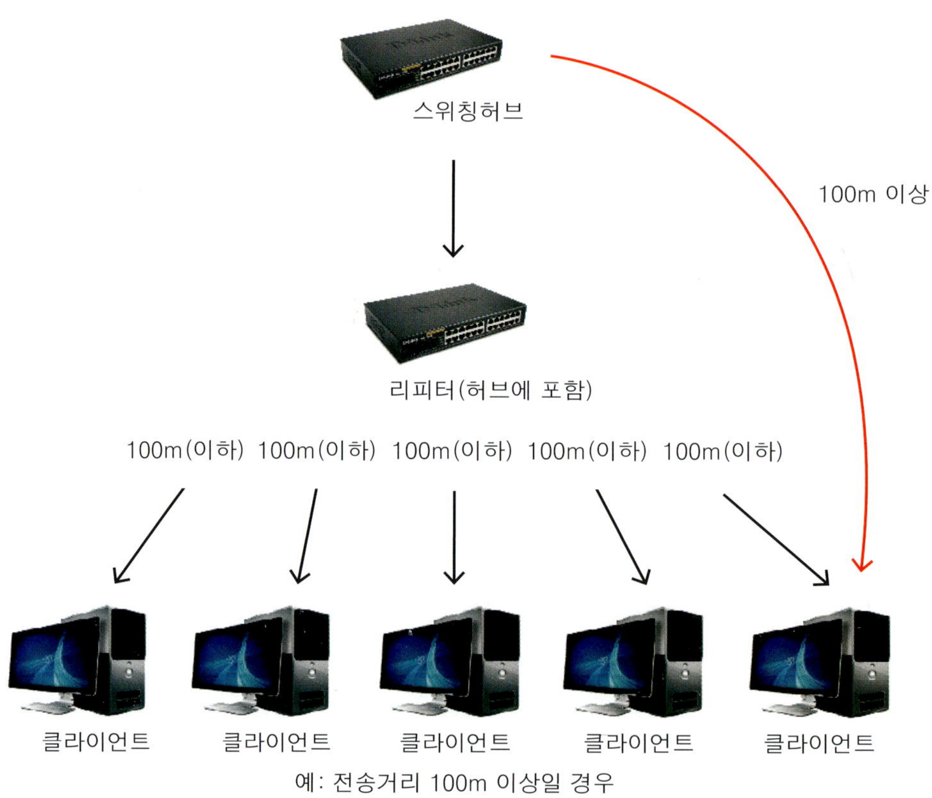

| 그림 5-14 | 중계기 동작

4) 브리지(Bridge)

근거리 통신망(LAN)에서 하나의 노드(컴퓨터)가 데이터를 송신하면 아무리 빠른 속도를 내는 허브를 사용해도 어느 한 순간에는 한 컴퓨터만이 송신할 수 있고, 다른 컴퓨터가 통신을 하려면 충돌이 발생한다. 충돌을 방지하기 위해 콜리전 도메인을 나누어 주는 역할을 하는 이때 브리지를 이용한다. 브리지는 네트워크를 세그먼트 단위로 분할하여 각 포트 마다 MAC 주소를 테이블에 기록함으로써 한 세그먼트에서 송신된 프레임을 검사해 목적지가 아니면 브리지를 통과시키고 동일 세그먼트에 있는 MAC 주소를 가진 프레임이면 통과시켜주지 않음으로써 네트워크의 트래픽을 줄여주는 역할을 한다.

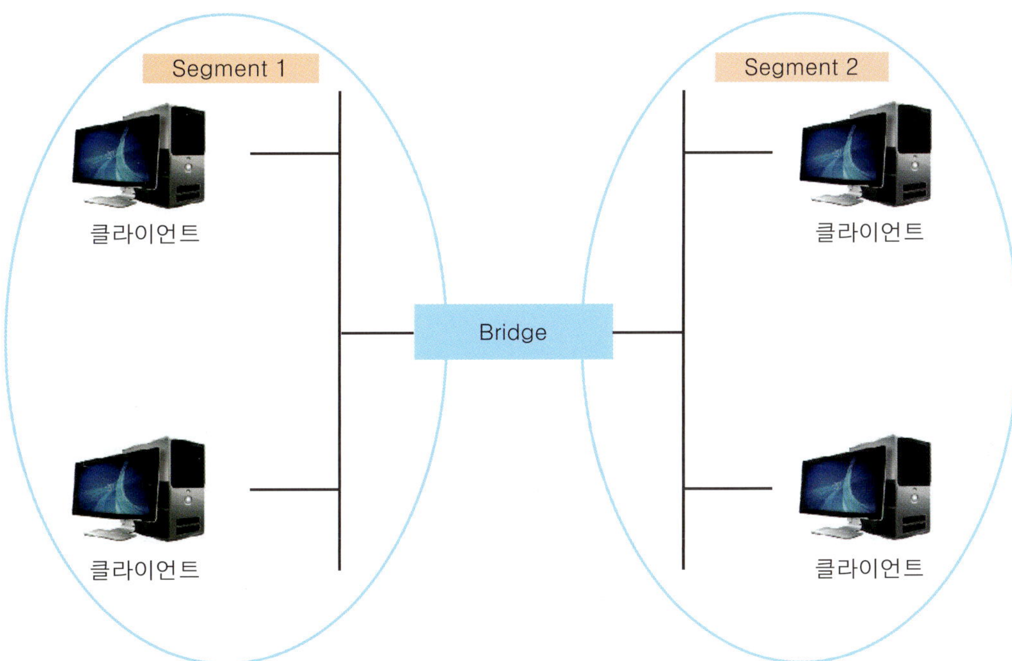

| 그림 5-15 | 브리지 동작

5) 스위치(Switch)

스위치는 브리지와 달리 여러 개의 포트, 멀티포트로 만들어진 장비로 충돌을 방지하는 역할을 한다. 스위치는 각 포트에 연결되어 있는 노드(컴퓨터)의 MAC 주소를 테이블에 기록하여 보관하고 있어 전송된 프레임의 목적지 주소를 확인해 해당 포트만 전송할 수 있게 해주어서 네트워크의 트래픽을 줄일 수 있다. 또한 스위치는 데이터를 전송할 때 동시에 송수신이 가능하여 허브보다 빠른 속도로 데이터를 전송할 수 있다.

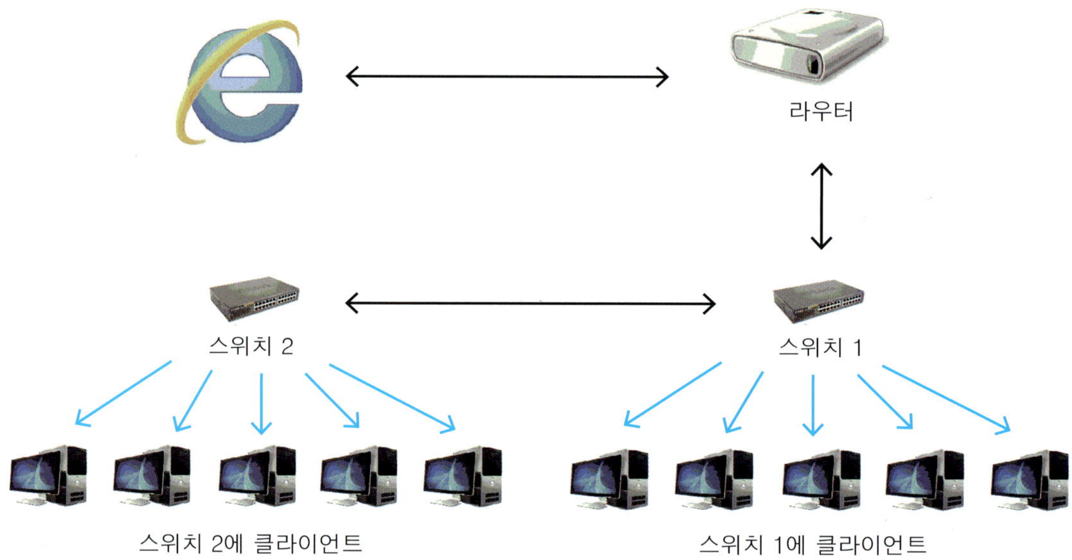

| 그림 5-16 | 스위치

6) 라우터(Router)

허브, 브리지, 스위치, 리피터 등의 네트워크 장비들은 하나의 논리적 네트워크로 구성된 네트워크에서만 사용되는 장비로 서로 다른 네트워크를 연결할 수는 없다. 라우터는 서로 다른 네트워크, 임의의 외부 네트워크와 내부 네트워크를 연결해서 통신을 할 수 있게 하는 네트워크 장비이다. 라우터는 라우팅 알고리즘을 이용해 라우팅 테이블(routing table)을 만들어 네트워크에 필요한 정보를 저장한다. 라우팅 테이블을 이용해 데이터의 목적지 주소를 확인하여 데이터가 그 목적지까지 가장 빠르고 효율적으로 전송되기 위해 최적의 길을 찾아 안내해 주는 역할을 한다. 라우터는 내부의 네트워크와 임의의 외부 네트워크를 연결하여 통신할 때는 동일한 프로토콜을 사용하여야 한다.

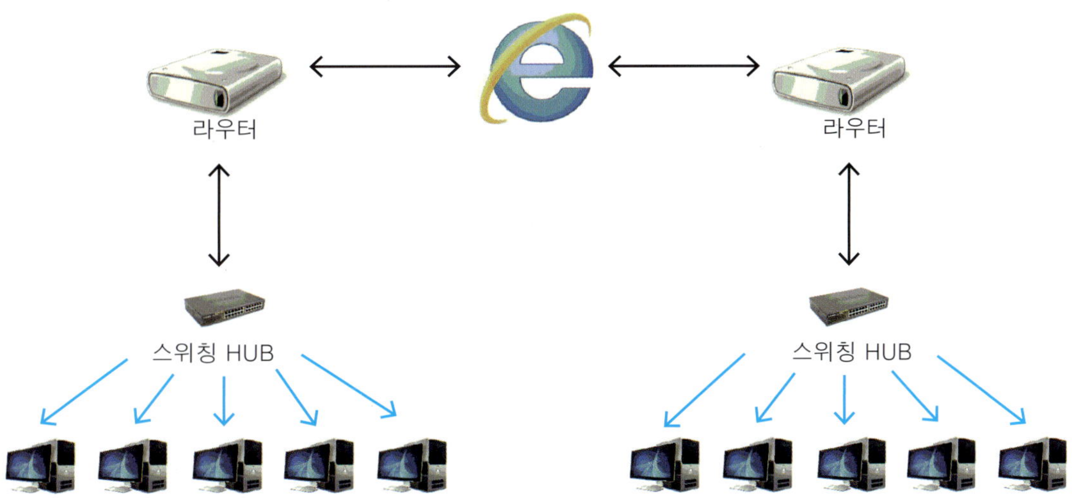

| 그림 5-17 | 라우터

7) 게이트웨이(Gate way)

게이트웨이는 한 네트워크에서 다른 네트워크로, 서로 다른 구조를 지닌 네트워크를 연결하는 네트워크 장치이다. 각각의 네트워크는 서로 다른 프로토콜을 이용하여 데이터를 전송하기 때문에 게이트웨이가 필요하다. 다른 프로토콜을 사용하는 네트워크와 직접 연결하면 데이터를 공유할 수 없다. 게이트웨이는 프로토콜을 변환기능과 데이터의 포맷 기능을 가지고 있어 서로 다른 구조를 지닌 네트워크간의 통신을 가능케 한다.

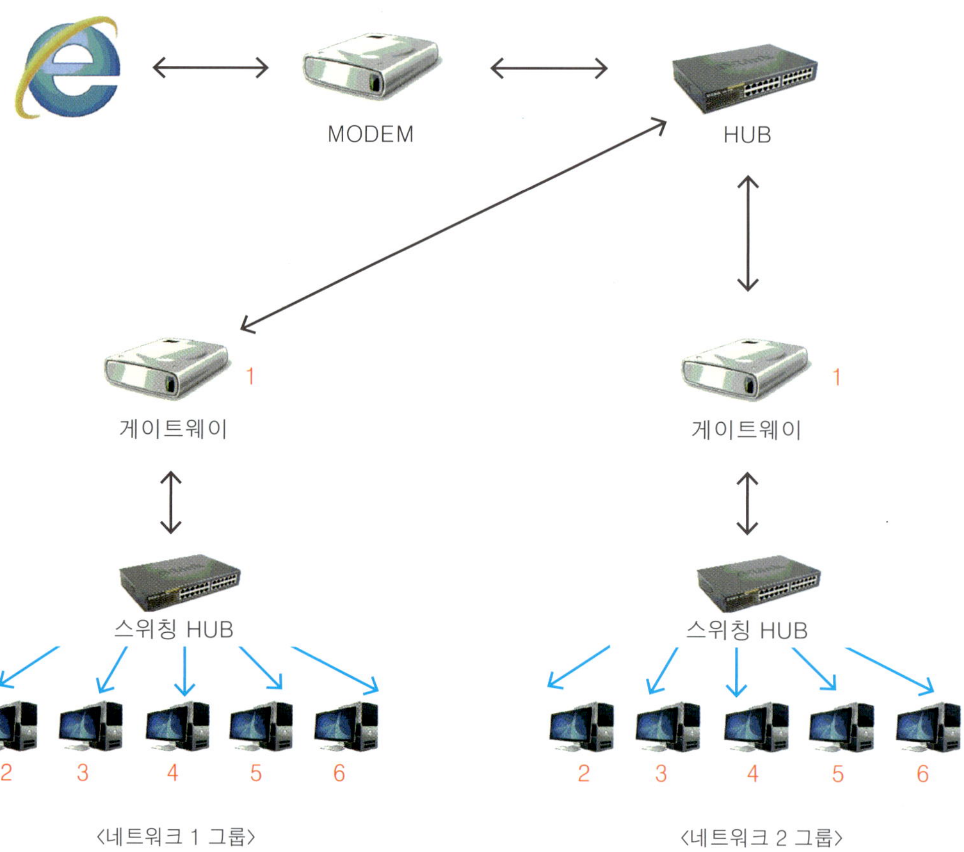

| 그림 5-18 | 게이트 웨이

5 네트워크의 분류

네트워크는 통신방식, 규모, 위상(topology)에 따라 다양한 형태로 분류된다. 그래서 네트워크의 다양한 형태를 알아야 정보와 자원을 어떻게 공유하게 되는지 알 수 있다.

1) 통신 방식에 의한 네트워크 분류

통신 방식에 의한 네트워크의 분류는 첫째는 데이터 전송 방향에 따라 단방향 통신과 양방향 통신으로 나눌 수 있고 둘째는 데이터 비트를 전송하는 방법에 따라 직렬 전송과 병렬 전송으로 나눌 수 있다. 마지막으로 LAN에서 통신하는 방법에 의해 유니캐스트, 브로드캐스트, 멀티캐스트로 나누어진다. 다양한 형태로 분류되지만 네트워크 통신에서 자주 사용되는 캐스트에 대해 알아보겠다.

(1) 유니 캐스트(Unicast)

유니 캐스트는 현재 네트워크에서 가장 많이 사용 되는 트래픽으로 1:1 통신 방식을 말한다. 우리는 편지를 주고받을 때 편지봉투에 보내는 사람, 받는 사람의 주소를 적어서 주고받는다. 이처럼 통신을 위해서는 전송되는 프레임(네트워크에서 데이터를 주고받는 단위)에 항상 출발지와 목적지의 주소, 즉 MAC 주소가 들어가 있어야 한다. MAC 주소는 우리의 집 주소처럼 LAN 카드 또는 네트워크 장비에 이미 고정되어진 주소이다. 프레임 안에 출발지 00-ff-2d-2f-e2-e5 주소, 목적지 00-ff-2c-e1-e6 주소가 항상 있어야 통신이 가능하다. 그래서 자신의 MAC 주소와 목적지의 MAC 주소가 동일하다면 전송된 프레임을 LAN 카드가 수신하고, 다른 경우는 그 프레임을 버리게 된다. LAN 카드에 의해 수신된 프레임은 CPU에 전달되어 다음 일을 진행하게 된다. 그래서 각 컴퓨터의 CPU의 성능에 영향을 미치지 않는다. 이러한 방식이 유니캐스트 통신 방식이다.

V

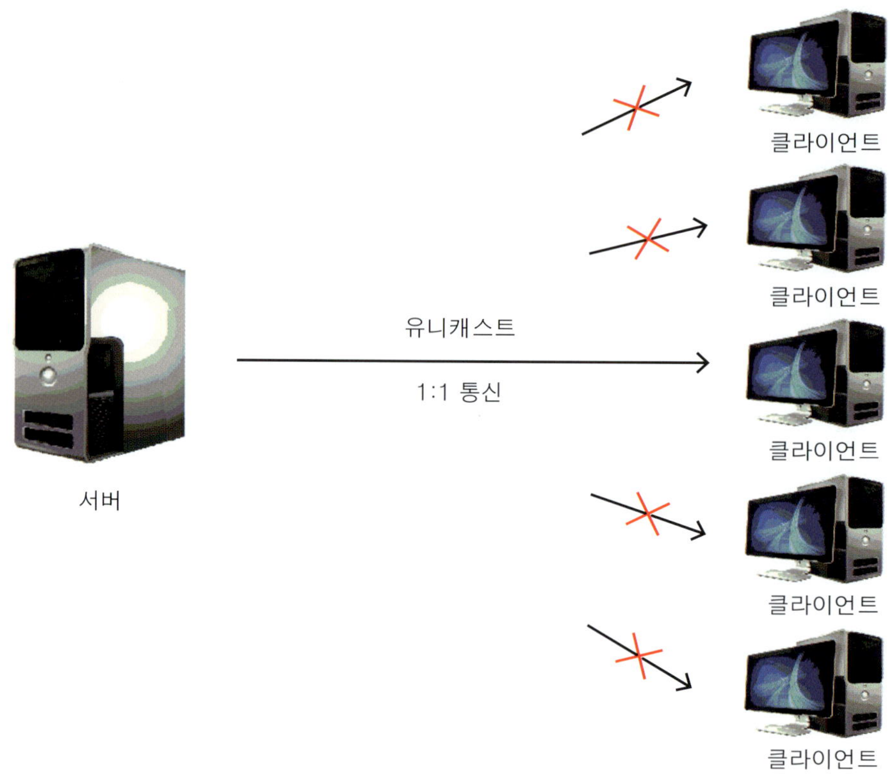

| 그림 5-19 | 유니캐스트 방식

(2) 브로드캐스트(broadcast)

브로드캐스트는 모든 로컬 랜 상에 붙어있는 모든 네트워크 장치들에게 데이터를 보내는 방식으로 1:n(일대다수) 통신 방식을 말한다. 여기서 로컬 랜이란 라우터에 의해 구분되어진 공간으로 네트워크 영역을 말하며 이 영역의 모든 네트워크 장치들이 받는 사람이 된다. 유니캐스트는 주소가 일치하지 않으면 프레임을 버리지만 브로드캐스트는 무조건 미리 정해진 MAC 주소 ff-ff-ff-ff-ff-ff에 의해 자신의 MAC 주소와는 다르지만 패킷(데이터의 단위)을 CPU에게 보내게 된다. 브로드캐스트는 로컬 랜 상의 모든 장치들에게 패킷이 전송되기 때문에 전체 네트워크의 트래픽을 증가시킬 뿐더러 모든 LAN 카드가 이 패킷을 모든 컴퓨터의 CPU에게 전송한다. 따라서 잦은 브로드캐스트는 전체 네트워크와 PC의 성능저하를 발생시킨다.

두 대의 PC가 통신하고자 할 때는 상대방의 MAC 주소를 알아야 통신이 가능하지만 처음이라 알 수가 없다. 이때 상대방의 MAC 주소를 알아내기 위해서 ARP(address resolution protocol)로 동작한다. ARP는 상대방의 논리적 주소 IP를 이용하여 물리적 주소, LAN 카드의 MAC 주소를 알아내는 과정을 말한다. 이 때 브로드캐스트가 발생되는 것이다. 또한 라우터끼리 데이터를 교환하거나 다른 라우터를 찾을 때, 또 서버들이 자신이 어떤 서비스를 제공한다는 것을 모든 클라이언트에게 알릴 때 등 여러 상황에서 사용될 수 있다.

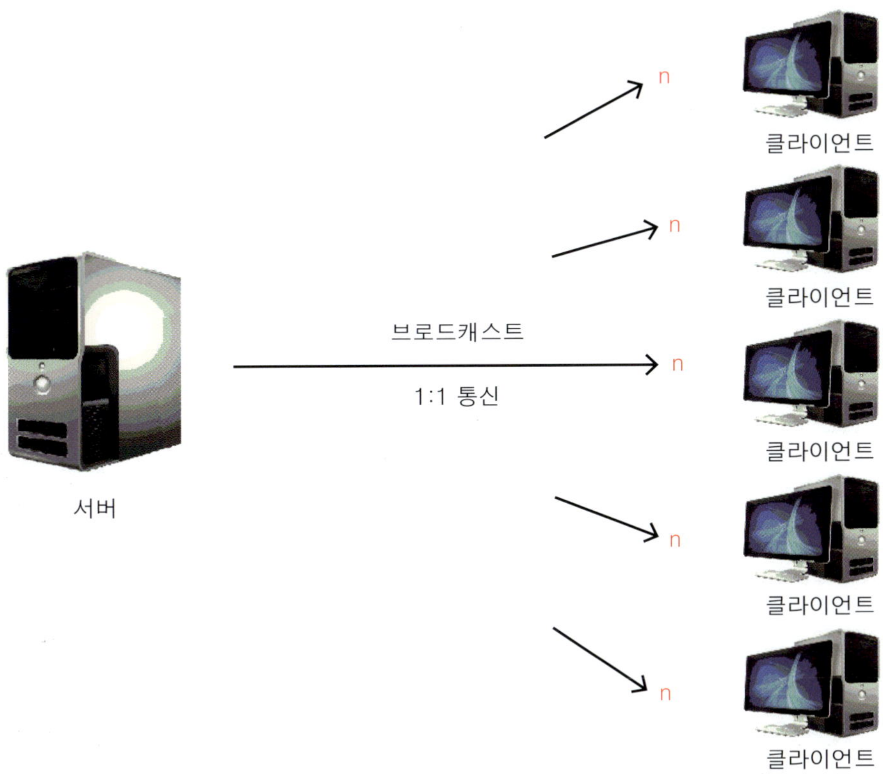

| 그림 5-20 | 브로드캐스트 방식

V

(3) 멀티캐스트

사용자가 150명인 네트워크에서 120명에게만 같은 데이터를 동시에 전송한다고 가정해 보자. 이 데이터를 동시에 120명에게 보낼 수 있는 방법은 유니캐스트, 브로드캐스트, 멀티캐스트 방법이 있다. 먼저 유니캐스트는 120명에게 1:1 통신으로 120번을 반복해서 데이터를 전송해야한다. 그래서 서버나 네트워크상에서 120번이나 반복되기 때문에 일이 많아지고 트래픽이 증가하게 된다.

그 다음으로 브로드캐스트를 이용하는 방법이다. 브로드 캐스트는 한 로컬영역(네트워크영역) 안에 한 번에 모든 사용자(150명)에게 데이터를 보내는 것이다. 따라서 브로드캐스트는 유니캐스트처럼 일일이 반복해서 데이터를 보낼 필요가 없다. 하지만 브로드캐스트는 데이터를 전송받을 필요가 없는 나머지 30명에게도 같은 데이터가 전송된다는 문제가 발생한다. 전송된 데이터는 무조건 CPU로 보내지기 때문에 컴퓨터 자체의 성능을 떨어뜨린다. 앞에서 살펴본 방법 두 가지, 유니캐스트는 반복해서 데이터를 보내야 한다는 것, 브로드캐스트는 필요 없는 컴퓨터도 데이터를 받아야 한다는 문제를 가지고 있다. 이런 문제점을 해결할 수 있는 방법은 없을까? 바로 그 방법이 멀티캐스트이다. 멀티캐스트는 전송하고자 하는 그룹(120명)에게만 선택적으로 동시에 데이터를 전송할 수 있는 통신 방법이다. 단, 라우터나 스위치가 멀티캐스트를 지원해야한다. 멀티캐스트를 지원하지 않는 라우터나 스위치는 멀티캐스트를 브로드캐스트처럼 인식하여 처리하게 된다.

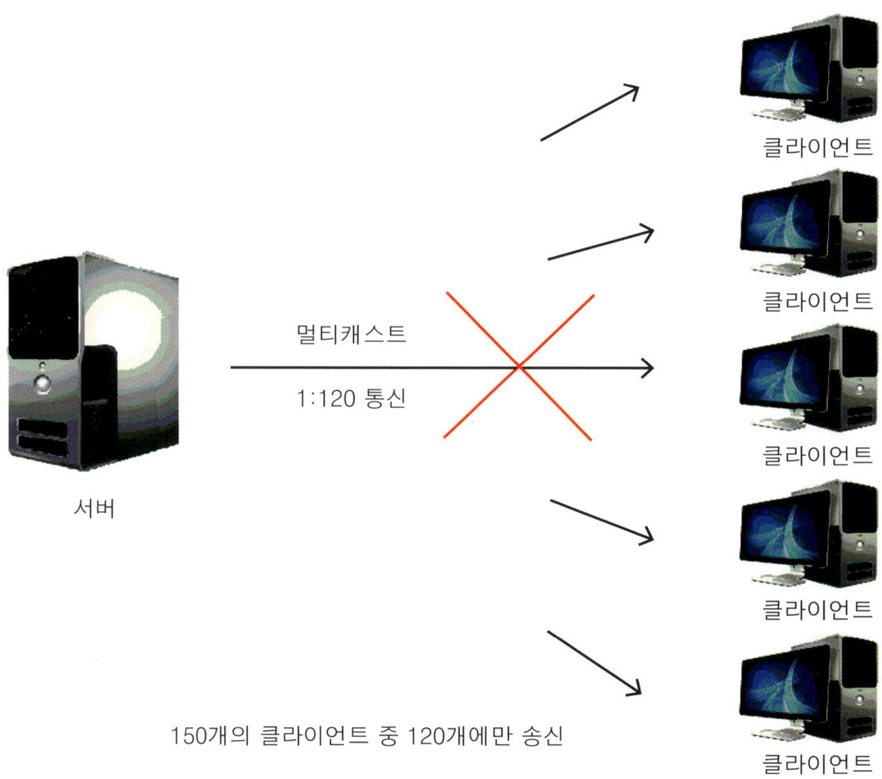

| 그림 5-21 | 멀티캐스트 방식

2) 규모에 의한 네트워크의 분류

(1) LAN(Local Area Network)

근거리 통신망(LAN)은 그 규모가 한 건물이나 학교 등과 같이 비교적 가까운 지역에 한정되어 있는 통신망을 말한다. LAN은 한정된 공간 수백 m에서 수 km이내에서 네트워크를 구성하는 것이다. LAN의 특징은 다음과 같다.

① 거리의 제한이 있다.
② 망의 설치, 확장 및 다른 주변장치들을 쉽게 연결하여 사용할 수 있다.
③ 음성, 화상, 문자 등의 다양한 데이터의 처리가 가능하다.
④ 광역 전송 매체를 사용하여 고속 통신이 가능하고 전송 특성이 좋은 매체를 사용해서 신뢰성 있는 데이터를 전송할 수 있다.

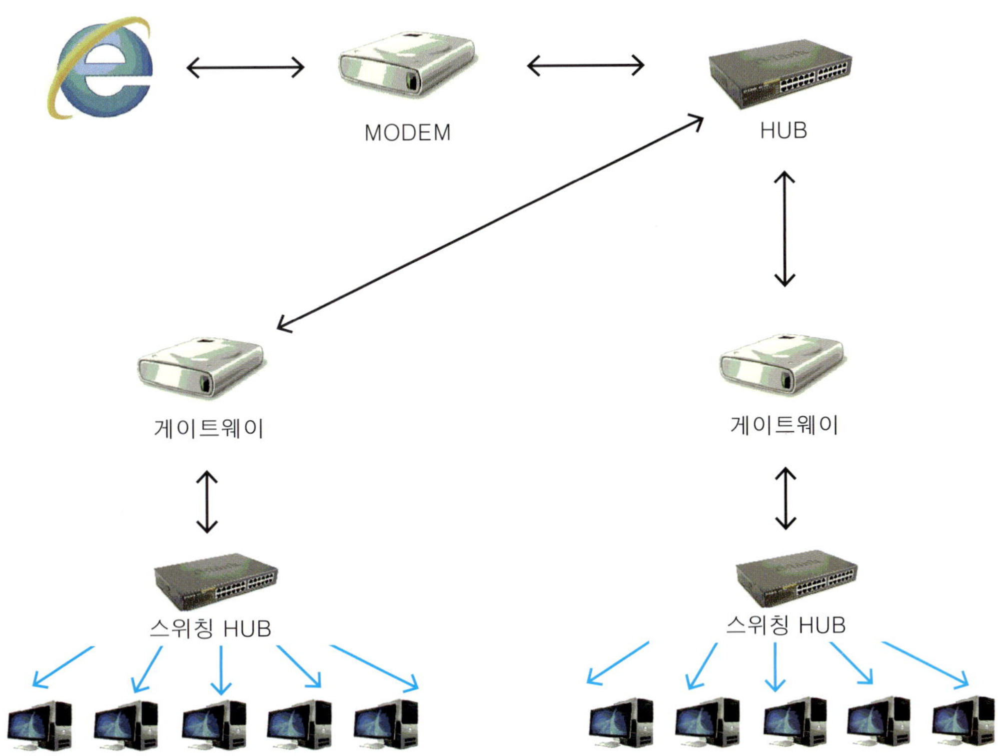

| 그림 5-22 | LAN 구성도 : 1게이트웨이 당 최대 255개의 클라이언트, 최대 수백미터까지

(2) MAN(Metropolitan Area Network)

도시권 통신망(MAN)은 근거리 통신망(LAN)과 광역 통신망(WAN)의 중간 정도의 지역을 망라하는 정보 통신망을 말한다. 대도시 통신망이라고도 한다. 일반적으로 LAN은 1개 기업의 구내 또는 1개 빌딩 내를 연결하는 정보 통신망인데 이것을 1개 도시 내로 확장한 것이 도시권 통신망(MAN)이다.

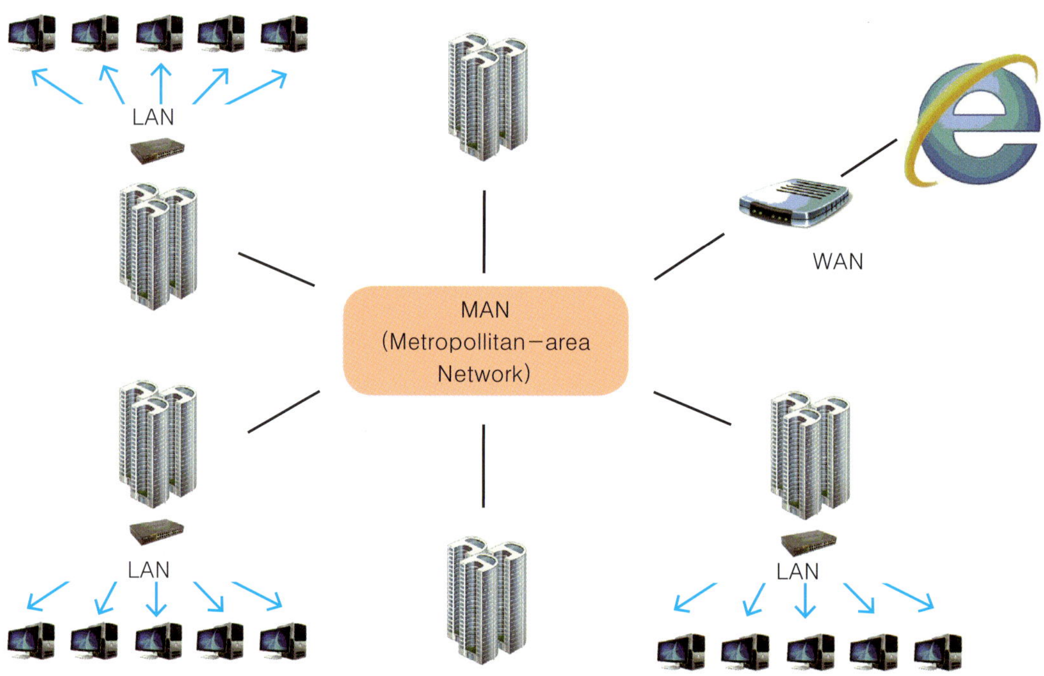

| 그림 5-23 | MAN 구성도

(3) WAN(Wide Area Network)

여러 개의 LAN이나 서로 다른 LAN이 광범위한 지역에 분산되어 있는 것을 통신회선 서비스를 사용하여 하나의 네트워크로 연결해 놓은 대규모 통신망으로 원거리 통신망을 말한다. WAN은 LAN보다는 전송 속도 및 전송 품질은 나쁘지만 광범위한 지역을 서비스 할 수 있는 특성을 가지고 있다. 연결하는 방법에는 x.25, Frame relay, ATM, ISDN 등이 사용된다.

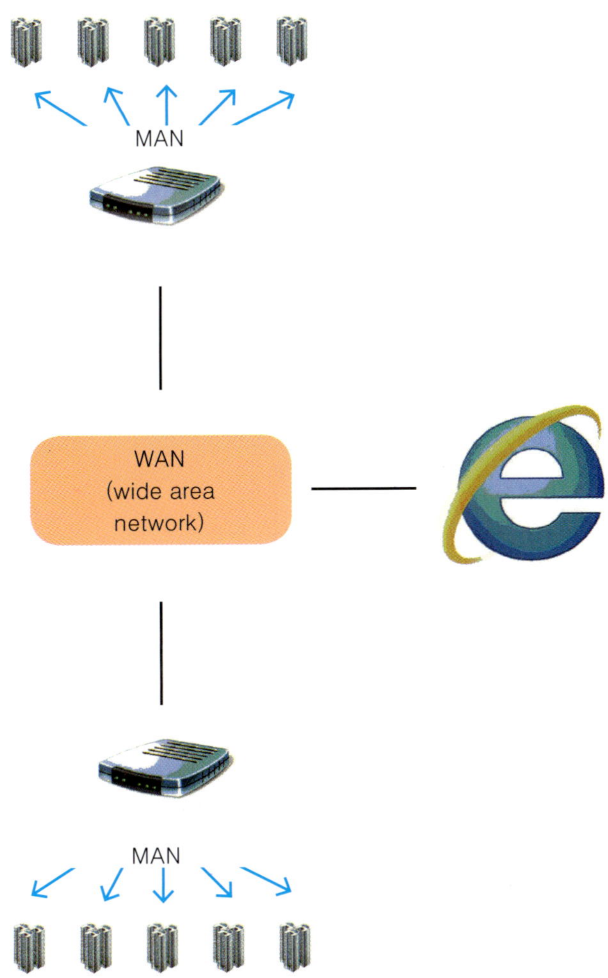

| 그림 5-24 | WAN 구성도

(4) 인터넷(Internet)

인터넷은 냉전시대의 군사적 목적으로 개발되었던 알파넷(arpanet)의 구축으로 시작되었다. 처음에는 군사적 목적으로 사용되었지만 프로토콜로 TCP/IP를 채택하면서 현재의 인터넷 환경의 기반을 갖추게 되었다. 프로토콜은 네트워크에서 의사소통을 할 수 있는 대화의 규칙이다. 서로 다른 프로토콜을 사용하면 의사소통이 불가능하다. 따라서 인터넷은 하나의 언어, 즉 하나의 프로토콜인 TCP/IP를 사용한다. 군사용 목적으로 시작된 인터넷은 비상업용에서 상업용으로 급속하게 발전하게 된다. 인터넷 사용자는 NIC(통신망 정보 센터)에서 할당하는 IP주소와 인터넷을 연결하는 서비스를 해주는 회사에 가입을 해야 인터넷에 접속을 할 수 있다. 인터넷은 여러 개의 네트워크를 묶어주는 것으로서 서로 연결되어 있는 다른 네트워크상의 임의의 이용자들과 통신을 할 수 있도록 여러 서비스를 제공하는 네트워크의 거대한 통신망의 집합체를 의미한다.

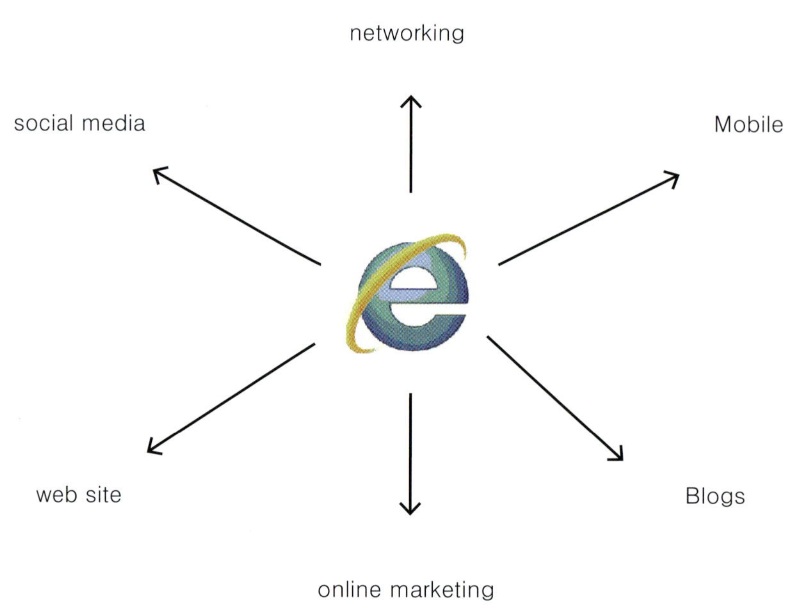

Ⅰ그림 5-25Ⅰ

3) 위상(Topology)에 의한 네트워크의 분류

토폴로지는 네트워크의 요소들을 물리적으로 연결해 놓은 것으로 네트워크에 연결된 노드(node)의 물리적 배열이 아닌 상호 연결 방법을 보여주는 것이다. 노드란 네트워크에 연결된 주소가 있는 통신장치를 말한다. 대표적인 토폴로지는 bus형, star형, ring형 등이 있다.

(1) 버스(bus)형

버스형 토폴로지는 네트워크상의 모든 노드와 주변장치가 하나의 일자형 케이블(bus)에 연결되어 있는 형태를 말한다. 그림 5-26은 일자형 케이블에 모든 노드와 주변장치들이 연결된 형태를 보여준다. 케이블의 양쪽 종단에는 터미네이터란 종단 장치를 부착하여 신호의 바운딩 현상을 막아주어야 한다. 버스형은 전송하고자 하는 노드가 브로드캐스트방식으로 데이터를 전송하여 모든 노드가 수신을 할 수 있고 데이터의 수신 쪽의 주소가 자신과 일치하면 수신을 하고 그렇지 않으면 흘려보낸다.

[장점]

① 모든 노드들이 하나의 케이블에 연결되기 때문에 케이블의 설치비용이 적다.
② 하나의 노드에게 문제가 발생되어도 다른 노드에게 영향을 주지 않는다.
③ 하나의 노드에게 문제가 발생되어도 전체 네트워크에 영향을 주지 않기 때문에 신뢰성이 높다.

[단점]

① 노드수가 증가하게 되면 네트워크의 성능이 저하된다.
② 전송매체인 중앙 케이블에 문제가 발생하면 전체 네트워크에 영향을 준다.
③ 새로운 노드들을 설치하려면 중앙 케이블의 교체나 변경이 필요하여 노드들의 추가 및 확장이 까다롭다.
④ 베이스밴드 전송방식에서는 케이블의 거리가 멀어지면 신호가 약해지기 때문에 리피터(repeater)가 필요하다.
⑤ 트래픽이나 연결된 노드수가 많아지면 데이터 전송 시 충돌이 발생하여 네트워크의 성능을 떨어트린다.

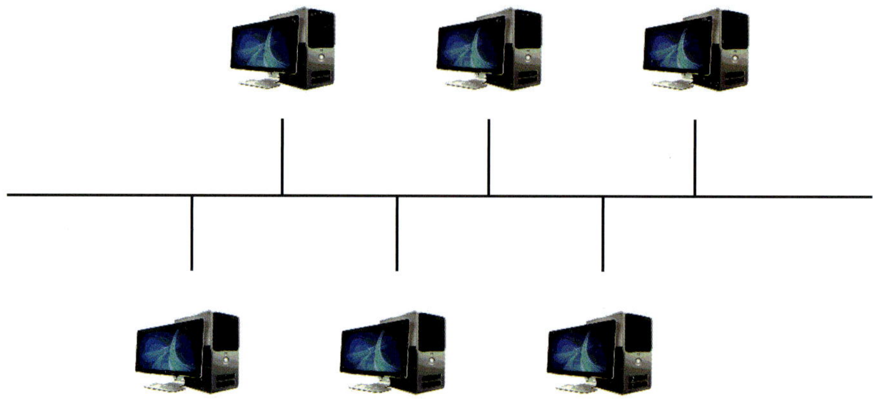

❙그림 5-26❙ BUS Topology

(2) 스타(star)형

스타형 토폴로지는 main node(허브)가 네트워크의 중앙에 위치하여 다른 모든 노드들을 연결하는 형태로 가장 일반적인 네트워크 구성이다. 그림 5-27과 같이 중앙의 허브와 다른 노드들은 point-to-point방식으로 연결되어 있다. 각 노드들은 서로 직접 연결되어 있지 않기 때문에 직접적으로 통신 할 수 없고, 중앙에 있는 허브에 의해 통신이 가능하다. 그래서 통신망의 성능과 신뢰성은 중앙의 허브에 의해 결정된다.

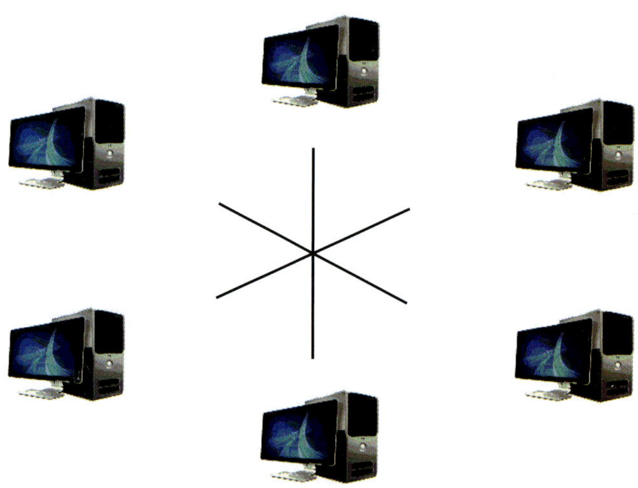

❙그림 5-27❙ STAR Topology

[장점]

① 모든 노드들이 중앙으로 집중되는 구조이므로 노드의 관리가 쉬어진다.
② 네트워크에 새로운 노드의 추가 및 확장이 용이하다.
③ 중간의 하나의 회선에 문제가 발생해도 해당 노드에게만 영향을 주기 때문에 다른 노드 는 사용이 가능하다.

[단점]

① 중앙에서 제어를 하는 전송제어장치(허브, 스위치)에 문제가 발생하면 네트워크의 전체에 영향을 주어 네트워크가 작동이 안 된다.
② 모든 노드들이 중앙의 전송제어장치에 개별적으로 연결되어야 하기 때문에 다른 형태의 토폴로지보다 많은 케이블 설치비용이 든다.
③ 스타 토폴로지를 구성하기 위해서는 중앙으로 회선을 모아 줄 수 있는 스위치나 허브가 꼭 필요하다.

(3) 링(ring)형

링형 토폴로지는 버스 토폴로지처럼 하나의 케이블에 네트워크상의 모든 노드들이 연결되는 것은 같지만 버스처럼 케이블 종단이 떨어져 있는 것이 아니라 양 종단이 서로 연결되어 그림 5-28과 같이 링의 형태를 이루고 있는 것을 말한다. 하나의 노드에서 전송한 데이터는 원을 따라 한 방향으로 보내진다. 송신 측에서 보내지는 데이터를 다음 컴퓨터가 받아 수신 측 주소를 확인하고 수신지가 아니면 다시 다음 컴퓨터로 데이터를 전송하는 과정을 반복하여 최종 수신 측까지 데이터를 전송한다.

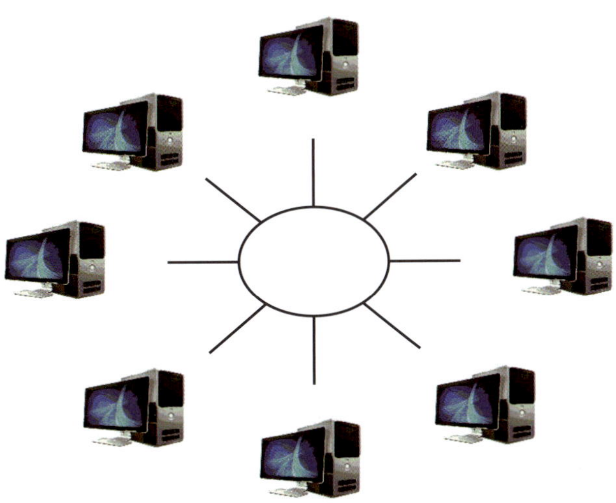

| 그림 5-28 | Ring Topology

V

[장점]

① 모든 노드들이 하나의 케이블에 연결되기 때문에 케이블의 설치비용이 적게 든다.
② 데이터 전송이 원을 그리며 한 방향으로 순환되어 어떤 노드가 신호를 받지 못하게 되면 경보를 보내어 통신제어가 간단하고 신뢰성이 높다.
③ 각 노드에서 버스 형태와 달리 신호의 재생이 가능하여 잡음에 강하다.

[단점]

① 네트워크상에 한 노드에 문제가 발생하면 전체노드가 작동을 하지 않는다.
② 링의 형태로 차례대로 수신지를 찾기 때문에 속도가 느리다.
③ 새로운 노드를 연결하려면 링을 절단 후 노드를 추가해야 하므로 복잡하고 어렵다.

(4) 그물(mesh)형

그물형 토폴로지는 네트워크상의 모든 노드들이 각자 개별적으로 연결된 형태를 말한다. 모든 노드들이 개별적으로 연결되어있어 많은 인터페이스가 필요하고 설치비용도 많이 들어간다. 하지만 신뢰성이 높아 중요한 네트워크에 이용되어 진다.

[장점]

① 모든 네트워크가 개별적으로 연결 되어 있기 때문에 한 링크가 고장 나더라도 전체 네트워크에 큰 문제가 발생되지 않는다.
② 전용선으로 데이터가 전송되기 때문에 수신자만 데이터를 받을 수 있어 보안에 유리하다.

[단점]

① 모든 노드들이 개별적으로 연결되기 때문에 설치비용이 많이 든다.
② 노드와 노드를 모두 개별적으로 연결해야 하므로 설치와 재구성이 어렵다.

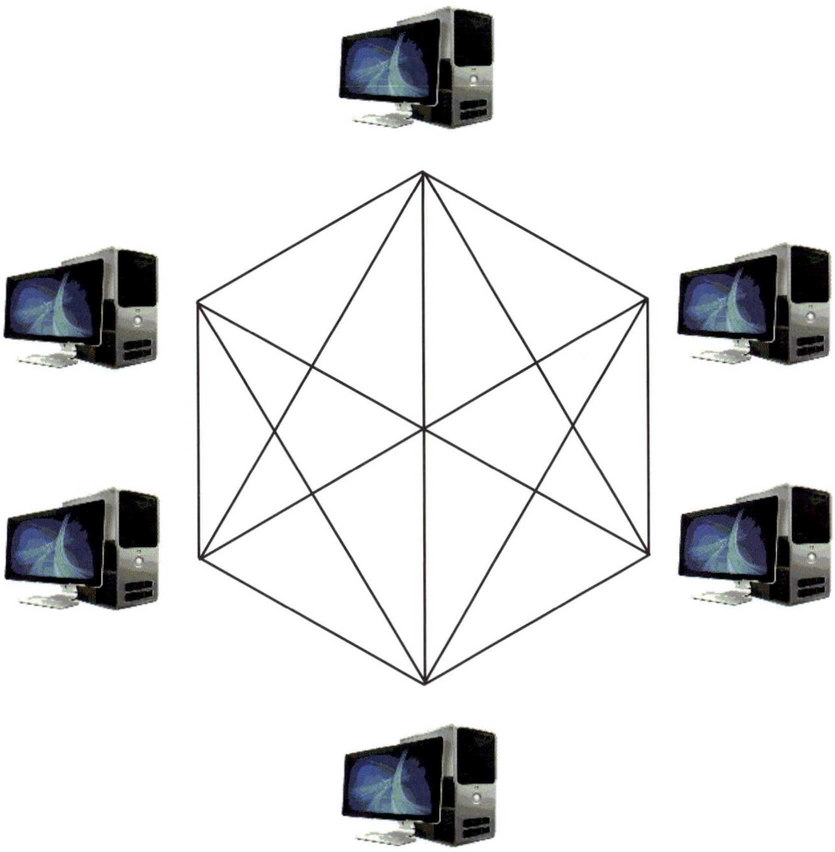

| 그림 5-29 | Mesh Topology

(5) 트리(tree)형

트리형 토폴로지는 나무가 가지를 뻗어 나가는 것처럼 하나의 노드에서 여러 개의 네트워크가 뻗어 나가는 형태를 말한다. 트리형은 스타형처럼 중앙에 있는 전송제어장치에 모든 노드를 연결한 것이 아니라 2차 전송제어장치에 각 노드를 연결시켜 주는 형태를 말한다.

트리형의 중앙에 설치된 전송제어장치(허브)는 능동적인 허브로 신호의 재생 및 중계가 가능하여 데이터의 전송을 쉽게, 신호의 이동거리 늘려줄 수 있다.

[장점]

① 전송제어 장치(허브) 등을 이용하여 여러 컴퓨터를 분리하거나 우선순위를 부여할 수 있다.
② 네트워크의 확장과 추가가 쉬워지며 관리가 용이하다.

[단점]

① 상위의 노드에 문제가 발생하면 하위에 있는 모든 네트워크에 영향을 준다.

② 네트워크의 확장이 많아질수록 중앙 전송제어장치에 트래픽이 증가하여 병목현상이 발생될 수 있다.

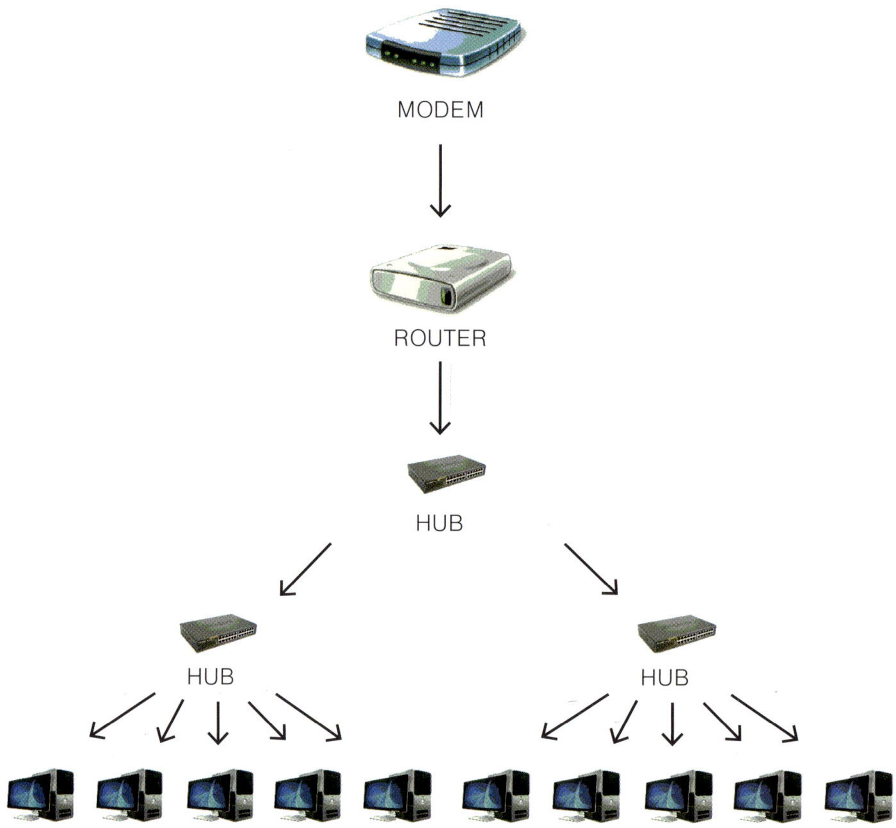

| 그림 5-30 | Tree Topology

6 OSI 7 Layer

통신에 관한 국제적인 표준기구인 ISO(international organization for standardization) 는 서로간의 통신회선, 구조, 프로토콜 등의 차이로 인해 통신에 많은 어려움이 있어 네트워크의 구조에 상관없이 개방형으로 서로 네트워크가 통신할 수 있도록 OSI(open systems interconnection)를 만들었다. OSI 7 layer는 통신이 일어나는 과정을 7단계로 나누고 각 계층 마다 표준화된 서비스와 프로토콜을 규정하여 통신의 효율성을 높였다. 각각의 계층에는 독립적인 프로토콜이 동작하며 하위계층은 하드웨어로, 상위 계층들은 소프트웨어로 구현되어진다. OSI 7 layer는 물리 계층(1계층), 데이터 링크 계층(2단계), 네트워크 계층(3단계), 전송 계층(4단계), 세션 계층(5계층), 표현 계층(6계층), 응용 계층(7계층)으로 구성된다.

1) 물리계층(Physical Layer)

물리계층은 통신의 맨 아래 1계층 단계로, 두 시스템 간에 통신 케이블로 데이터를 전송하기 위한 전기적, 기계적, 기능적, 절차적 기능을 정의한다. 물리계층에서 사용되는 단위는 비트(bit)이며 데이터 링크 계층에서 만들어진 패킷을 전기 신호나 광신호로 바꾸어 비트단위로 케이블을 통해 전송한다. 물리계층에서는 데이터를 어떻게 효과적으로 보내는지, 데이터가 무엇인지, 어떤 에러가 있는지는 알 수 없고 단지 데이터만 전달하는 역할을 한다. 대표적인 물리계층의 네트워크 장비는 케이블, 허브, 리피터 등이 있다.

2) 데이터 링크 계층(Data Link Layer)

데이터 링크 계층은 물리계층으로부터 송수신되는 정보의 오류와 흐름을 제어하여 안전한 정보의 전달을 수행할 수 있도록 도와주는 역할을 하는 계층이다. 또한 네트워크 계층에서 받은 데이터를 프레임으로 구성하여 물리 계층으로 보내준다. 프레임은 데이터 링크 계층에서의 데이터의 단위를 말한다. 데이터 링크는 순서제어, 흐름 제어, 오류처리, 동기화 등을 통하여 물리적 링크의 신뢰도를 높여주고 링크의 활성화, 비활성화, 유지 작용을 할 수 있는 방법을 제공한다. 이 계층은 MAC layer(접근 제어)와 Link layer(논리링크 제어)로 나

V

누어진다. MAC layer는 통신 방법을 제어하는 역할을 하며 Link layer는 상위 계층과 연계하여 각 장비들을 연결하고 유지하는 서비스를 제공하며 물리 계층으로부터 넘어오는 데이터의 에러검사와 데이터를 복구 할 수 있는 기능이 있다. MAC layer에 있는 MAC 주소를 가지고 통신을 할 수 있다. 대표적인 네트워크 장비로는 브리지와 허브가 있다.

3) 네트워크 계층(Network Layer)

네트워크 계층은 라우팅 기술을 이용하여 데이터를 최종목적지까지 가장 안전하고 빠르게 전달하는 역할을 한다. 따라서 경로를 선택하고 주소를 정하고 그 경로에 따라 패킷을 전달해주는 기능을 한다. 데이트 링크가 인접하는 두 노드의 전송을 담당한다면 네트워크 계층은 각 패킷(네트워크 층의 데이터 단위)이 최종 목적지까지 정확하게 전송되도록 경로를 설정해준다. 네트워크 계층은 데이터 링크에 헤더에 포함된 물리적 주소가 아닌 논리적 주소가 포함되어 있어 패킷이 송신지에서 수신지까지 제대로 도달하도록 안내해주는 역할을 한다. 네트워크 계층의 데이터 단위는 패킷이다. 이 패킷에는 송신지와 수신지의 논리적 주소가 포함되어 있어 논리적 주소를 지정할 수 있다. 또한 라우팅을 이용하여 패킷의 최적의 경로를 찾아 주고 논리적 주소를 해석하여 물리적 주소로 전환하는 역할을 한다. 네트워크의 계층에 도착하는 패킷의 순서를 바로잡아 주어 상위 계층의 메시지를 재구성하기 위해 사용된다. 네트워크 계층에 사용되는 네트워크 장비는 라우터와 layer 3 스위치가 있다.

4) 전송계층(Transport Layer)

전송계층은 프로토콜(TCP, UDP)과 관련된 계층으로 두 시스템 간에 신뢰성 있는 데이터를 전송하기 위해 운반과 운송을 담당하는 층이다. 전송계층의 데이터 단위는 세그먼트이다. 전송 계층은 송신하려는 세그먼트(데이터 단위 - 전송계층의 데이터 단위)를 여러 개의 패킷(네트워크 계층의 데이터 단위)으로 나누어 네트워크 계층에 보내주고 수신된 패킷은 재조립을 통해 응용계층으로 전달해준다. 전송계층에 해당되는 네트워크 장비는 게이트웨이이다.

5) 세션 계층(Session Layer)

세션 계층은 통신 시스템 사이의 대화를 설정, 관리, 동기화시키는 역할을 한다. 세션 계층의 데이터의 단위는 메시지이다. 세션 계층에서는 메시지(데이터 단위)를 전송계층으로 전송할 순서를 결정하고 수신자 확인이 필요한 곳을 결정한다. 세션 계층은 두 시스템간의 질서 있는 대화를 관리하기 위해 데이터 전송 기능을 구조화할 수 있는 기능을 제공한다. 세션 계층은 사용자와 컴퓨터 간의 대화를 위한 논리적 연결을 말한다.

6) 표현 계층(Presentation Layer)

표현 계층은 여러 시스템들이 서로 다른 데이터의 표현방식을 사용하는 것을 하나의 통일된 형식으로 변환시켜주는 기능을 하는 계층이다. 송신 측에서는 수신 측에 맞는 형태로 변환하고, 수신측은 응용계층에 맞는 형태로 변화하게 된다. 표현 계층은 암호화를 통해 데이터의 보안을 높일 수 있고 데이터의 압축과 압축 해제를 통해 데이터의 전송을 효율적으로 할 수 있다. 표현 계층의 데이터 단위는 메시지이다.

7) 응용 계층(Application Layer)

응용계층은 OSI 7계층 모델의 최상의 계층으로써 응용 프로세스가 네트워크에 접근하는 수단을 제공하고 응용 프로세스의 다양한 정보처리를 가능케 하는 프로토콜 개체에 대하여 사용자 인터페이스를 제공한다. 응용 계층은 사용자와 가장 가까운 계층으로 사용자에게 정보를 받아 하위계층으로 전달하고, 하위계층에서 전달된 데이터를 사용자에게 전달하는 역할을 한다. 응용계층에서 응용 프로세스들은 표현계층이 제공하는 서비스, 데이터 형식 정하기, 부호화, 암호화, 압축과 압축 해제를 통하여 이루어진다.

| 표 5-3 | 각 계층의 예와 주요기능

계 층	네트워크 장비	예	프로토콜	주요 기능
1 계층 -물리적 계층	허브 라우터 케이블	이더넷, RS232C, 10Base-T, 10Base-2		물리적 매체를 통해 비트(bit)의 흐름전송
2 계층 - 데이터링크 계층	브리지, 스위치	IEE 802.2(LLC) IEE 802.3(CSMA/CD) IEE 802.5(토큰링)	MAC, PPPi	오류 없이 프레임(비트모음)을 전달하는 역할
3 계층 - 네트워크계층	라우터 L3 스위치	주소지정 , 단편화, 라우팅	IP, ICMP, IGMP	다중 네트워크 링크에서 패킷을 송신지에서 수신지로 전달
4 계층 - 전송계층	게이트웨이		TCP, UDP, ARP	신뢰성 있는 통신을 보장하며, 헤더에는 세그먼트를 포함
5 계층 - 세션계층	게이트웨이	NetBIOS, SSH, TLS		통신장치 간의 상호 작용을 설정 · 유지 · 동기화
6 계층 - 표현계층	게이트웨이	JPEG, MPEG, ASCII		이해할 수 있는 포맷으로 변환 · 제이코드나 문자, 그래픽의 확장자를 생각하면 됨
7 계층 - 응용계층	게이트웨이		DHCP, DNS, FTP, HTTP	통신장치 간의 상호 작용을 설정, 유지, 동기화

8) OSI 7layer의 데이터 전송

OSI에서 데이터는 응용계층에서 하위계층으로 순서대로 전송되는데 이것을 캡슐화(en-capsulation)라 한다. 캡슐화는 송신 측에서 데이터를 전송할 때 데이터의 시작 부분과 끝 부분에 헤더와 트레일러를 추가하면서 물리적 계층(1계층)에 도달하는 것을 의미한다.

물리 계층(1계층)까지 도달한 데이터는 역캡슐화(decapsulation)을 통해 수신자에게 데이터를 전송한다. 역캡슐화는 수신 측에서 데이터를 받았을 때 헤더와 트레일러가 적용된 것을 제거하고 각 계층에서 해야 할 기능을 수행하여 원본 데이터를 수집하는 과정이다.

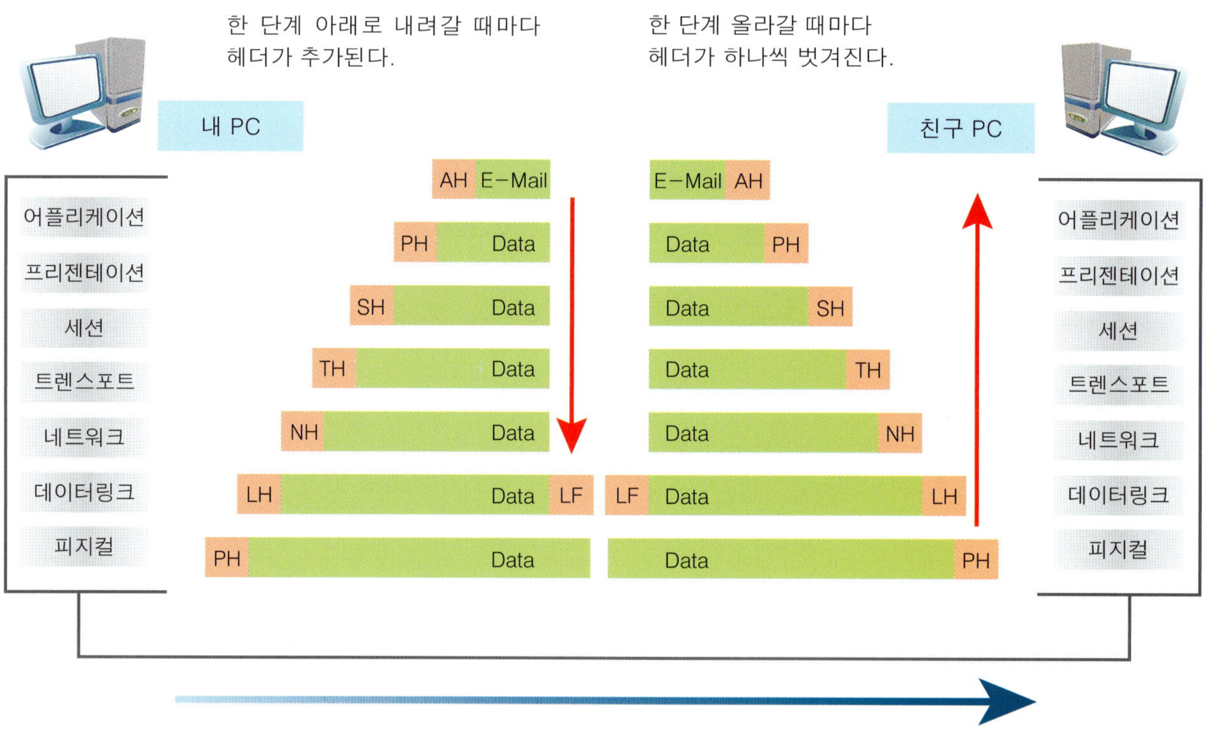

| 그림 5-31 | OSI 동작

7 IP 주소

1) IP 주소의 이해

우리가 일상생활에서 사용하고 있는 집 주소, 주민번호, 전화번호 같은 것들을 주소라 말할 수 있다. 이런 주소들은 일정한 규칙을 가지고 서로 구분되어져 편지를 주고받을 수 있고, 연락할 수 있으며 서로를 식별할 수 있다. 이와 같이 IP는 TCP/IP라는 프로토콜을 만들 때 이 프로토콜을 사용하는 모든 컴퓨터들을 구분하기 위해 만들어진 전 세계 컴퓨터에 부여된 고유의 식별주소이다. 인터넷에 연결된 모든 컴퓨터는 서로 중복되지 않는 IP 주소를 가지고 있어야 서로 상호 충돌하지 않고 네트워크에 연결될 수 있다. IP 주소는 기본적으로 NIC(network information center)에서 할당하여 각 나라 공인기관에서 할당하고 관리한다. 우리나라는 한국 인터넷 진흥원에서 담당하고 있다.

2) IP 주소의 구조(IPv4)

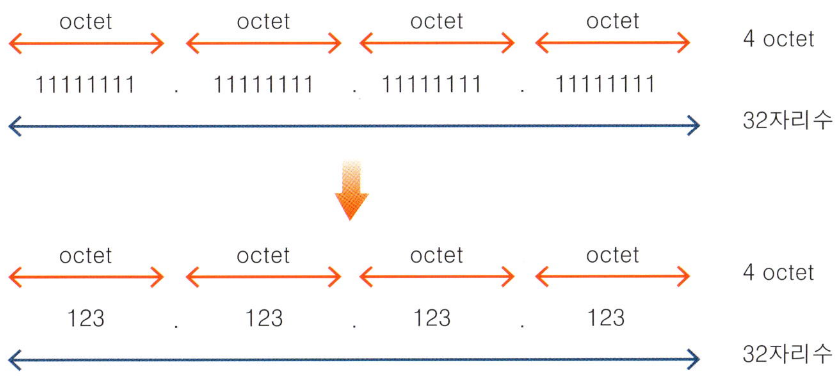

☞ IP 주소는 원래 이진수 32자리로 되어 있다. 각 8자리(십진수로 하면 최대 255가 됨), 즉 octet 사이에는 점을 찍는다. 우리가 보통 쓰는 IP 주소는 이진수를 다시 십진수로 만들어 쓰는 방식이다.

| 그림 5-32 | IP 주소의 구조

IP 주소는 00000000.00000000.00000000.00000000에서 11111111.11111111.11111111.11111111로 이진수 형태로 32자리까지 구성되어진다. IP 주소의 갯수는 2의 32승이 되어 약 42억 9천개가 된다. 인터넷이 발전되면서 IP 주소가 부족하게 되어 새로운 버전이 IPv6의 새로운 주소 체계가 나타나게 되었다. IPv6은 IP 주소를 128개의 이진수로 처리하게 된다. IPv6의 IP주소 총 개수는 2의 128승이 되어 340간 2823구6692양0938자4634해6337경4607조4317억1456개가 된다. 보통 우리가 말하는 IP 주소는 IPv4를 말한다. IP 주소는 32비트 체계로 4옥트(octet)로 구성된다. 옥트란 IP 주소가 이진수로 8자리마다 점을 찍어(11111111.11111111.11111111.11111111) 4개의 부분으로 나누는 것을 의미한다. IP 주소를 이진수로 그대로 사용하면 너무 어렵기 때문에 123.123.123.123처럼 점(.)으로 구분한 10진수 형태의 네 개로 표현한다. 한 바이트 당 가질 수 있는 10진수는 0부터 255까지이다. 이진수 00000000은 10진수 0이고 11111111은 십진수 255이기 때문이다. 우리가 사용하는 주소가 시, 구, 도로명으로 구분되는 것처럼 IP주소도 네트워크 부분(network part)와 호스트 부분(host part)으로 나누어진다. 네트워크 부분은 하나의 브로드캐스트 영역으로 각 호스트가 속한 네트워크를 대표한다. 호스트 부분은 각각의 컴퓨터가 한 네트워크의 내부에서 각 컴퓨터(호스트)의 주소로 표현한다. 따라서 어떤 네트워크에서든지 하나의 네트워크에서는 네트워크 부분은 모두 같아야하고 호스트 부분은 모두 달라야 정상적인 통신이 이루어진다.

3) IP 주소의 종류

IP 주소는 대역에 따라 클래스 A, B, C, D, E로 나누어진다. 나누는 이유는 IP 주소를 효율적으로 배정하려고 하는 것이다. 대역에 따라 나누는 것은 하나의 네트워크가 호스트의 수를 몇 개까지 가질 수 있는가를 의미한다. 클래스 D는 멀티 캐스팅용, 클래스 E는 연구용으로 사용되어져 실제로 사용되는 클래스는 A, B, C 세 종류이다.

(1) A 클래스

A 클래스는 0xxxxxxx.xxxxxxxx.xxxxxxxx.xxxxxxxx와 같이 IP 주소의 맨 처음 바이트의 시작 1비트가 0으로 시작하는 것이다. A 클래스로 표현되는 IP는 00000000.00000000.00000000.00000000부터 011111111.11111111.11111111.11111111로 십진수로 변화하면 0.0.0.0에서 127.255.255.255까지이다. 0.0.0.0과 127.0.0.0은 사용되지 않는 주소이다. 그래서 A 클래스에서 가장 작은 네트워크는 1.0.0.0이고 가장 큰 네트워크는 126.255.255.255이다. IP 주소 중에 1부터 126으로 시작하는 네트워크가 클래스 A이다. 그리고 하나의 클래스 가질 수 있는 호스트의 수는 2의 24으로 16777216이지만 0

과 1은 제외되고 166777214수를 가진다. 호스트가 모두 0인 것은 네트워크 자체를 나타내고 호스트가 모두 1인 것은 브로드캐스트이기 때문에 제외되는 것이다. 실제로 사용되는 주소는 1.0.0.0에서 126.255.255.255까지 사용된다. 즉 A클래스는 126개의 네트워크와 166777214의 호스트를 구성 할 수 있다.

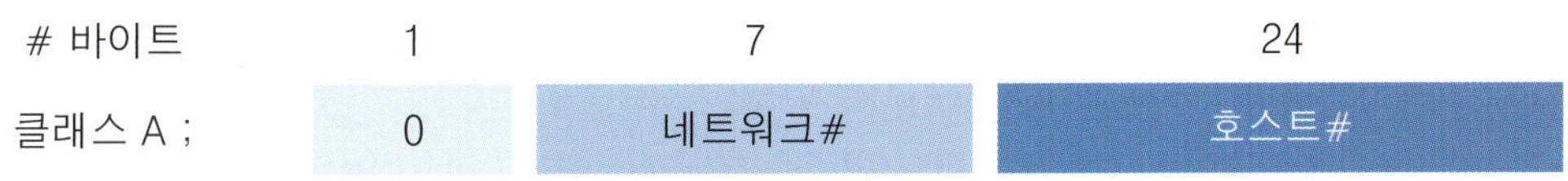

· 네트워크 번호가 1-126으로 시작(27-2=126)
· 한 네트워크 안에 들어갈 수 있는 호스트 수 16,777,214(224-2=16,777,214)

❙그림 5-33❙ A 클래스

(2) B 클래스

B 클래스는 10xxxxxx.xxxxxxxx.xxxxxxxx.xxxxxxxx와 같이 IP 주소의 맨 처음 바이트의 시작 2비트가 10으로 시작하는 것이다. B 클래스로 표현되는 IP는 10000000.00000000.00000000.00000000부터 101111111.11111111.11111111.11111111로 십진수로 변화하면 128.0.0.0에서 191.255.255.255까지이다. 클래스 B는 앞의 16비트(옥트 2개-1)가 네트워크 부분이 되고 나머지 16비트(옥트 2개-부터)가 호스트 부분이 된다. 즉 IP 주소의 시작이 128에서 191로 시작되고, 네트워크 부분은 128.0.0.0에서 191.255.0.0 까지고 호스트 부분은 2의 16승 이므로 65536개가 된다. 여기서 호스트 부분은 네트워크 주소(모두 0)와 브로드캐스트 주소(모두 1)것을 제외하여 65534개의 호스트 주소를 구성한다.

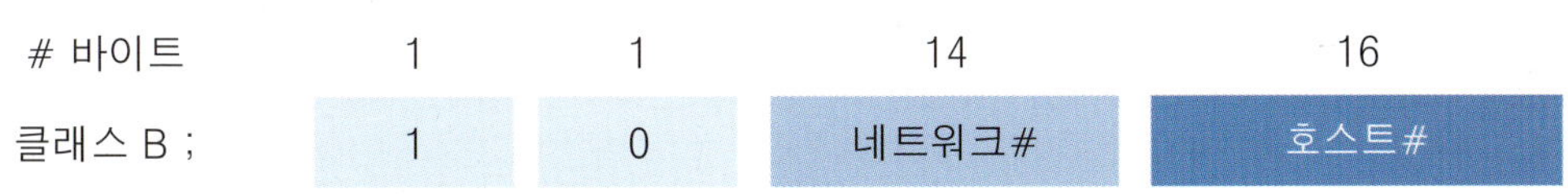

· 네트워크 번호가 128.0-191.255로 시작(214=16,384
· 한 네트워크 안에 들어갈 수 있는 호스트 수 65,534(216-2=65,534)

❙그림 5-34❙ B 클래스

(3) C 클래스

C 클래스는 110xxxxx.xxxxxxxx.xxxxxxxx.xxxxxxxx와 같이 IP 주소의 맨 처음 바이트의 시작 3비트가 110으로 시작하는 것이다. C 클래스로 표현되는 IP는 11000000.00000000.00000000.00000000부터 110111111.1111111.11111111.11111111로 십진수로 변화하면 192.0.0.0에서 223.255.255.255까지이다. 클래스 C는 앞의 24비트(옥트 3개)가 네트워크 부분이고 나머지 8비트가 (옥트-1개) 호스트 부분이 된다. IP 주소의 시작이 192에서 223으로 시작되고, 네트워크 부분은 192.0.0.0에서 223.255.255.0까지고 호스트 부분은 2의 8승으로 256개가 된다. 여기서 호스트 부분은 네트워크 주소(모두 0)와 브로드캐스트 주소(모두 1)것을 제외하여 254개의 호스트 주소를 구성한다.

# 바이트	1	1	1	21	8
클래스 C ;	1	1	0	네트워크#	호스트#

· 네트워크 번호가 192.0.0–223.255.255로 시작(221=2,097,152)

· 한 네트워크 안에 들어갈 수 있는 호스트 수 254(28–2=254)

| 그림 5-35 | C 클래스

8 TCP/IP

1) TCP/IP의 개념(이해)

TCP/IP 프로토콜은 1960년 말 미국방성(DARPA)의 연구에서 시작되었고 그 후 인터넷의 사용이 늘어나면서 네트워크상에서 데이터를 전송하는 표준이 되었다. 인터넷 동작의 중심이 되는 통신규약, 인터넷의 공용어라 할 수 있다. TCP/IP는 전송제어 프로토콜(TCP)와 인터넷 프로토콜(IP)의 합성어이다. TCP는 데이터의 전송 방법을 결정하는 프로토콜로 데이터가 잘 전달될 수 있도록 데이터의 흐름을 조절하고, 데이터가 정확한지 검사하여 성공적으로 데이터가 수신 쪽 컴퓨터에 도착할 수 있도록 보장해주는 역할을 한다. IP는 인터넷상에서 각 컴퓨터(호스트)의 주소를 결정하는 프로토콜로서 패킷으로 변환된 데이터를 네트워크를 통해 다른 호스트(컴퓨터)로 보내는 역할을 한다.

2) TCP/IP의 구조

TCP/IP 프로토콜은 네트워크 접속(network interface)계층, 네트워크계층, 전송계층, 응용계층으로 구분된다.

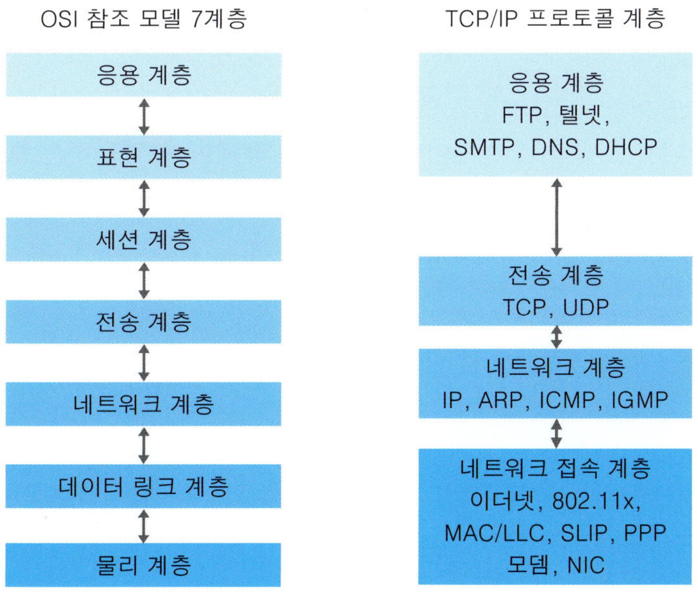

| 그림 5-36 | TCP/IP의 구조

(1) 네트워크 인터페이스(접속)계층

네트워크 인터페이스 계층은 OSI참조 모델의 물리계층과 데이터 링크 계층을 포함하고 있으며 네트워크의 카드와 디바이스 드라이버 등의 하드웨어적 요소를 지원하는 계층이다. 이 계층에서는 데이터를 전송하는 전송 매체를 결정하고 신호 레벨과 구조를 결정한다. 네트워크 인터페이스 계층에 해당하는 TCP/IP 프로토콜은 이더넷, FDDI, SLIP, Token Ring 등이 있다.

(2) 네트워크(인터넷) 계층

인터넷 계층은 TCP/IP의 프로토콜의 하나인 IP 프로토콜이 있어 네트워크의 주소를 지정하고, 데이터그램을 정의하며, 전송에 필요한 경로를 결정해주는 네트워크 계층이다. IP 프로토콜은 상위계층에서 전달받은 패킷에 논리적인 주소 IP를 포함하는 헤더를 추가하여 데이터 링크 계층으로 데이터를 전달한다. 인터넷 계층에 해당되는 TCP/IP 프로토콜은 ARP(address resolution protocol), RARP(reverse arp), ICMP(internet control message protocol)등이 있다. 인터넷 계층은 OSI 참조모델의 네트워크 계층에 해당된다.

(3) 전송계층(Transport Layer)

전송계층은 TCP와 UDP프로토콜을 사용하여 두 호스트(컴퓨터)간의 데이터를 전송하는 계층이다. TCP 프로토콜은 데이터의 전송을 위해 3-way handshaking이라는 방법을 사용하여 송신 측과 수신 측간의 연결 설정 과정을 거쳐서 데이터를 전송한다. UDP(user date protocol)은 연결 설정 과정을 거치지 않고 데이터를 전송하는 프로토콜이다. 따라서 송신 측과 수신 측이 데이터를 주고받는 속도가 빨라 UDP의 활용이 점점 높아지고 있다.

(4) 응용계층(Application Layer)

응용계층은 인터넷 모델의 네 번째이며 가장 높은 레벨이다. 해당하는 프로토콜은 HTTP (hyper text transfer protocol), FTP(file transfer protocol), SMTP(이메일), SNMP (simple network management protocol) 등이 있다.

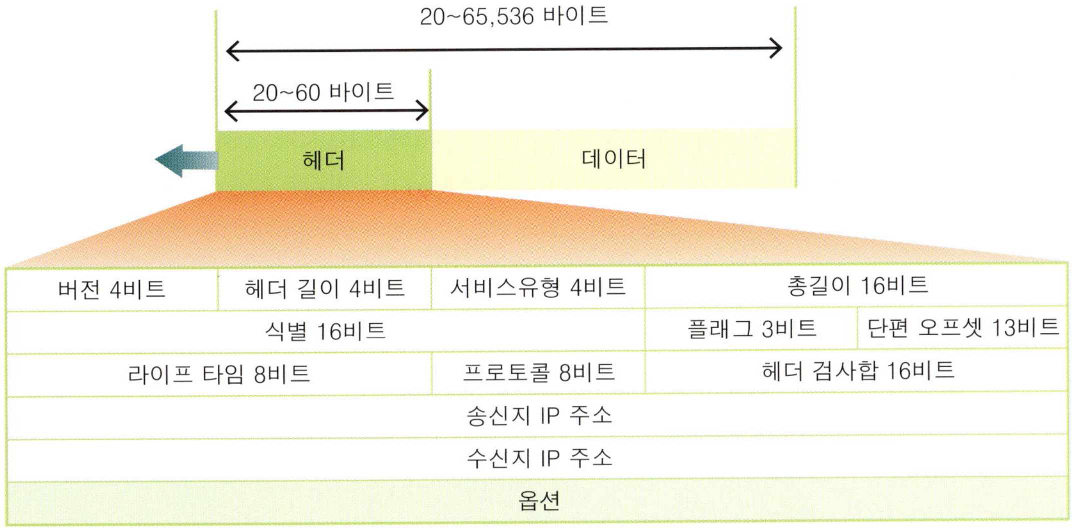

| 그림 5-37 | IP의 헤더구조

3) IP(Internet Protocol)의 이해

IP는 TCP/IP 프로토콜 4계층에서 네트워크 계층에 사용되는 비연결형 프로토콜이다. IP는 TCP로부터 전송을 요구받아 데이터를 전송하는 역할을 하며 TCP로부터 전송받은 패킷을 데이터그램 형태로 캡슐화하여 전송한다. IP는 데이터 교환 전에 세션이 성립하지 않고, 전송이 보장되지 않는 비연결의 신뢰할 수 없는 데이터그램 프로토콜이다. IP는 패킷을 수신지까지 최선을 다해 전송하지만 패킷의 손실, 순서 바뀜, 지연 등과 같은 오류의 복원을 하지 않는다. 즉, IP는 패킷을 전송하는데 최선을 다해 최상의 결과를 시도하는 프로토콜이다.

(1) Version(버전)

IP프로토콜의 버전을 나타내는 필드이다. 현재는 버전 4를 사용하고 버전이 6일 경우에는 10진수 6으로 기록 된다.

(2) Header Length(헤더 길이)

IP 헤더의 전체 길이를 나타내는 필드이다. 이 필드를 검사함으로써 IP와 응용 프로그램들은 어디에서 데이터를 발견할 수 있는지 정확히 알 수 있다.

(3) TOS(Type Of Service-서비스 유형)

데이터의 처리방법을 나타내는 필드이다. 처음 3비트는 우선순위를 나타내는 필드로 숫자가 높을수록 더 높은 우선순위를 나타낸다. 그 다음 4비트는 서비스 유형을 나타내며 유형에 따라 지연(delay), 처리량(throught put), 신뢰성(reliavility), 비용(cost) 등을 설정할 수 있다. 마지막 1비트는 사용하지 않는다.

(4) Packet Length(총길이)

IP 헤더와 IP 데이터그램을 포함하여 데이터그램의 전체 길이를 나타내는 필드이다. 이 필드 데이터의 크기를 비트가 아닌 바이트(byte)로 나타내며 포함할 수 있는 데이터의 크기는 65535(2의 16승 - 1)byte 이다.

(5) Identification(식별)

식별(identification) 필드는 세분화된 패킷의 단편들이 재결합 할 때 동일한 메시지의 일부임을 식별 할 수 있다. 세분화된 패킷들은 번호가 중복되어서는 안 된다.

(6) Flag(플래그)

플래그(flag) 필드는 패킷의 분할을 제어하는 필드로 데이터 그램이 세분화 되었을 때 제어 정보가 들어간다. 처음 비트는 사용하지 않고, 나머지 두 비트가 데이터 그램의 제어용으로 정의 된다.

(7) Fragmentation Offset(단편 오프셋)

단편 오프셋(fragmentation offset)은 단편화된 패킷을 재결합 때 플래그 필드의 한 필드인 MF 필드와 식별 필드와 결합하여 사용한다.

(8) TTL(Time To Live-라이프 타임)

라이프 타임(time to live)은 IP 데이터그램이 네트워크상에서 생존할 수 있는 시간을 지정해주는 필드이다. 생존 시간을 지정해 줌으로써 네트워크의 불필요한 패킷들이 네트워크의 트래픽을 증가 시키는 것을 막아준다.

(9) 전송 Protocol

전송 프로토콜(protocol)은 ip 계층의 서비스를 이용하는 상위 계층의 프로토콜을 지정하는 필드이다. TCP는 6, UDP는 17로 기록된다.

(10) Header Checksum(검사합)

검사합(header checksum)은 데이터의 빠른 처리를 위해서 IP 헤더 부분만 에러 값을 넣는 필드로 TCP/IP 프로토콜에서 오류제어 방법으로 많이 사용되어진다.

(11) Sender Address(송신주소) & Destination Address(수신주소)

송신주소(sender address)는 송신지의 IP 주소를 나타내고, 수신 주소(destination address)는 수신지의 IP 주소를 나타낸다. IP 데이터그램이 송신지와 수신지까지 전송되는 동안 주소 값을 유지해야한다.

(12) Option(옵션)

옵션(option) 필드는 IP 헤더의 옵션을 나타내는 필드이다.

V

9 TCP와 UDP

1) TCP(Transmission Control Protocol)

TCP는 연결 지향 프로토콜로써 사용자 프로세스에게 full-duplex, 바이트 스트림(byte stream) 서비스를 지원한다. 연결 지향 프로토콜은 송신 측 호스트(컴퓨터)가 수신 측 호스트에게 데이터를 전송하기 전에 미리 데이터를 전송할 수 있는 연결 통로를 만들어서 데이터를 전송하는 것을 의미한다. TCP는 네트워크에 연결된 각 호스트 간의 오류 제어와 패킷의 중복방지, 순차적 전송을 하여 신뢰성 있는 데이터 전송을 한다.

(1) Source Port

전체 길이 16비트를 갖는 송신 측의 포트 번호

(2) Destination Port

전체 길이 16비트를 갖는 수신 측의 포트 번호

(3) Sequence Number

순서번호 필드로서 세그먼트된 window의 순서번호를 나타낸다. 순서번호는 수신지 TCP에 세그먼트의 첫 번째 바이트가 순서 번호에 해당하는 바이트라는 것을 알려준다.

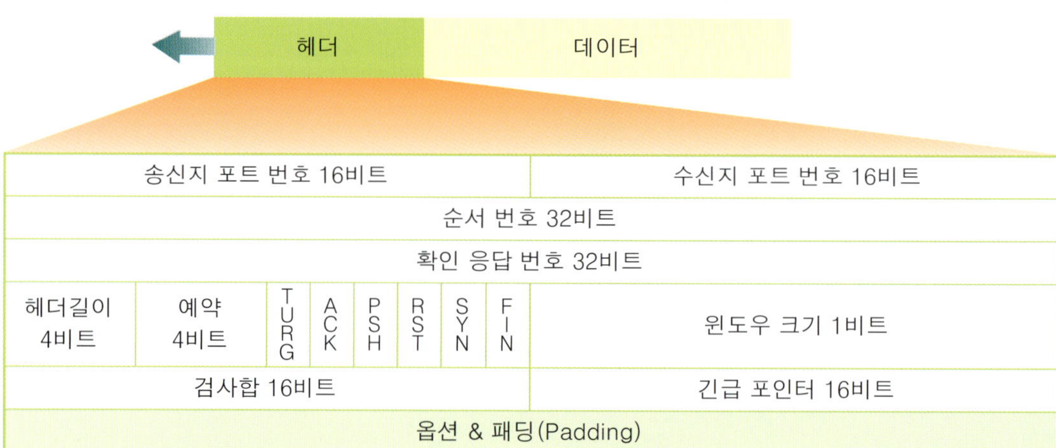
헤더
데이터
송신지 포트 번호 16비트
수신지 포트 번호 16비트
순서 번호 32비트
확인 응답 번호 32비트
헤더길이 4비트
예약 4비트
URG
ACK
PSH
RST
SYN
FIN
윈도우 크기 1비트
검사합 16비트
긴급 포인터 16비트
옵션 & 패딩(Padding)

| 그림 5-38 | TCP 헤더

(4) Acknowledge Number

수신 측에서의 데이터를 오류 유무를 나타내는 필드로 세그먼트를 수신하는 노드가 상대편 노드에서 수신하려는 바이트의 번호다.

(5) Header Length

이 필드는 전체 헤더의 길이를 나타내는 필드로 사용자 데이터의 시작을 나타내 준다.

(6) Reserved

나중에 사용하려고 예약된 필드다.

(7) 제어코드

TCP 패킷의 종류를 나타내는 필드로 프로토콜의 동작을 제어하는 데 사용하는 플래그다. 제어코드의 종류는 URG(urgent), ACK, PSH(push), RST(reset), SYN(synchronize), FIN(finish) 필드로 구성되어진다.

(8) 윈도우 사이즈(Window Size)

이 필드는 흐름제어 과정에서 상대방이 유지해야 하는 바이트 단위의 윈도우 크기를 정의한다.

(9) 검사합(Checksum)

이 필드는 전체 헤더를 포함한 데이터의 오류 검사 값을 나타내는 필드다.

(10) 긴급 포인터(Urgent Pointer)

사용자 응용계층에서 사용하는 필드로 데이터의 긴급을 나타내는 필드이다.

(11) Option

송신자가 수신하기 원하는 세그먼트의 최대크기를 나타낸다.

(12) Padding

이 필드는 option의 길이가 32bit에 미치지 못할 경우 32bit를 채워주기 위한 필드이다.

2) UDP(User Datagram Protocol)

UDP는 비연결 프로토콜로 TCP(연결 지향 프로토콜)와 달리 패킷의 흐름제어, 오류제어, 단편화 및 전송 보장 등의 기능을 뺀 프로토콜로서 송신 측에서는 무조건 송신만을 하는 프로토콜이다. UDP는 데이터를 전송할 때 연결 설정 작업을 하지 않고 데이터를 전송하기 때문에 패킷이 정확한 전송을 보장하지 않는다. UDP 헤더는 TCP 헤더에 비해 간단하여 상대적으로 통신 과부하가 적어서 정확성보다는 전송속도가 더 중요할 때 유용하다.

(1) Source Port

전체길이 16bit 길이를 갖는 송신 측의 포트번호로 데이터 영역의 데이터 정보를 만든 전송 시스템의 프로세스나 응용 프로그램을 말한다.

(2) Destination Port

전체길이 16bit 길이를 갖는 수신 측의 포트번호로 데이터 영역의 데이터 정보를 처리할 수신 시스템의 프로세스나 응용 프로그램을 말한다.

(3) Message Length

UDP 헤더와 데이터를 포함한 전체 길이를 나타내는 것으로 UDP 메시지에 포함된 데이터 정보의 양을 나타낸다.

(4) Checksum(검사합)

이 필드는 UDP 헤더와 데이터 및 IP 헤더의 오류 검사 값을 나타내는 필드이다.

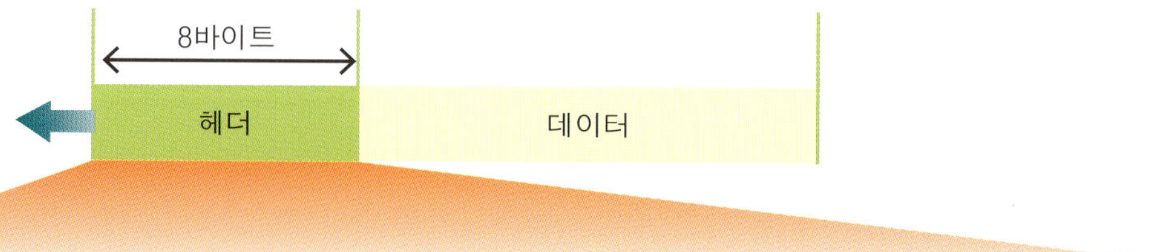

송신지 포트 번호 16비트	수신지 포트 번호 16비트
총 길이 16비트	검사합 16비트

| 그림 5-39 | UDP 헤더

Chapter 6

영상 조회 장치

학습목표

- FILM System에서의 영상조회 방법에 대하여 설명할 수 있다.
- PACS 워크스테이션(Workstation)의 기본개념과 종류에 대하여 알 수 있다.
- 의료영상표시 장치(Monitor)의 종류에 대하여 이해할 수 있다.
- Printer의 기본개념과 종류에 대하여 설명할 수 있다.

Chapter 06

영상 조회 장치

1 FILM System에서의 영상조회

S/F(screen/film) 방식에서의 X-선 영상은 film에 저장 되어 있어 별도의 장치를 사용하여 film에 저장된 X-선 정보를 확인할 수 있었다. 그 장치가 view box이다. view box는 사진을 걸쳐서 뒤에서 빛을 비추어서 독영(讀影)하는 것으로 안에 형광등이 들어간 상자모양의 film viewer이다.

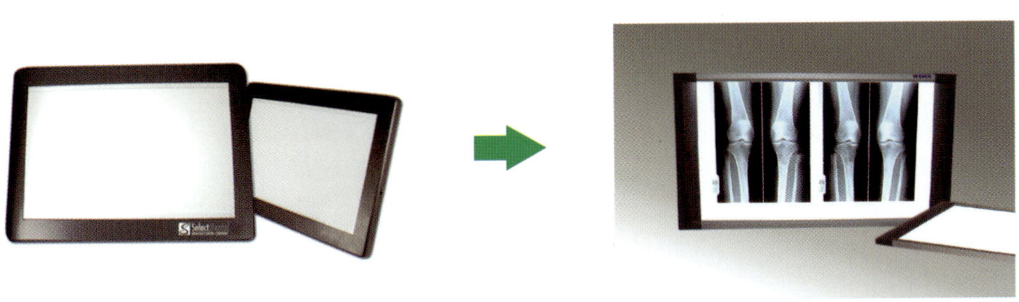

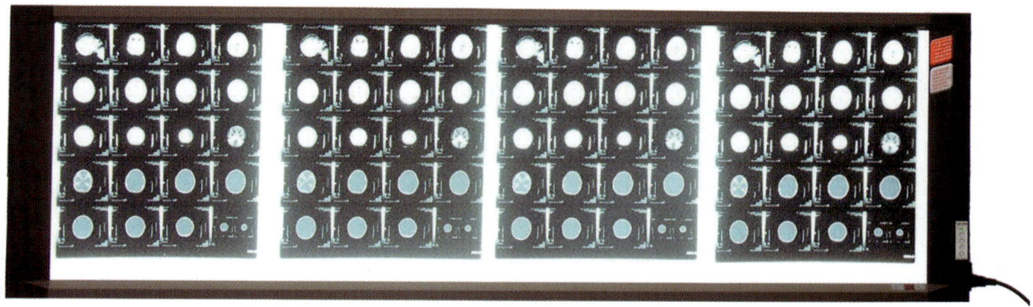

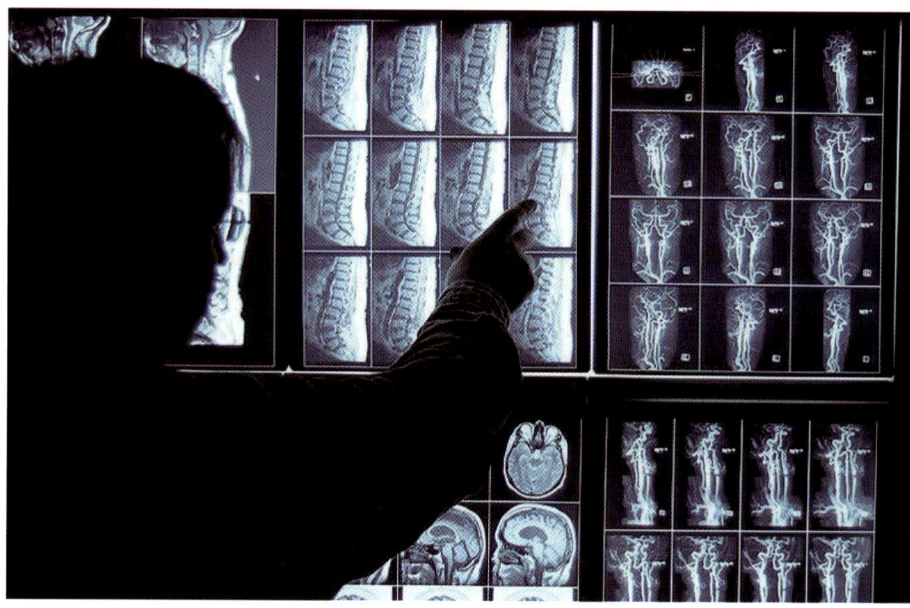

| 그림 6-1 | View box를 이용한 영상판독

2 PACS 워크스테이션(Workstation)

워크스테이션(workstation)은 특수한 분야에 사용하기 위해 만들어진 고성능의 컴퓨터를 말하며 개인용 컴퓨터와 미니 컴퓨터의 중간 단계에 위치하는 컴퓨터로 개인용 컴퓨터와 비교해서 그래픽 처리나 데이터 관리 등의 처리능력이 뛰어나고 대형 컴퓨터와 긴밀하게 연계되어 각종 처리를 할 수 있는 단말기이다. PACS 워크스테이션은 컴퓨터에 연결되어 있는 모니터(단말기)를 통하여 영상을 조회하는 곳, 작업대, 작업장소라 정의할 수 있다. PACS에서 워크스테이션의 역할은 고성능의 컴퓨터(단말기)를 이용하여 모니터에 X-선 영상을 표현하는 것이다. 그래서 모니터(monitor)의 성능과 컴퓨터의 사양이 워크스테이션의 성능에 영향을 미친다. PACS을 위한 워크스테이션의 컴퓨터 사양은 다음과 같다.

(1) CPU: PⅢ 500 이상
(2) Memory : 128M ~ 256M
(3) HDD : SCSI 5500 rpm 10G
(4) Graphic card:(1280*1024/1600*1200)single or dual, refresh rate 70Hz
(5) 보조저장장치 : CD-R or CD-RW

PACS 워크스테이션은 사용목적에 따라 방사선과 진단용(digonostic display workstation), 임상용(clinical display workstation), 특수 진단용(special display workstation) 등으로 구분되어진다.

1) 진단용 워크스테이션(Diagnostic Display Workstation)

진단용 워크스테이션(diagnostic display workstation)은 영상의학과(방사선과) 전문의가 진단 전용 모니터에 표현된 X-선 영상의 정보를 이용하여 일차적으로 판독 업무를 수행하는 워크스테이션이다. 진단용 워크스테이션의 모니터 사양은 다음과 같다.

(1) 해상도 : 2K * 2K 이상
(2) 재생률(refresh rate) : 70Hz 이상
(3) 휘도(brightness) : 100flb 이상
(4) 크기 : 20"CRT or LCD (CT등은 19" 이상)
(5) 모니터의 수 : 2대 이상
(6) Color : 흑백 전용(white tone or blue tone)

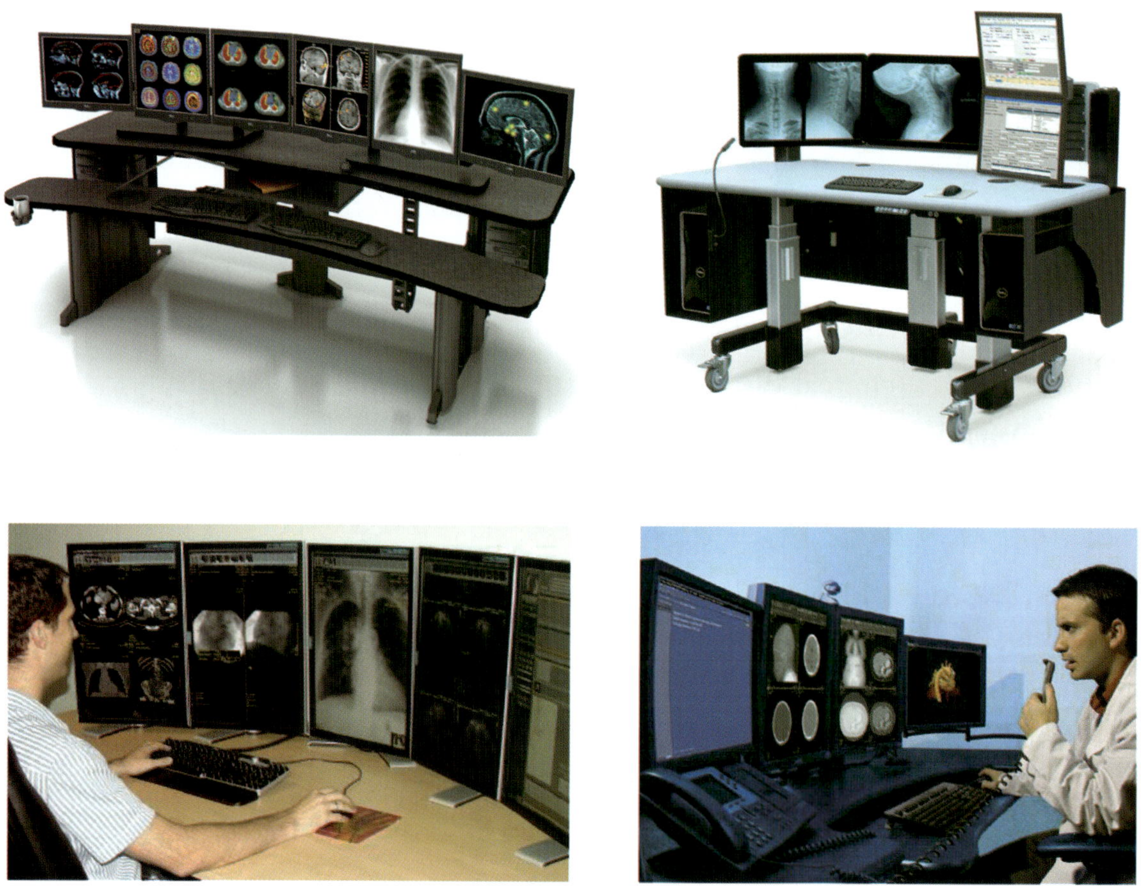

| 그림 6-2 | 진단용 워크스테이션

2) 임상용 워크스테이션(Clinical Display Workstation)

임상용 워크스테이션(clinical display workstation)은 외래 진찰실, 각 병동, 응급실, 수술실 등에서 임상 의사들이 환자들의 진료를 위해 영상을 조회 하거나 판독결과를 조회하는 워크스테이션이다. 임상용 워크스테이션의 모니터 사양은 다음과 같다.

(1) 해상도 : 1K * 1K 이상
(2) 재생률(refresh rate) : 70Hz이상
(3) 휘도(brightness) : 200에서 500cd/sq.m
(4) 크기 : 17"CRT or 15"LCD 이상
(5) 모니터의 수 : 각 진료실마다 1대 이상, 각 병동마다 1대 이상
(6) 색(color) : 24bit true color

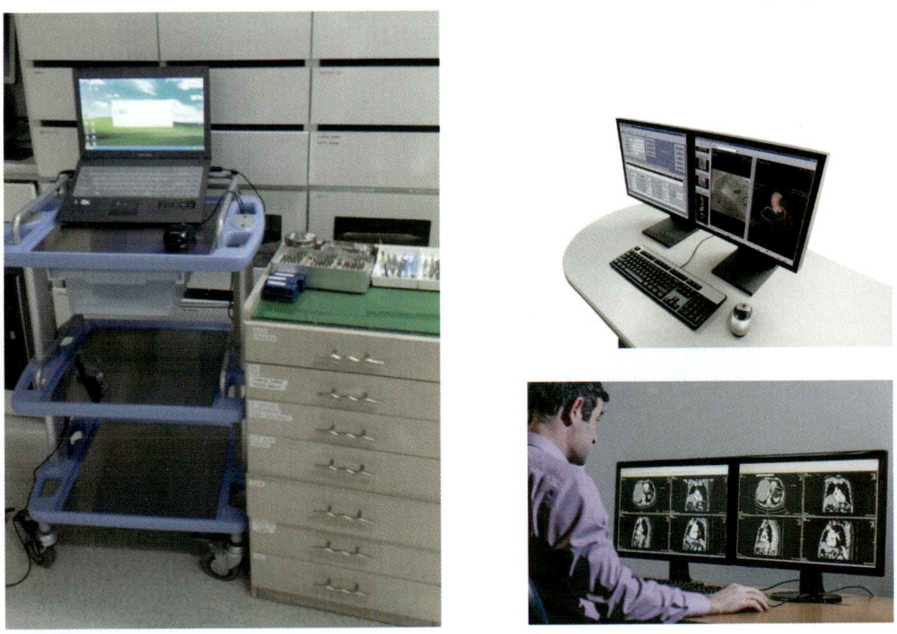

| 그림 6-3 | 임상용(병동, 수술실) 워크스테이션

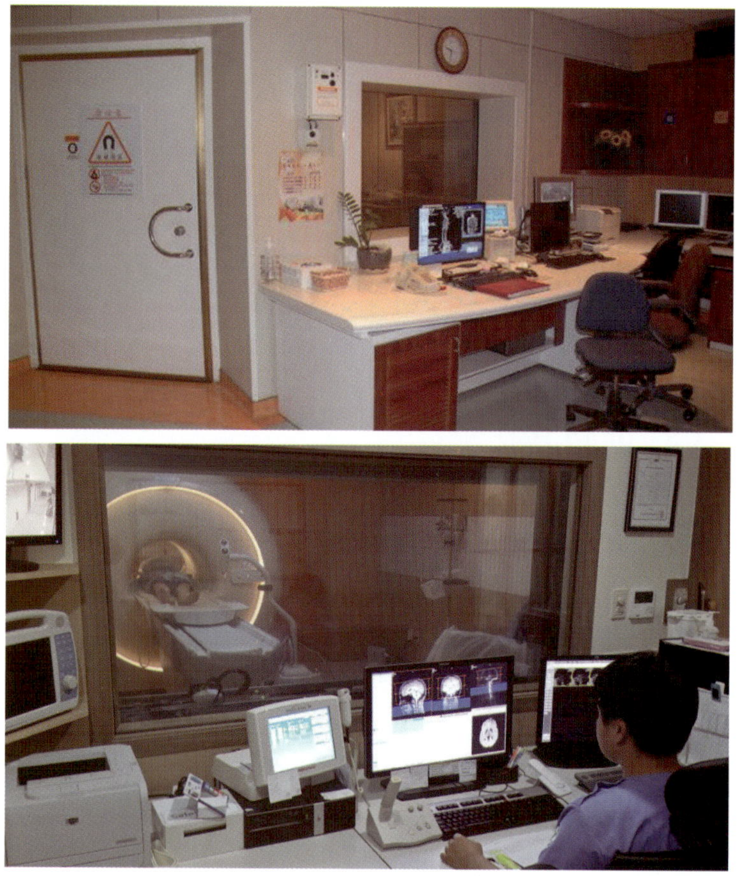

| 그림 6-4 | 임상용(진료실, 촬영실) 워크스테이션

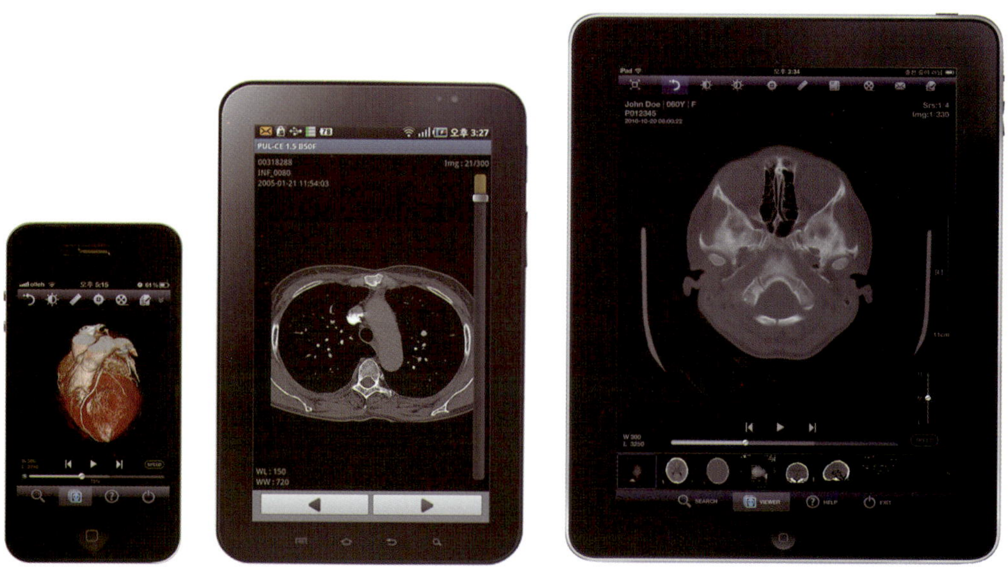

| 그림 6-5 | 임상용(모바일) PACS viewer

3 의료영상표시 장치(Monitor)

1) 모니터

(1) 모니터의 휘도, 해상도, 분해능

의료영상표시 장치(모니터)에서 X-선 정보 판독 시 중요한 요소로는 모니터의 밝기, 모니터의 해상도, 모니터의 분해능이 있다. 모니터의 밝기는 CRT, LCD와 같은 면 광원의 빛의 세기를 나타내는 휘도(luminance)를 말한다. 즉 모니터가 얼마나 밝고 어두운지를 수치적으로 나타내며 candela/square meter(cd/sq.m)로 표시한다. 과거의 모니터는 80~150cd/sq.m 정도의 밝기를 가졌지만 현재는 200~500cd/sq.m 정도의 밝기를 가진 모니터가 대부분이다. 예를 들면 85cd/sq.m 휘도는 어두운 곳에서는 밝게 보이지만 밝은 곳에는 침침하게 보인다. 따라서 모니터의 밝기가 충분하지 않으면 다양한 영상을 판독하는데 있어서 문제가 된다.

해상도란 영상이 모니터 화면에 표시될 때 어느 정도의 크기로 표시되는가를 수치로 나타낸 것으로 영상의 크기라 할 수 있다. 모니터 해상도는 한 화면에 픽셀이 몇 개나 포함되어 있는지를 말하는 것으로, 대개 가로의 픽셀 수와 세로의 픽셀 수를 곱하기 형태로 나타낸다. 곧, 2,048×2,048는 가로 2,048개×세로 2,048개의 픽셀로 모니터에 나타낸다는 표시이다. X-선 film에서 가슴사진(chest 14*17) 의 경우 film과 같은 해상도를 나타내려면 가로 2048 세로 2560 정도의 해상도를 가진 판독 전용 모니터를 사용해야 한다. 같은 해상도라도 크기가 작은 모니터에서 더 선명하고, 큰 모니터로 갈수록 면적이 넓어지므로 선명도가 떨어진다. 해상도가 높을수록 선명한 영상을 볼 수 있지만 그만큼 1인치당 점의 수가 많아져서 많은 양의 메모리가 필요하게 되어 컴퓨터 속도를 떨어뜨린다. 따라서 목적에 맞는 해상도를 가진 모니터를 사용하는 것이 바람직하다.

분해능은 컴퓨터 그래픽에서 화면상의 각 점에 색깔 대신 흑백의 명암을 지정하여 화상을 형성하는 것으로 gray level, 모니터의 contrast 해상도라 말한다. 8비트는 256가지 색을 나타낼 수 있고 12비트는 4096가지 색으로 표현 할 수 있다.

(2) 모니터의 크기, 재생률, 도트피치

모니터의 크기는 모니터 화면의 대각선 길이를 측정하여 나타내고 단위는 inch로 표시한다.

대한 PACS학회는 판독용 모니터는 20인치 이상을 권고하고 임상용 모니터는 17인치 이상을 권고한다.

모니터 재생률(refresh rate)은 모니터에 나타나는 화면을 유지하기 위해, 1초 동안에 전자총(electron gun)으로 모니터 표면에 전자 빔을 쏘아 보내는 횟수를 말한다. 영상은 음극선관(CRT) 뒤에 있는 3개의 전자총에서 쏘는 전자 빔이 모니터 표면의 인을 발광시킴으로써 나타나게 되는데, 인의 발광 시간이 극히 짧기 때문에 반복적으로 전자 빔을 쏘아 보내어 영상을 유지하게 된다. 재생률이 70Hz라는 것은 전자총이 1초에 전자 빔을 70회 쏘아 보내는 것을 의미한다. 일반적으로 재생률이 72Hz 이거나 이상이면 눈의 피로를 유발하지 않는다. 따라서 대한 PACS학회는 재생률이 72Hz 이상의 모니터 사용을 권고한다.

도트 피치(dot pitch)는 근접하는 도트와 도트 사이의 거리를 mm 단위로 나타낸 것으로 모니터 화면에 나타나는 점의 간격을 말한다. 도트피치는 모니터의 해상도를 결정한다. 모니터의 크기에 따라 글자 크기가 좌우되는 것이 아니라 해상도와 도트피치에 따라 표현할 수 있는 글자의 크기가 달라지게 된다. 도트피치는 화면에서 볼 때 인접한 무수한 점들의 간격으로 모니터의 선명함에 가장 중요한 영향을 미치는 요소이다. 따라서 점들의 개수가 많을수록 화면은 더욱 선명해지고 눈에 피로도 적어진다. 일반적인 모니터의 도트피치는 0.26~0.28 mm 정도이다.

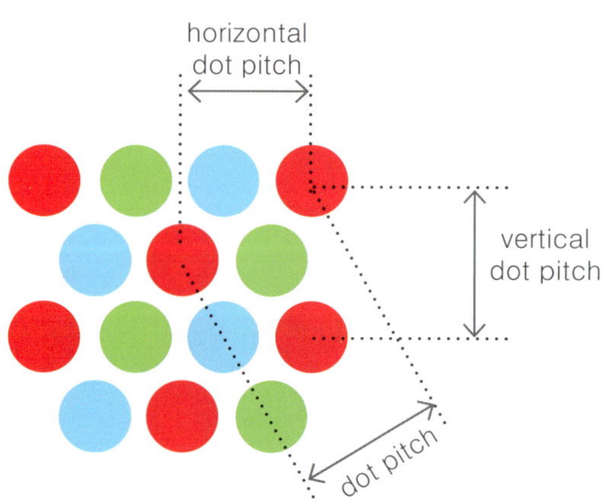

| 그림 6-6 | 도트 피치

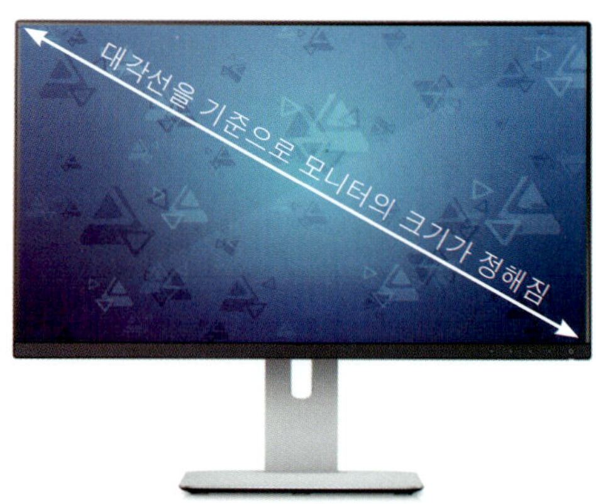

| 그림 6-7 | 모니터의 크기

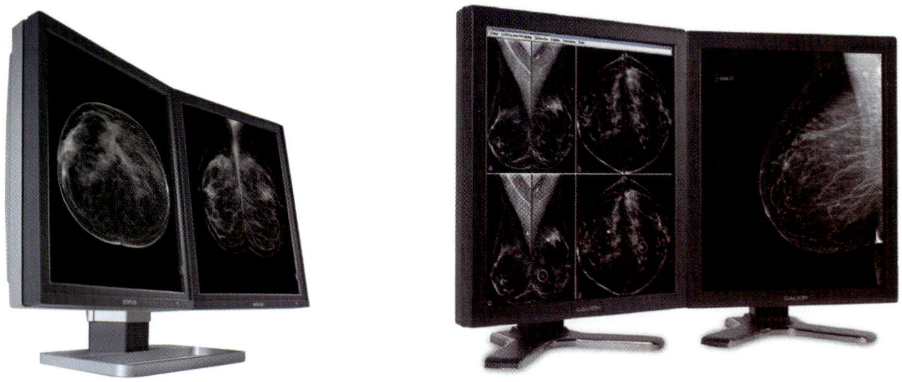

| 그림 6-8 | Diagnostic Monitors

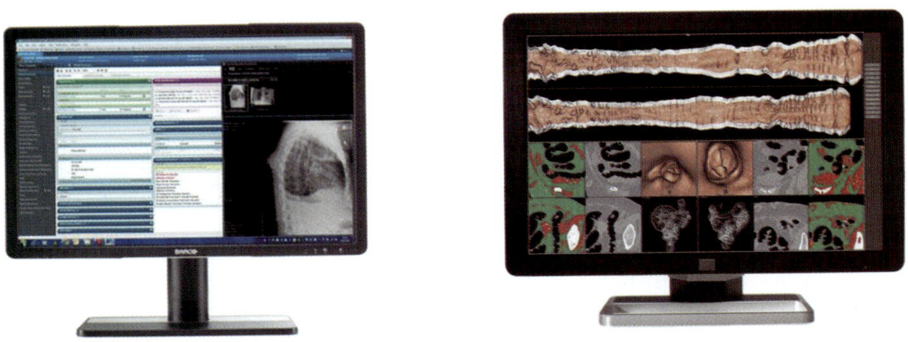

| 그림 6-9 | Clinical Review Monitors

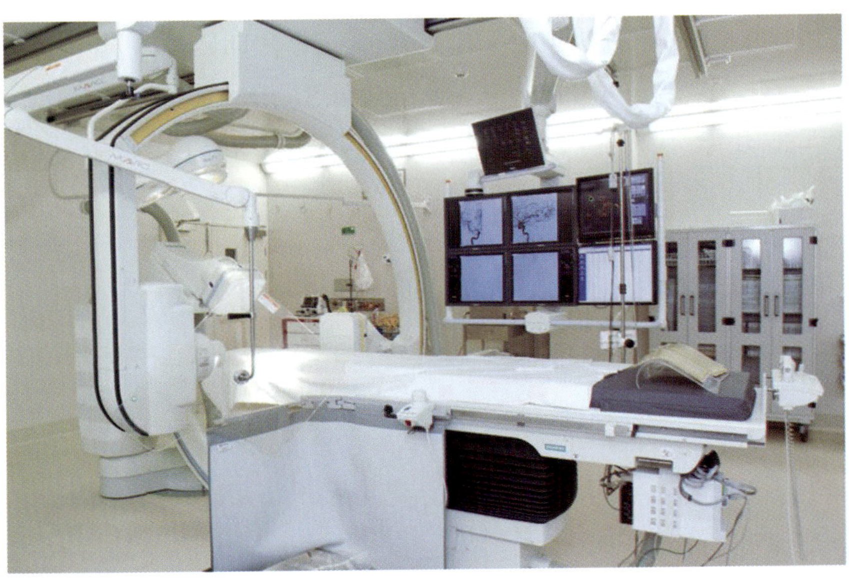

| 그림 6-10 | Surgical Display Monitor System

4 Printer

PACS 이전 일반촬영의 X-선 정보는 아날로그 형태로 film에 저장되어 영상을 판독해서 진료에 이용되었다. 방사선 검사 장비의 발전으로 CT, MRI 등이 개발되면서 X-선 정보를 디지털 형태로 모니터에 표현할 수 있게 되었다. PACS 보다는 CT, MRI 등의 방사선 검사 장비들이 병원에 먼저 보급되어 사용됐기 때문에 이 장비들의 모니터에 표현되는 디지털 형태의 X-선 정보를 아날로그 형태로 변환해야 했다. 그 변환하는 장비를 printer라고 한다. 초창기 printer는 일반 촬영과 같이 별도의 암실을 설치하여 자동 현상기를 이용해 디지털 영상을 film형태의 아날로그 영상으로 변환하였다. 이러한 형태로 film을 출력하는 것을 습식 printer라 말한다. 습식 printer는 자동현상기를 이용하기 때문에 암실이 필요해서 별도의 공간이 필요하고 또한 현상액, 정착액과 같은 화학 약품을 사용하기 때문에 환기장치도 필요하다. 이러한 습식 printer의 단점을 보완하기 위해 laser를 이용한 건식 printer가 개발되었다. 건식 printer는 He-Ne gas, 반도체 laser를 사용하여 laser 전용 film(편면유제)에 laser를 노광시켜 영상을 기록하는 현상장비이다. PACS가 병원에 보급되기 이전 printer는 방사선검사 장비들의 디지털 영상을 아날로그 영상의 형태로 변화시켜 영상을 판독하여 진찰하는데 사용되었다. 병원에서 PACS 보급이 늘어나면서 습식 printer 사용은 찾아볼 수 없게 되었고 건식 printer만이 특별한 목적으로만 사용된다. 건식 printer를 이용하여 PACS영상을 출력하기 위해서는 PACS의 DICOM 규격을 지원하여야 한다. 초기 건식 printer는 DICOM 기능이 없어 PACS와 printer를 연결하여 DICOM 기능을 지원하는 별도의 장치, printer spooler가 필요했다. 현재는 모든 건식 printer가 DICOM 규격을 지원할 뿐만 아니라 네트워킹이 가능하여 장비간의 백업 및 상호간 데이터 교환도 가능하다.

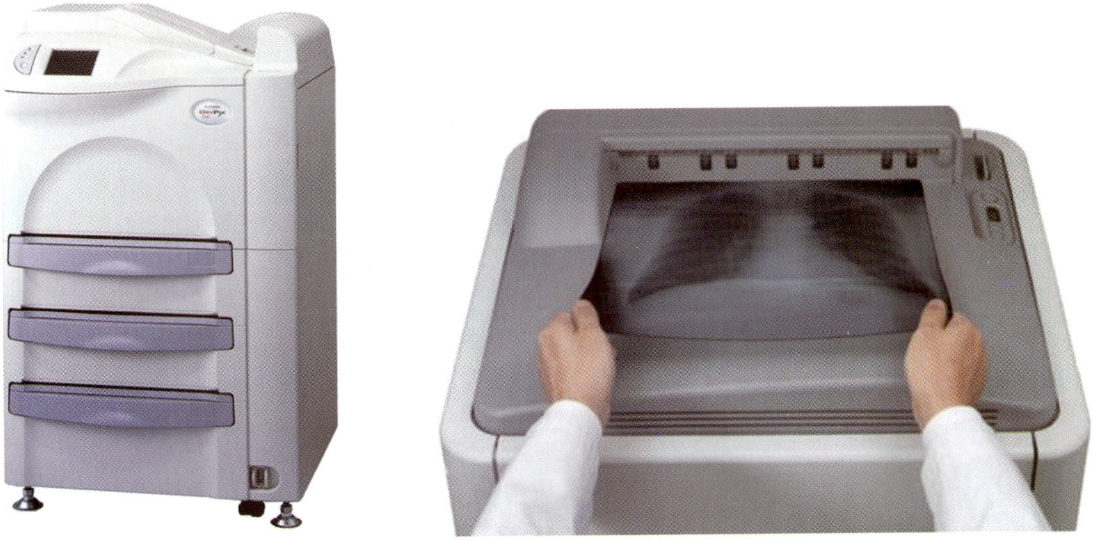

| 그림 6-11 | laser film printer

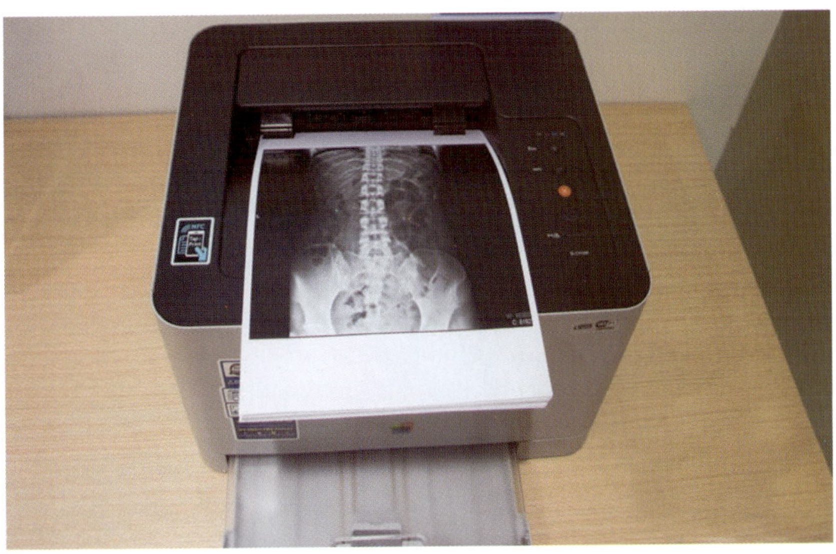

| 그림 6-12 | paper film printer

5 CD copy

PACS 사용 이전에는 환자 본인이 다른 병원에서 진료 받기 위해 원본 film을 대여하거나 필름 복사기를 이용하여 film을 복사한 후 영상을 film의 형태로 가지고 갔다. 각 병원들의 PACS 구축이 늘어남에 따라 film 형태로 영상을 외부로 옮기던 방식이 CD에 영상을 저장하여 외부로 옮길 수 있게 되었다. CD copy는 영상획득장치에 의해 만들어진 영상(DICOM 파일)을 출력하여 이미지 프로세싱을 위해 공 CD에 레코딩하여 CD에 영상을 옮기는 것을 말한다. 각 병원 마다 동일한 PACS를 사용하지 않기 때문에 CD copy 출력(export) 방식이 PACS업체들 마다 다르다. 그래서 CD에 copy된 영상을 각 병원의 PACS 서버에 입력(import) 할 때 문제가 발생되기도 한다. 이러한 문제점을 해결하고자 대한의료영상정보관리학회(KMIAA)에서는 다음과 같은 권고안을 발표하였다.

KMIAA CD copy 출력(Export) 권고안

1. CD 제작시 압축해제(uncompression)후 변환하여 전송한다.
2. 압축(compression) 전송시 규정을 준수한다.
3. DICOMDIR 규정을 준수한다.
4. DICOM 3.0 규정을 준수한다.
5. 자동실행(Autorun) 기능이 있어야 한다.
6. Layout 등 기본적인 tool 기능이 보강되어야 한다.
7. 변형적인 DICOM 파일은 보내지 말아야 한다.
8. IE(Internet Explorer) virsion에 따라 문제가 없어야 한다.
9. Import시 CD에서 바로 전송할 수 있는 기능이 있어야 한다.
10. CD viewer에 BMP, JPEG 파일로 convert 기능이 탑재 되어야 한다.
11. Color image의 충실한 표현이 되어야 한다. (핵의학, 내시경, 3D영상 등)

KMIAA CD copy 입력(Import) 권고안

1. DICOM DIR 규정을 준수한다.
2. DICOM 파일을 직접 access 하여 입력(import)시킬 수 있어야 한다.
3. 전송전 등록번호 등 환자정보를 손쉽게 변환할 수 있어야 한다.
4. DICOM, JPEG, BMP등 모든 파일을 자동 변환하여 입력시킬 수 있어야 한다.
5. 확장명에 상관없이 입력시켜야 한다.

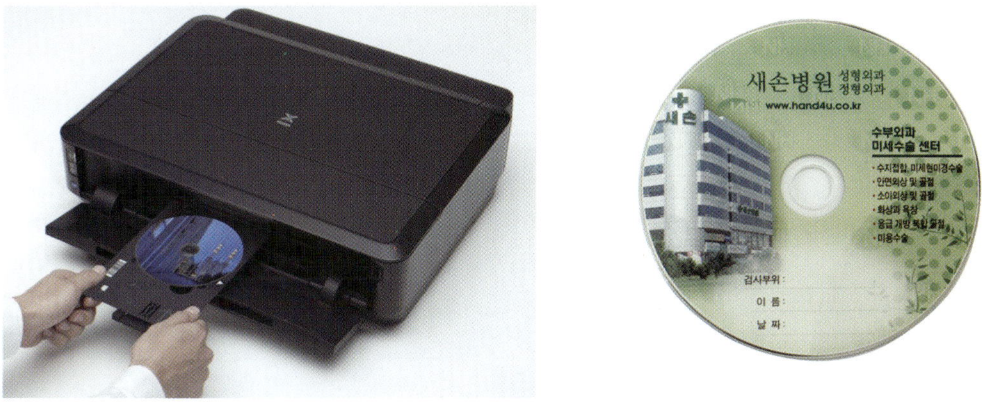

| 그림 6-13 | CD copy

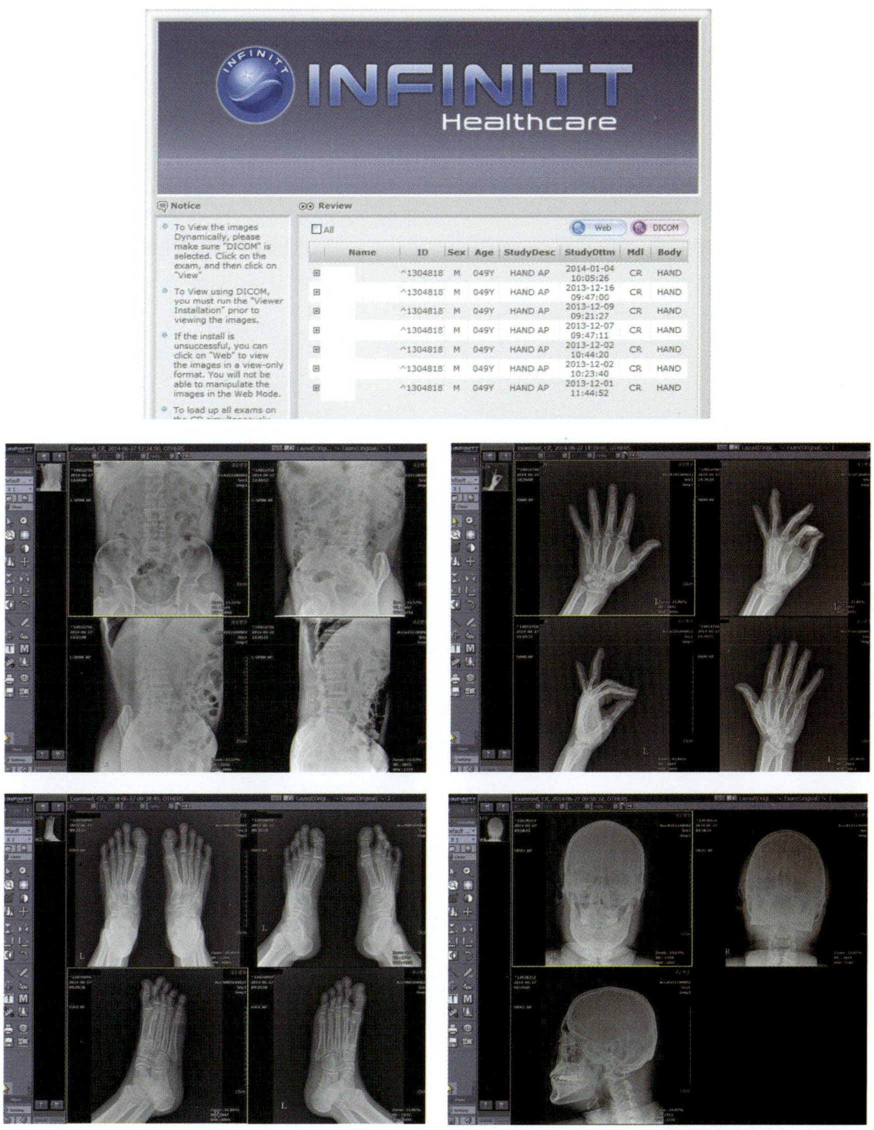

| 그림 6-14 | CD copy view

Chapter 7
원격의료진료

학습목표

- 원격진료의 유래에 대하여 이해한다.
- 원격진료의 종류에 대하여 이해하고 설명할 수 있다.
- 원격진료의 제도적 개선에 대하여 이해하고 설명할 수 있다.
- 원격진료의 미래에 대하여 이해한다.

Chapter 07
원격의료진료

1 원격진료의 유래

원격의료의 시작은 1960년대였으며 첫 원격의료 프로젝트는 1959년 interactive video가 정신건강 서비스를 제공하기 위하여 사용되었던 네브라스카(Nebraska)에서 시작되었다.

1960년대 후반, 원격의료의 진정한 선구자인 Dr. Kenneth Bird가 보스턴의 Loran 국제공항의 walk-in clinic과 메사츄세스병원(MGH) 사이에 마이크로웨이브 비디오 링크를 설치했다. 이 시스템은 현지 간호사가 의료자문을 하기 위해 사용되었고 또한 원격의료영상, telepathology, teledermatology를 포함하는 다양한 원격의료를 실험하기 위해 사용되었다.

미국에서 이러한 초기 시스템의 성공에도 불구하고 자본투자는 제한적이었고 시스템도 자립하지 못했다.

그 후 1986년에 창시되었고 오늘날까지 운영되고 있는 북아메리카의 유일한 원격의료 프로그램은 Newfoundland에 있는 메모리얼 대학에 의하여 관리되고 있다. 다른 프로젝트와는 달리 이 시스템은 20년 이상 존속되어 왔으며 또한 더 비용이 드는 teleconference를 강조하면서 의학교육을 위해 사용되어져 왔다.

미국에서 1995년 말까지 원격의료의 실현과 시험계획을 위해 10억 달러 이상을 지출하면서 연구와 발달에 거대한 역할을 한 스폰서는 국방부였다. 국방부는 평화시에나 전시에나 양질의 의료서비스를 외딴 지역에 있는 국방부 요원과 그들의 가족에게 제공해주는 수단으로 여겼으며 원격의료 시스템은 부상자에게 더욱 빠르고 전문적인 응급치료를 제공할 수 있을 것이라고 예상했다. 최근에는 국방부의 관리보호기관들이 원격의료시스템이 경쟁적인 시장에서 질을 유지하고 가격을 억제하는 방법을 연구하기 시작했다.

북아메리카에서는 1993년에 대략 2,250건의 원격의료 진찰이 시작되었다. 최근 조사에 따르면 1993년에 비해 1994년에는 대화식 비디오를 매개로 한 원격의료 진찰이 두 배에 이르렀다고 한다.

원격의료는 기본적으로 원격화상회의(teleconference)와 의료영상의 원격전송 시스템의 두 가지 시술이 복합되어 사용되며, 추가로 PACS와 HIS 까지 연결이 가능하다. 이런 의미에서 원격의료는 의료업계에서 지향하는 미래의 병원 시스템이라 할 수 있으며, 원격의료영상은 원격의료를 만드는 기본 기술 중의 하나로 서로 떨어진 지역 사이에 의료영상의 전송을 담당하는 시스템인 것이다.

물질문명이 발달함에 따라 인간의 건강에 대한 관심은 날이 갈수록 높아가고 있다. 이와 더불어 좀더 편리하고 저렴한 양질의 의료혜택을 누리려고 하는 욕망도 점차 커지고 있다. 컴퓨터 주변기기 및 하드웨어, 소프트웨어 기술의 발달은 이러한 욕구를 어느 정도 충족시킬 수 있을 정도로 발전을 거듭하고 있으며, 미래의 세계에서나 가능하리라고 생각되었던 많은 일들이 실제로 외국에서는 보편화 되고 있으며 국내에서도 많은 개발이 활발하게 진행되고 있다.

의료분야에서도 이러한 컴퓨터 정보통신기술이 도입되고 있으며, 구미 대학병원과 연구소를 중심으로 원격의료(telemedicine)에 대한 연구가 꾸준히 진행되어 왔다.

쉽게 생각하면, 원격의료는 도시에서 멀리 떨어진 격지촌과 도시병원과 연결, 환자나 의료진들이 먼 거리를 여행할 필요 없이 서로 화면을 통해 대화하면서 상담을 하거나 필요한 자료들을 주고받는 것을 가능하게 하는 시스템이다.

원격의료의 경제성과 실용성은 이미 입증되고 있다. 최근 미국의 일일 의료비 지출은 20억달러 정도로 국민총생산의 13% 가량 된다. 이렇게 의료비용이 계속 상승되면 수백만의 미국인이 양질의 의료혜택을 받기 어렵게 되고 도시와 농어촌 병원들이 진료의 질과 경영난으로 폐업하는 사태에 이를 수 있다. 따라서 의료비용 조절이 중요한 관심사 중의 하나이며 주와 연방정부는 의료청구 비용을 조절하기에 고심하고 있었다. 이러한 문제를 극복하는 방법의 하나로 원격의료의 도입이 검토되고 추진되었다.

원격의료란 원격에서 협의진료, 전문의료진 교육, 환자정보의 관리와 전송, 전자 의료비 청구와 처리 및 전자 재고관리 시스템을 지원하는 체계를 말하는데 미국의 경우 이 체계의 도입으로 연간 360억 달러 이상의 의료비용을 절감할 수 있다고 한다. 이와 같은 원격의료의 경제적, 실용적 효용성은 몇 가지 기본기술의 경제성이나 실용적인 면이 뒷받침되었기 때문이다.

국내에서도 원격의료에 관련된 기술력이 이미 상당한 수준에 도달해 있으며 원격의료영상(teleradiology)기술이나 원격영상회의(teleconference)기술을 상품화하기에 이르렀다.

원격의료를 하기 위해서는 의료법 시행규칙에 따라 정해진 시설과 장비를 갖추어야 한다.

2 원격진료의 종류

1) 원격진료 시스템의 구성 요건

(1) 서버

서버는 단말장치에서 보내온 데이터를 처리하여 다시 전송하거나 보관하여 주는 역할을 하는 장치이다. 통신망기술의 발달로 종전의 호스트라고 불리는 중앙집중 처리장치에서 요구되었던 것보다 서버의 부담은 많이 줄어들었다. 따라서 부가적으로 통신기능을 갖는 시스템이 서버 또는 중앙처리 시스템으로 적합하다. 서버는 일반적으로 대용량의 주 메모리를 갖고 있어 각각의 단말기에서 처리하기 어려운 프로그램을 동작시켜 도출해 내고 있으며 대규모의 데이터베이스 등을 구축하여 각각의 단말장치에서 입력되는 정보를 통합적으로 관리하고, 이를 요구하는 각 단말장치에 제공하고 있다. 서버는 대규모의 하드디스크 등 보조기억 장치를 통해 주요 프로그램과 대용량의 데이터를 저장하는 기능, 자기테이프 장치를 이용하여 기록된 데이터를 백업하는 기능, 단말 장치와 데이터를 주고 받기 위한 통신기능을 갖는다.

(2) 네트워크

PACS는 병원 내에서 발생하는 의학영상의 전송과 효율적인 관리를 위한 방안으로 병원에 설치된 근거리지역 통신망을 이용하여 의학영상의 전송을 시행하는 시스템이다. PACS는 환자의 상태를 검사한 필름을 의사가 수 초 만에 컴퓨터 영상으로 띄워 진단에 이용할 수 있으며 해상도를 크게 손상시키지 않는 선에서 확대, 축소도 가능하므로 정확한 진단에 도움이 된다. 또한 PACS는 X-선 단층촬영 필름 등 각종 영상 정보들을 디지털로 만들어 진료 기록과 함께 관리, 전송하는 첨단시스템으로 보편화될 경우 전송된 자료를 보고 어디서나 원하는 의사의 진료를 받을 수 있는 원격진료 또는 벽지진료 등이 가능해질 것이다.

일반적으로 이미지 전송의 기술적 단계는 디지털화, 디지털필름 이미지 제작, 압축, 전송 그리고 재생성으로 이루어진다. 최근 신기술이 도입되면서 필름 없는 사진이 가능하게 되고, 고가장비인 필름 디지타이져의 사용없이 촬영된 방사선 화상을 PACS나 서버에 직접 저장할 수 있게 되어 시간과 비용이 대폭 감소되었다.

이에 따라 디지털화 기술과 통신망의 발전으로 방사선 사진 그대로 전자의무기록에 저장과 전송이 가능해지고 필요 시 즉시 스크린상의 호출이 가능해짐으로써 일차의료에서 활발한 활용이 기대된다.

PACS는 DICOM 규격에 따라 이미지 데이터를 저장, 관리하고 있으며 10Mbps와 100Mbps 그 외 이더넷으로 연결하여 의료영상의 저장과 요청, 제공 등의 기능을 수행하며 최적의 조건으로 의료영상을 관리한다. PACS기술을 이용하여 전송되는 원격 의료 형영상종류는 CT, MRI, 초음파 등이 있다.

(3) 초고속 정보통신망

단말장치에서 서버까지, 또는 단말장치 간에 데이터를 주고 받기 위해서는 이들 장치 간에 통신 회선이 설치되어 있어야 한다.

원격진료는 현대의 정보통신 기술을 이용하여 의료서비스에서 발생하는 정보를 쌍방향으로 주고 받음으로써 원격진료가 가능해지는데, 현재 원격진료의 핵심은 원격지의 데이터를 전송하는 것이다. 통신매체의 정보수송능력은 최대전송속도 또는 대역폭(bandwidth)으로 표시하고 단위는 bps(bits per second), 즉 1초에 전달되는 bit수로 표시하며, 통신매체를 통해 전달되는 동화상의 질은 크게 해상도와 프레임속도(frame rate)로 표시된다. 흔히 보는 영화나 텔레비전은 30fps(frame per second)이고 25fps까지는 우리 눈에 커다란 차이가 없으나, 그 이하로 내려가면 동작이 점점 끊겨서 부자연스럽게 나타나게 된다.

원격진료정보를 원거리에 전달하는 데에는 화상전화나 화상회의같이 상호작용방법이 있다. 현재 원격진료방법은 실시간, broad-bandwidth, synchronous 형태의 PC기반으로 계속 발전하고 있다. ISDN은 전화선과 비슷한 구리 선을 쓰지만 기본적으로 디지털 방식이고, 최대전송속도는 선의 수에 따라 64k부터 384k까지 다양하다. 전송속도로 제공되는데 흔한 것은 56k, 256k이며 더 빠른 것은 고유명칭을 갖는데 T1은 1.544Mbps, T3 혹은 DC3는 45Mbps, OC3는 155Mbps의 전송 속도를 갖고 있다.

2000년 8월말에는 ADSL보다도 송수신 속도가 훨씬 빠른 것으로 알려진 차세대 초고속 인터넷 서비스 VDSL이 한국통신에 의해 시범서비스 되었으며 이미 가설되어 있는 전력선을 이용하기 때문에 설치비용이 훨씬 싸면서도 속도는 ADSL수준이상으로 낼 수 있는 PLC도 개발되고 있다.

현재는 위성통신, 광섬유케이블, 마이크로웨이브 통신 등 방대한 대역폭을 필요로 하는 기간통신망 구축이 가능하고, 1990년대부터 시작된 디지털화의 혁명은 컴퓨터를 이용한 데이터의 처리와 압축을 가능하게 하였다.

보다 먼 거리의 전세계를 대상으로 원격진료가 넓어질 경우 인공위성, 광섬유케이블, 마이크로웨이브 통신을 이용한 데이터의 전송방법 또한 앞으로 원격진료 서비스에 적극적으로 활용될 수 있는 전송수단으로 성장할 것으로 예상된다. 원격진료의 근간이 되는 화상회의시스템은 그 형태에 따라 책상형, 이동형, 실내 고착형, 셋탑박스형 및 휴대형 등 여러 종류가 있으며 기본적으로 카메라와 화상회의보드를 정착하게 된다. 그리고 생체신호 모니터링을 위한 다양한 의료장비의 개발로 심전도나 방사선 영상뿐 아니라 혈액, 소변검사, 심지어 원격 촉지장갑까지 개발되었으며, 원격 진료기술은 실시간, broad-bandwidth, synchronous, desktop형태의 PC 기반의 방향으로 지금도 계속 발전하고 있다.

2) 컴퓨터지원진단(computer aided diagnosis: CAD)

1987년 H.P. Chan, k, Doi, s, Gallholra, CJ, Vyborny, H. MacMahon,P.M,Jokich 등에 의해 처음으로 X-선 mammogram에 시도된 컴퓨터지원진단(computer aided diagnosis)은 디지털 의료영상에서 병변이 의심되는 부위를 자동적으로 검출, 정량적으로 분석하는 인공지능적 영상처리기술이다.

현재는 단순 흉부촬영(chest X-선)에 의해 얻어지는 영상과 컴퓨터단층촬영(CT), 자기공명영상(MRI)과 같은 의료장비들을 통해 획득된 데이터는 컴퓨터를 이용하여 진단에 응용하고 있다. 이는 반복적이거나 빠지기 쉬운 부분의 검출을 계산하는데 사용되며 영상의학의 진단시간과 소모적인 업무를 대신하여 진단 효율을 향상시키는데 목적을 두고 있다. 또한 유방암, 골다공증 진단에 이용이 되고 있고 손목의 골격 X-선 영상으로 골격을 분석해서 어린이의 성장 정도를 진단하는데 응용이 시도되는 중이다.

또한 디지털 의료영상을 저장하고 전송시킬 수 있는 PACS시스템의 구축으로 디지털화된 영상정보를 이용한 다양한 영상처리와 인공지능을 이용하여 의료진단의 정확도를 높이려는 시도가 이루어지고 있다.

W.R.Hendee는 1992년도의 논문에서 미래의 영상의학의 주안점으로 크게 4가지 분야를 거론하였다. 즉 1990년대 초에 미래의 영상의학 분야로서의 주안점은 보다 나은 기술적, 영상적, 진단적 측면보다는 방사선 의료 정보의 원활한 흐름에 주안점이 되어야 한다고 주장했으며, 이는 곧 10년이 지난 지금의 시점에서 볼 때 큰 시대적 흐름과 함께 PACS로서 예측이 일치했다. 그러면 지금의 정보 기반 이후의 지식 기반 사회란 관점에서 컴퓨터지원진단(computer aided diagnosis)과 컴퓨터 지원 시술(computer aided surgery)이라고 판단한다. 즉 컴퓨터가 진단을 도와주며 컴퓨터가 수술을 도와주는 시대가 곧 도래할 것이다.

CAD는 컴퓨터가 정량적으로 분석한 결과를 토대로 이상 부위를 표시함으로써 영상 판독 의사의 과다한 판독 업무를 줄여주며 이상이 있는 것으로 판단되는 영상에 대해서는 정량적 분석 결과를 참고로 의사가 최종 진단을 내리게 하는 시스템이다. 첨단 의료장비들을 이전에 비할 수 없는 고해상도의 다차원, 다중기법 영상들을 생성해 내어 고도의 지능적인 컴퓨터 처리의 도움이 없이는 해석과 진단에 어려움을 겪는 문제가 대두되고 있다. 이와 같은 문제를 해결하기 위하여 다차원적 영상처리 및 영상인식 기술과 의사의 임상적인 경험을 접목하여 컴퓨터 내에 전문가적 수준의 영상 진단 보조 기능을 집약시켜 내장하자는 것이 이 분야의 연구 목표이다.

이와 같이 CAD 시스템이 개발되면, 현재 의사의 육안적 인식과 판별능력의 한계로 인해 피할 수 없었던 진단의 불확실성이 상당히 개선될 수 있으며 폐암, 유방암 등 조기암 발견을 위한 스크리닝 사업에 따르는 국가적 의료비용을 대폭 절감시킬 수 있어 향후 의료기술의 중대한 진전이 될 것으로 전망되며 이에 따른 상당 규모의 시장형성도 예측되고 있다.

현재 전 세계적으로 유방암, 간암, 폐암 등의 질환 급증으로 이 분야의 국가 보건적 관심으로 인하여 유방 CAD와 폐 CAD의 연구가 활성화되고 있으며, 특히 과거에는 고가로 치부되던 MRI장비는 2007년 현재 국내에 700여대 이상으로 설치된 상태이며, CT장비는 multi-detector CT로 진보하면서 1200여 대 이상으로 확대 설치되고 있는 추세이다. 이러한 장비의 발전 추세와 전 세계적으로 뇌 연구 및 노년층의 증가에 따른 알츠하이머병과 같은 뇌 질환의 관심의 고조와 발전된 3차원 의료 영상 기법은 앞으로 CAD의 획기적인 발전과 보급을 가져올 것이라고 예측된다.

3) 음성 및 영상전송

대화식 원격통신(telecommunication)을 이용해 진단, 치료, 각종 검사 등의 환자 진료행위, 자문행위, 의학교육, 의료정보나 환자정보의 전송 들을 행하는 것을 말한다.

(1) 시스템 구성

통상적인 원격의료영상 시스템은 CR, CT나 MRI, 필름 디지타이저 등의 영상입력(획득)장치, 입력된 영상을 압축하거나 효율적으로 관리하기 위한 영상처리 및 저장장치, 그리고 영상을 비롯한 정보를 외부에 전송하거나 받을 수 있도록 해주는 통신장치로 구성된다. 영상처리 및 저장을 위해 사용되는 주 컴퓨터는 주로 워크스테이션이나 PC가 사용되는데 모니터의 해상도는 2k×2k 정도가 요구된다.

원격의료영상 시스템은 병원과 병원, 영상센터와 병원, 병원 및 영상센터와 의료인 자택의 형태로 구성되어질 수 있다.

통신망으로는 모뎀을 사용하는 일반 전화선이나 종합정보통신망들이 사용되며 WAN(wide area network)이나 MAN(metropolitan area network) 통신체계로 연결된 두 개 이상의 site가 필요하다.

하나의 site에서 다른 site로 전송되어진 디지털 영상들은 워크스테이션에서 디스플레이되거나 레이저 프린터를 통하여 필름으로 하드카피 되어질 수 있다. 영상의 판독에 필요한 환자정보 및 검사정보는 온라인이 사용된다.

(2) 공중통신망

원격의료영상은 공중통신망을 사용하게 된다. 현재 국내에서는 모뎀(33.6Kbps), DSU(56Kbps), T1(1.544Mbps), N-ISDN(128Kbps) 등의 서비스가 제공되고 있으며, 2000년대 중반에서나 B-ISDN(155Mbps)이 보급될 전망이다.

디지털화된 영상데이터를 처음 원격의료영상시스템에 적용한 것은 512×512×8비트 크기의 디지털 영상 데이터를 초당 9,600비트의 속도로 디지털이 전송이 가능한 TV 카메라 비디오 디지타이저였다. 비록 이 시스템은 필름의 해상도와 비교해 볼 때 부족했지만 그 결과는 상당히 고무적이란 평을 받았다. 그 후 계속적인 발전을 통하여 T1 전용선은 물론 인터넷을 이용한 전송까지 가능하게 되었다.

원격의료영상에서의 영상별로 T1 전용선을 이용하여 전송하는 경우에 소요되는 시간은 표 7-1과 같다.

| 표 7-1 | 영상별 전송속도 (T1:1.544Mbps, 모뎀:28.8Kbps, 듀얼 모뎀:230Kbps)

영상장치	데이터양	MB/영상	검사당 영상수	MB/검사	T1 전용선 (초/검사)	모뎀 (초/검사)
초음파	512×512×8	0.26	15	3.9	20.2	1,083
핵의학	128×128×8	0.016	26	0.416	2.15	115.3
CR	2k×2k×10	5	4	20	103.6	5,554
필름 디지타이저	2k×2k×12	6	4	24	124.3	6,664
CT	512×512×12	0.4	30	12	62.1	3,333
MRI	256×256×12	0.1	50	5	25.9	1,388
DSA	1k×1k×8	1	20	20	103.6	5,554
DRF	1k×1k×8	1	15	15	77.7	4,165

일반적으로 CT는 한 영상 당 512×512×12비트로 0.4MB의 크기가 되며, 보통 30개의 CT영상을 전송할 때 T1 전용선이 62.1초, 듀얼 모뎀이 417초 가량 걸린다. 반면 MR은 한영상당 256×256×12비트로 약 0.1MB의 크기가 되며 보통 50개의 영상을 보낼 때 T1 전용선은 25.9초, 듀얼 모뎀은 174초 가량 소요된다.

영상 데이터 압축 알고리즘을 사용하면 저장장치의 공간을 줄여줄 뿐만 아니라 전송시간을 단축할 수 있다.

4) 3D

(1) 3차원의 소개

종래의 임상의들은 2차원적인 영상의 해석을 통하여 환자의 정상과 비정상의 해부학적 구조를 3차원으로 연관시켜 이해하여 왔다. 다시 말하면, 머리 속에서 상상을 통하여 2차원과 3차원의 공간 변환 작업을 시행했다고 할 수 있다. 그러나 컴퓨터 기술의 발전으로 이러한 변환작업 결과의 가시화와 여러 가지 형식을 통한 입체적인 해부학적 묘사는 특히 임상의나 비영상의학과 의사들에게 많은 만족을 주고 있다. 이는 환자와 의사간의 영상을 직접 보면서 구체적인 대화나 의견 교환을 쉽게 하여 환자 관리에 많은 도움을 줄 수 있기 때문이다.

다양한 Modality에서 얻은 2차원 의료영상을 응용한 3차원 의료영상은 컴퓨터 그래픽 전시를 통하여 보고자하는 영상을 원하는 여러 각도에서 고해상능으로 입체적으로 연출하며, 그밖에 다양한 랜더링 방법을 통하여 해부학적인 도해와 유사한 영상을 제공한다. 필요에 따라 영상을 모니터상에 디스플레이하거나 컬러 페이퍼 또는 필름에 hard-copy할 수 있다.

초기의 3차원 영상은 영상의학과와 외과간의 교두보적인 역할을 하는 위치에 머물렀으나, 나선형 CT와 volumetric MRI영상서버의 개발로 의료영상의 거의 모든 분야에 적용되었으며 최근에는 3차원 컬러 도플러 초음파의 개발로 더욱 범위를 넓히고 있다.

컴퓨터 데이터의 대용량화와 고속 처리기법 등의 소프트웨어 발전과 더불어 각종 영상처리 기술의 향상, 그리고 고속 스캔기법의 발달로 인해 환자 검사시 호흡에 의한 mis-registration이 감소됨에 따라 기존의 두개골이나 사지골의 3차원 영상화에서 벗어나 혈관계통의 진단과 중재적 치료, 그리고 방사선 치료를 위한 3차원 시뮬레이션과 보상체의 제작에도 이용되고 있다. 그밖에 성형이나 재건을 위한 수술계획의 수립과 수술후의 평가와 서로 다른 modality간의 영상융합, 로봇에 의한 수술의 계획에도 이용되고 있다.

(2) 3차원 영상의 구성원리

다양한 modality의 물리적인 특성을 이용하여 인체를 주사한 후 얻은 전기적 신호를 변환하여 영상을 얻는다. 이 때의 실제 단면 영상은 2차원적 전시 영상을 관찰하는 것이다.

실제 raw data들은 3차원적 용적을 지니고 있으며 매트릭스 수에 따라 벽돌(data)을 쌓아놓는 것과 같다. 따라서 각 벽돌의 배열방향을 달리하여 2차원적, 3차원적으로 각 방면의 단면을 전시하여 관찰 할 수 있다. 이때 투과영상 data를 횡단면으로 나타낼 수 있도록 하는 것을 재구성이라고 하고, 재구성 데이터를 axial image를 이용하여 2차원 영상 혹은 3차원 영상으로 나타내는 것을 재형성이라고 한다. 따라서 modality에서 어느 정도의 단층상을 연속적으로 얻어 각 voxel의 정보를 나란히 바꿈에 따라 임의의 단층면을 얻을 수 있다.

(3) 3차원 영상 구성과정

3차원 영상의 재구성이란 시간 차이를 갖는 영상을 포함하는 모든 연속된 단면영상 데이터로부터 보고자 하는 3차원 구조물을 구성하는 처리과정을 말한다. 먼저 환자로부터 얻어진 일련의 단층 영상인 볼륨 데이터들은 일반적으로 데이터 변환이나 영상여과를 위해 기본적인 영상처리 과정을 거친다. 이는 임의의 강도 값을 설정하여 이진화를 통해 원하는 데이터만을 분할해 내는 데이터 분할화 과정과 직각 좌표계의 3방향 모두에서 동등한 데이터 값을 가질 수 있도록 하는 동일한 간격의 데이터 보간삽입(interpolation) 과정이다.

이러한 영상처리를 통해 데이터는 3차원으로 재구성되며 표현(representation)과정을 거친 후 surface 또는 볼륨화된 영상을 불필요한 부위를 제거하거나 필요한 부위만을 볼 수 있도록 manipulation한 후 3차원 영상을 모니터에 2차원적으로 나타내는 랜더링 과정이 행하여 진다.

(4) 영상의 획득

양질의 3차원 영상을 얻기 위해서는 2차원의 단면영상 데이터의 획득이 중요한 요소이다.

CT modality인 경우 영상 데이터의 획득과정에서 관심을 가져야 할 점들은 관심부위의 해부학적 볼륨을 포함하는 충분한 슬라이스 수와 관심부위를 충분히 포함한 display FOV(fields of veiw)가 설정되어야 한다. 가능한 높은 matrix size를 적용함으로써 픽셀의 크기를 줄이고 검사시 호흡 및 움직임에 의한 인공음영(artifact)의 발생이 없도록 하여 양질의 영상을 얻도록 한다. single-detector CT에 비해 multi-detector CT(M-

DCT)는 스캔 시간이 단축되고, 한번의 회전으로 여러 개의 slice를 얻을 수 있어 검사 시간이 단축되었다. 이러한 스캔 시간의 단축은 조영제의 양을 감소시키고 또한 한 번의 호흡 중지로 넓은 부위를 검사할 수 있게 되어 양질의 많은 정보의 획득을 가능하게 하고 있다. 특히, MDCT의 출현은 1mm이하의 Z-축 resolution을 향상시킨 isotropic voxel이 가능하게 하여 3차원 영상의 진단에 기초가 된다,

3 원격진료의 제도적 개선

원격진료는 대부분 고령이고 병원과의 거리가 먼 곳에 거주하는 농촌지역 환자들에게 의료 접근성을 높이고, 불필요한 의료를 감소시키며, 응급질환시 의료기관에 빠른 접근을 가능하게 하는 등 의료서비스의 편리성과 경제성을 가질 수 있게 한다. 그러나 원격진료가 보편화되기 위해서는 다음과 같은 몇 가지 문제점이 있다. 그 중 하나가 환자의 의료정보 보호, 원격진료 행위 및 면허에 대한 제한, 그리고 보험수가 적용과 같은 법, 제도적인 문제이고, 그 다음은 원격진료를 시행하는 데 필요한 투자비용 발생 문제 및 원격진료를 수행하기 위한 기술적, 문화적 문제이다.

1) 법 제도의 문제점

원격진료의 저해요인으로 사회경제적 및 법적 문제점을 들 수 있는데, 환자의 비밀보호, 의사면허, 보험수가 등이 여기에 해당된다.

(1) 환자의 비밀보호

원격진료의 활성화는 원격진료에 관한 모든 정보를 데이터베이스화 하는데 큰 기여를 하였지만 의료정보의 대량 입력, 저장 및 처리는 필연적으로 안정성과 비밀보장이 취약할 수 있다는 문제를 야기하였다. 의료법에서는 전자처방전을 인정함과 동시에 전자처방전의 개인정보 누출을 금지하고 있다. 이는 인터넷 전자처방전이 기밀성이 보장되어야 하는 의무기록이 유출되거나 위조, 변조될 가능성이 높기 때문이다. 특히 의무 기록은 환자의 사생활 보호 측면뿐만 아니라 의료과실에 관한 민, 형사 소송에서 매우 중요한 역할을 할 수 있다.

그러나 최근 의료계에서도 처방전달 시스템(OCS)이나 의료영상전송시스템(PACS)등 의료정보화가 급속 발전, 보급되고 있는 상황에서 단순한 전자처방전의 개인정보 누출 금지 보다는 의료정보시스템의 안전성과 보안을 철저히 하도록 하여 환자의 정보가 유출되지 않도록 하는 것이 더 중요하다.

(2) 의료행위와 의료면허

종래의 의료행위는 의사가 의료기관에서 환자를 직접 대면하여 진료하는 것을 전제로 하였다. 그러나 2003년 3월 개정 의료법의 원격의료에 관한 기본조항 및 관련 조항인 전자의무기록, 전자처방전 조항을 신설함으로써 원격진료가 가능한 법적 토대가 마련되었고, 이를 통해 의사와 환자가 직접 대면하지 않고 원거리에서 화상통신을 활용하여 간접 대면 방식의 원격진료가 가능하게 되었다.

원격의료의 유형은 다음과 같이 4가지로 분류할 수 있는데, 제1유형은 의료기관과 의료기관간 원격 의료이고, 제2유형은 의료기관과 의사가 없는 의료관련기관간 원격 의료기관이다. 그리고 제3유형은 의료기관 또는 의사 없는 의료관련기관과 가정(환자)간 원격의료이며, 마지막 제4유형은 사이버 병원 또는 보건의료포털 사이트형태의 원격의료이다.

개정된 의료법 〈제30조의2〉는 현지 의료인이 존재하는 경우만 원격의료를 허용하고 IT 유형으로는 제1유형, 제2유형만이 합법적인 원격진료의 유형이 되고 제 3유형, 제4유형은 불법적인 의료행위가 된다. 그러나 실제 국내에서 활성화된 몇 몇 원격진료 사례는 주로 제3유형으로 주로 공고 의료기관에서 주민들을 위해 시범적으로 진행해왔고, 의료법상 환자나 보호자가 원하는 방문치료가 가능하기 때문에 의료인이 파견돼 재택 원격진료도 가능하지만 현행 법적으로 무리가 따른다.

의사면허와 의료사고도 원격진료에서 해결하기 어려운 난제이다. 원격진료 시 의료법상 원격진료 결과에 따른 책임 소재가 불분명한데, 원격진료 시행 시 원격지에 있는 의료진의 오진이나 의료사고 발생에 따른 법적인 책임 소재가 명확하게 정해지지 않아 분쟁을 일으킬 소지가 있다. 또한 미국의 경우에는 주마다 의사면허가 다르므로 원격진료를 하는 의사는 자신의 거주지와 원격진료 대상 환자의 거주지 모두에서 의사면허를 발급받도록 규정하고 있다. 향후 원격진료가 활성화 되면 국제운전면허와 같이 의사의 국제면허 제정도 고려해야 할 것이다.

2) 보험 수가

우리나라는 현재까지 원격진료의 보험수가에 대한 관련 법령이 규정되어 있지 않고 있다. 그래서 현재 운영중인 원격진료 사업도 65세 이상 노인들과 국민기초생활 수급권자들을 주 대상으로 무료로 진행되고 있다. 원격진료 사업이 활성화되기 위해서는 민간 의료기관의 참여를 유도해야 하는데 그러기 위해서는 법 및 시행령으로 원격의료수가, 즉 원격의료의 요양급여기준을 명분화해야 한다.

3) 비용발생 문제

원격진료를 시행하는 데 필요한 여러 하드웨어 장비들(모니터링 기기, 생체신호 측정 단말기 등), 유무선 통신비용, 가종 프로그램 설치에 따르는 비용 등이 아직까지는 많이 드는 편이다. 그러나 현재 원격진료사업이 대부분 시범사업 형태로 이루어지기 때문에 이와 관련하여 발생하는 비용을 해결할 방법이 없다.

초기의 원격진료 프로그램은 멀리 떨어진 환자의 진단 및 치료를 위해 기술적인 부분이 가능한 지에 대한 검증에 중점을 두었다. 그래서 주로 기술적인 실행 가능성에 초점을 두었기 때문에 비용 수익분석은 등한시 한 경향이 있었다. 그러나 현재는 기술적으로 원격진료가 충분히 가능하기 때문에 구축 및 운영에 소요되는 비용 등을 검토해야 할 필요가 있다.

4) 기술적 장애요인

원격진료의 질, 진료의 표준, 원격진료장비의 표준화와 상호 교환성 등도 원격진료에서 해결해야 할 과제 중 하나이다.

표준화는 데이터의 개념규정, 코딩 또는 내용, 진단화상(스피드, 해상도 및 해상크기)의 전송과 연관되어 있는데, 화상과 관련되 정보의 포맷과 교환을 가능케 해주는 표준화는 아직까지 원격의료분야에서는 미비하다.

그리고 원격진료에 필요한 의료장비가 대부분 고가이기 때문에 장비간 상호연계와 호환 및 통합이 미흡하여 보급에 어려운 점이 많으며 병원 내 다른 의료시스템과의 통합 문제 등이 문제점으로 지적된다. 따라서 고성능의 의료장비들이 소형화, 모듈화되어 저렴하게 보급될 수 있어야 한다.

5) 문화적 장애요인

원격진료 서비스의 주요 공급자들인 의사 집단이 원격진료 도입에 과연 적극적으로 나설지도 확실하지 않다. 환자들의 경우 원격 진료를 대부분 환영하는 분위기이지만, 아직까지 의사를 직접 만나보고 진료를 받으려는 정서가 강하여 직접적인 대면진료를 선호하고 있다.

의사들은 원격진료 시스템을 도입하는 데 주저하고 있다. 그 이유는 의사가 촉진을 할 수 없다는 점과 원격진료를 통한 진료가 대면진료와 동등한 품질의 의료행위를 가능케 할 것인가에 대하여 의구심을 갖고 있으며 혹시라도 발생할지 모르는 의료사고에 대한 책임을 우려하고 있기 때문이다. 또한 환자와의 스케줄 조정의 어려움, 정확한 진단 불가능, 원격진료기술의 무지 그리고 변화에 대한 저항감에서 올 수도 있다. 원격의료 이용을 증가시키는 길은 의사의 수용을 촉진하는 것이다. 성공적인 원격진료 운영을 위해서는 원격진료기술이 의사의 욕구에 부합되어야 하며, 풍부한 경험과 컴퓨터 기술을 갖춘 의사를 지속적으로 교육시켜야 한다.

4 원격진료의 미래

이제 우리나라에서도 초고속 정보통신망 사업이 활발히 진행되어 많은 발전을 이룩하였다. 의료분야에서도 이를 활용하기 위한 여러 가지 방법을 모색하고 있으며, 그 중 원격의료영상 시스템의 활용방안이 적극 검토되고 있다.

원격의료영상 시스템을 구축할 경우 다음 몇가지 사항들이 고려되어야 한다.

첫째, 향후 시스템의 확장과 다른 기종의 제품 간의 호환성을 유지하기 위하여 국제적 표준 프로토콜인 DICOM 표준을 따라야 한다.

둘째, CT와 MR로부터 영상을 직접 디지털 인터페이스함으로써 12비트 그레이 스케일을 지원하고 불필요한 환자정보를 재입력하는 불편을 없애야 한다.

셋째, 향후 개방적 표준형 PACS와 원격의료 시스템과의 연결은 물론 대규모 시스템으로 확장 시 장비교체 없이 그대로 사용할 수 있어야 한다.

넷째, 시스템의 안정성과 보안성은 물론 데이터 교환시 영상정보의 완벽성이 유지되어야 한다.

아직은 원격의료영상 시스템이 상용화되고 보편화되려면 많은 문제점과 어려움들이 있으나 사회가 정보화되고 문명이 발달함에 따라 시대적 요구는 분명하며 정부와 학계 및 의료계의 많은 연구와 협조를 통하여 원격의료영상 시스템의 도입이 확산 및 정착되리라 본다. 또한 원격의료영상 시스템의 활용을 극대화하기 위해서는 병원 내의 PACS와의 연결을 통한 영상 데이터베이스를 구축하고 장차 전자보험청구 시스템, 예약 스케줄관리 시스템, 원거리 교육 시스템, 원격 병리영상 시스템, 원격 심혈관영상 시스템, 원격 의료자문 시스템, 원격 약 처방 시스템 등의 하부기능들이 추가되어야 하며, 그 밖의 병원 내 많은 정보 시스템과 연계되는 미래의 의료정보 시스템으로 발전될 필요가 있다고 생각된다.

기술의 진보는 앞으로 비용을 절감시키고 가능한 원격의료영상 서비스의 영역을 확장시킬 것이며, 원격의료영상 시스템은 의료기관, 의료진 그리고 환자들에게 큰 이익을 주면서 질 높은 의료서비스 공급에 이바지 할 수 있는 잠재력을 가지고 있다.

Chapter 8
감광학

학습목표

- 아날로그(필름) 방식의 사진이 만들어지는 과정 및 감광재료의 특성을 이해한다.
- 아날로그(필름) 방식의 사진의 특성 및 특성곡선, 용어에 대하여 이해하고 습득한다.
- 증감지와 형광판의 종류 및 구조와 특성에 대하여 이해한다.
- 아날로그(필름) 방식의 사진의 화질평가 방법 및 용어에 대하여 이해한다.
- 아날로그(필름) 방식의 사진의 현상처리, 현상방법, 현상제의 화학작용 등에 대하여 이해한다.
- 아날로그(필름) 방식의 사진의 현상의 정지, 정착, 수세, 건조 과정에 대하여 이해하고 현상실 및 현상기의 관리 평가 방법에 대하여 이해한다.

Chapter 08

아날로그이론 01 - 영상이론

1 사진의 개념

1) 사진의 정의

사진이란 말은 그리스어의 phos(빛)과 graphos(그리다)의 합성어로 "빛에 의한 그림"으로 해석될 수 있지만, 현재 사진기술은 빛 이외에도 여러 가지 방사선에 의해서 영상을 형성하고 기록할 수 있기 때문에 이제는 더 이상 "빛에 의한 그림"만을 의미한다고는 볼 수 없다.

그러므로 X-선, γ-선과 같이 눈에 보이지 않는 방사선을 이용해 인체 내부의 모양을 눈으로 볼 수 있는 영상으로 만들어 내는 방사선사진 또한 사진의 한 분야로 볼 수 있다.

따라서 "사진"을 정확하게 정의한다는 것은 쉽지 않으며, 어떠한 대상의 상태를 눈으로 볼 수 있는 정확한 상으로 교정한다는 것으로 대체적인 사진의 정의를 내린다.

2) 사진의 Process

사진의 process(과정, 공정)는 기본적으로 "빛이나 X-선 등의 방사에너지의 변조(파장, 강도, 위상의 변화에 의해서 대상이 되는 피사체에서 발하는 시·공간적인 분포를 가진 정보신호)를 필름 등의 감광재료에서 파악 한 후, 그것을 화학적·물리적으로 처리하여 안정한 재생영상을 만드는 방법"이라고 할 수 있다.

방사선 사진이나 분광 스펙트럼 등 과학적 계측을 위한 사진에선 일반적으로 현상된 필름 그대로 사용되는 경우가 많지만 눈으로 볼 수 있는 피사체의 재생상을 얻기 위한 일반적인 사진에서는 이 필름은 최종 목적을 위한 중간 단계이다.

통상의 은염사진의 기본 process를 단계적으로 살펴보면 그림 8-1과 같이 나타낼 수 있다.

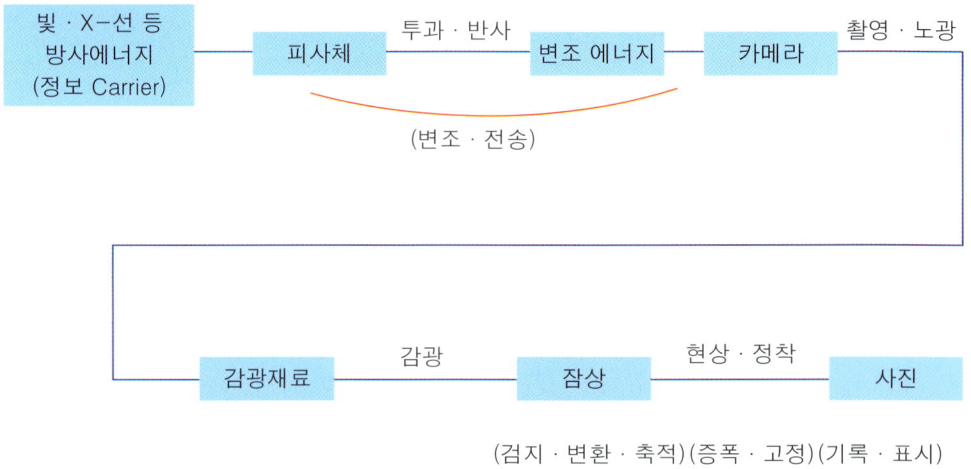

| 그림 8-1 | 사진의 기본 Process

이것을 알기 쉽게 분할하면 다음과 같은 단계로 나눌 수 있다.

① 피사체의 모습을 빛이나 X-선 등 방사선 에너지의 공간적인 분포로 감광재료에 투영하는 촬영·노광

② 감광 및 잠상(감광재료는 그 부분마다 받아들인 X-선 에너지의 강도나 파장의 차이에 따른 화학변화를 일으키는데, 이 화학변화는 그대로는 눈으로 식별 할 수 없는 정도의 것이다. 이 때 감광재료 상에 형성된 눈에 보이지 않는 상)의 형성

③ 잠상이 형성된 감광재료에 화학적인 처리를 가해서 눈에 보이는 안정된 영상으로 고정하는 현상처리, 영상형성 및 영상고정

이들 중 먼저 ①의 촬영·노광에 사용되는 X-선 에너지의 종류나 감광재료에 대한 투영 방법에는 실로 여러 가지가 있다. ②단계는 ①의 결과로 생긴 변화이며, 잠상은 통상 그대

로는 눈에 보이지 않을 뿐 더러 지나치게 안정이 안 되고 있기 때문에 ③단계인 화학적 처리를 가하게 된다.

이와 같은 단계로 얻어진 영상은 눈으로 본 피사체와 명암이 반대로 되어있다. 이를 negative image(음화상)를 줄인 nega상이라 하고 nega상이 형성된 필름을 nega라 한다.

방사선사진이나 분광 스펙트럼 등 과학적 계측을 위한 사진 등에서는 일반적으로 nega 그대로 사용되는 일이 많지만 일반 사진에서는 전체 nega면에 균일한 빛을 조사하여 다른 감광재료에 노출시켜 현상처리를 한다.

이와 같이 피사체의 명암을 재현 영상은 positive image(양화상), 요약하여 posi상이라 하며, posi상이 형성된 감광재료를 posi라고 한다.

또한 이 노출공정은 printing이라 하며, 이에 의해 얻어진 posi는 print라 한다.

이와 같이 nega를 만들고 이것을 printing하여 posi를 만드는 사진의 과정을 네가포지법(negative-positive process) 또는 N·P법이라 한다.

이 밖에도 posi를 얻는 방법에는 direct posi법(dirent positive process), 반전 posi법(reversal-positive process), 확산반사 반전법(diffusion transfer reversal process; DTR process)이 있으며 이들 posi영상을 얻는 과정은 그림 8-2에 도식화 한다.

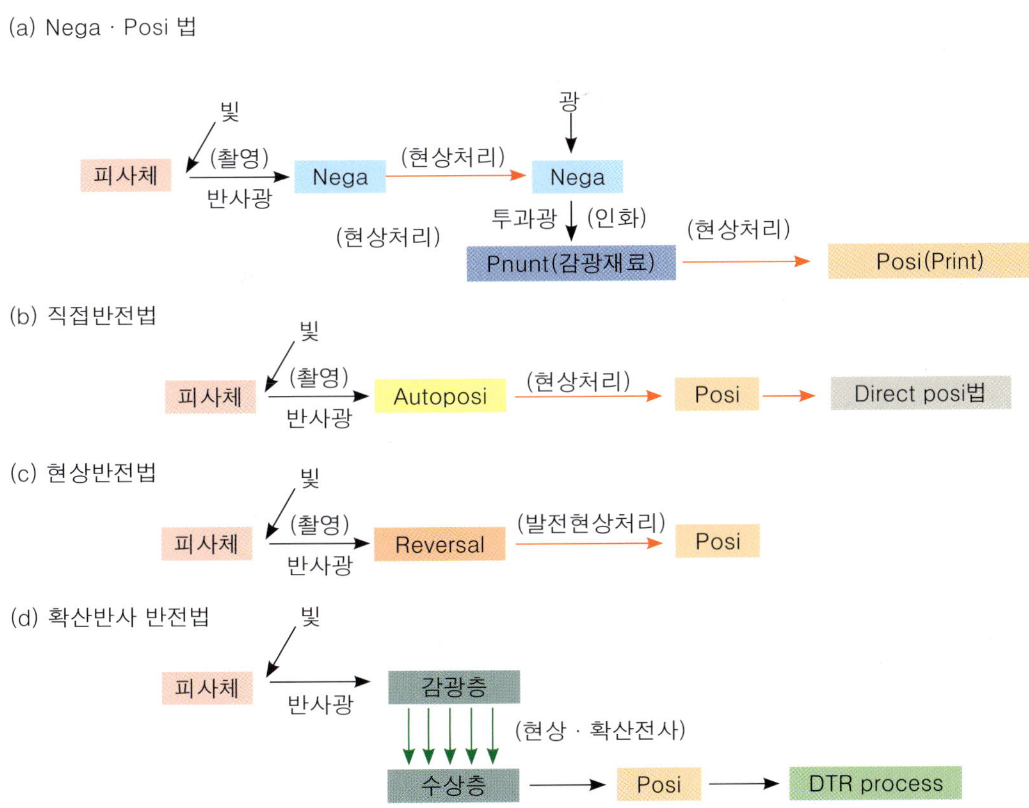

| 그림 8-2 | Posi 영상을 만드는 사진의 Process

3) 사진 감광재료의 개요

(1) 특징

감광재료는 은염감광재료와 비은염감광재료로 나눌 수 있는데, 특히 은염감광재료는 높은 감광도, 넓은 감응방사에너지의 범위, 우수한 화질정보용량, 긴 보존기한, 다양한 종류라는 우수한 특징이 있으며 이로 인해 전체 감광재료 중에서 중심적인 존재로 되어 있다. 하지만 비교적 높은 가격, 습식처리의 필요, 여러 가지 화학물질에 민감한 것이 단점이다.

(2) 구조

사진감광재료는 각각의 용도와 종류에 따라 여러 가지 형태, 구조, 조성의 것이 있는데, 감광재료를 유제가 도포된 내용에 따라 양면유제 필름과 단면유제 필름으로 구분할 수 있다.

다음은 각각의 주요한 성분과 역할이다.

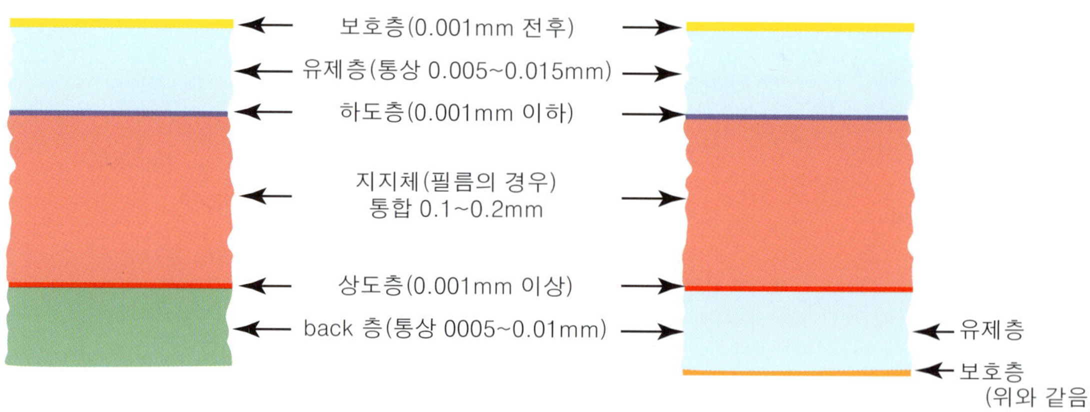

(a) 기본적인 사진감광재료의 구성(단면)　(b) 엑스선 필름(직접촬영용)의 구조(단면)

| 그림 8-3 |

① 보호층(protective coating)

젤라틴을 주성분으로 하는 얇은 층이며 취급하는 중에 마찰 등의 영향이 직접 유제층에 미치는 것을 가능한 한 방지하고 현상처리 중에 일어나는 기계적 속상으로부터 유제를 보호하는 주요한 역할을 한다.

② 유제층(emulsion layer)

젤라틴을 결합제로 하여, 그 가운데 물에 잘 용해되지 않는 할로겐화은의 아주 작은 결정입자(유제입자)가 균일하게 분산되어 있는 유제의 층이며, 영상 형성이 이루어지는 층이다. 유제 입자의 크기나 양, 조성, 젤라틴의 비율은 감광재료의 종류에 따라 다르며, 기술의 진보로 인해 변화되어 왔다.

③ 하도층(subbing layer, substratum, 하면도포층)

젤라틴이 주성분인 매우 얇은 층으로, 유제층 및 back층이 지지체에서 벗겨지지 않도록 단단히 접착시켜 놓는 역할을 한다.

④ 지지체(base)

얇은 층 모양의 유제인 유제막을 단단히 부착 및 지지하여 평면성을 유지시키고 감광재료로서의 물리적인 강도와 취급성을 가지게 한다.

감광 재료의 종류에 따라 플라스틱, 종이, 유리 중 하나를 주성분으로 하며 플라스틱을 지지체로 한 것이 사진 필름, 종이를 지지체로 한 것이 인화지, 유리를 지지체로 한 것이 건판이다.

⑤ back층(backing layer, 이면도포층)

베이스 편면에 도포된 유제층과 부착되어, 필름이 말리는 것을 억제하기 위한 비감광성층이며, 동시에 halation(유제층을 투과한 빛이 지지체와의 경계면이나 지지층 뒷면에서 반사되어 유제를 감광시키는 현상)을 억제한다. 이로 인해 할레이션 방지층(antihalation backing, antihalation coating)이라고도 한다.

(3) Irradiation과 Halation

피사체 중에 빛의 휘도가 특별히 강하게 되면 그 빛은 할로겐화은 층에 전부 흡수되지 않고 대단히 많은 양의 할로겐화은 표면에서 여러 각도로 빛이 퍼지게 되므로 인접한 할로겐화은을 감광시켜버리는데 이 현상을 irradiation이라 한다.

halation은 여러 각도로 반사된 빛의 일부가 유제층과 base 내를 비스듬히 통과하여 그 경계면에서 반사해 재차 유제층의 할로겐화은을 감광시켜 주위의 무리(halo)가 생기는 현상으로 피사체를 강한 광량으로 두꺼운 base의 감광재료로 촬영한 경우에 주로 생긴다.

이도층을 착색하여 base 안에 들어오는 빛을 흡수하거나 유제층과 base 사이에 착색층(AHU층)을 만들거나 base 자체를 청회색으로 착색하여 base 안을 두 번 통과하는 빛을 흡수하는 방법으로 halation을 방지한다.

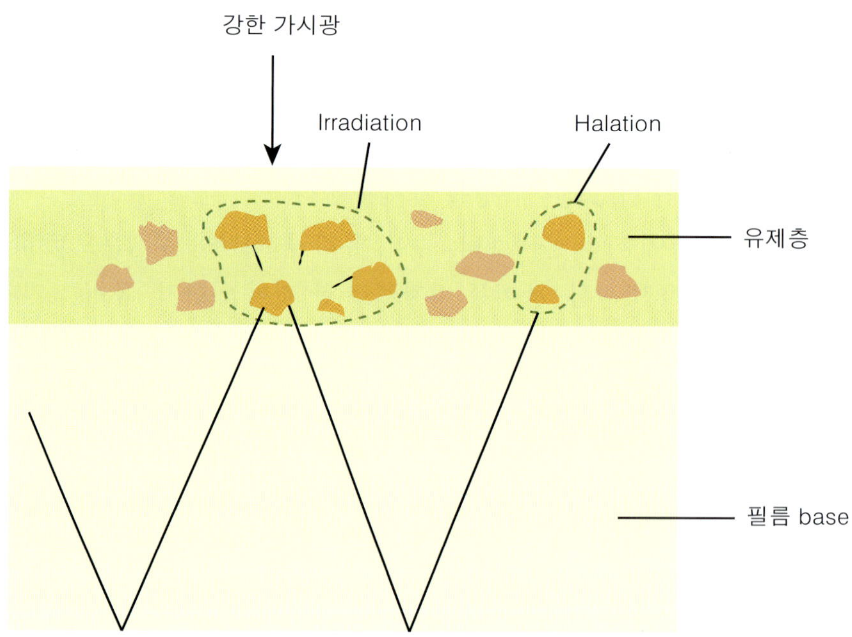

| 그림 8-4 | Irradiation과 Halation의 모식도

(4) Crossover

양면유제필름에 증감지에서 형광조사에 의해 전면 증감지 쪽의 유제층에 감광되어 반대 측의 유제 쪽에도 감광된다. 이 형광이 확산됨에 따라 흐림(blur)현상이 발생하는데 이것이 crossover효과이다.

그림 8-5(a)는 양면유제 필름으로 증감지(screen)에서 조사된 형광이 반대 측의 유제에 조사되어 빛의 확산이 증가되고 있다. 그림 8-5(b)와 같이 지지체를 착색함에 따라 crossover가 감소된다.

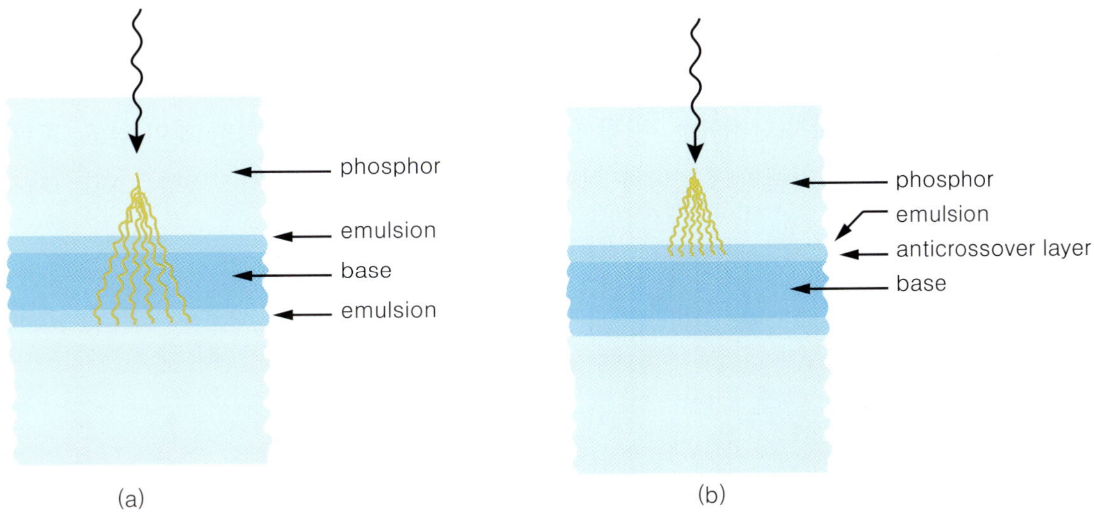

| 그림 8-5 |

a. screen의 형광이 필름 base에 조사되고 반대측 유제에 빛의 확산이 커지는 현상
b. Base의 착색에 의한 crossover의 감소

4) 현상처리의 의의

현상처리(processing)는 은염사진법의 특징을 눈에 띄게 하는 과정이다. 노광(촬영)에 의해 사진감광재료에 잡힌 상을 눈에 보이는 안정된 영상으로 하는 과정이 현상처리이며, 기본적으로 현상 - 정착 - 수세 - 건조의 순서로 이루어진다.

현상(development)은 노광에 의해 감광재료의 유제막에 생긴 잠상을 현상액으로 처리하여 눈에 보이는 상(가시상)으로 하는 단계이다. 노광을 받은 유제막의 할로겐화은립자는 그 중에서 아주 작은 부분이 은으로 바뀌어 잠상으로 되어 있으나, 이것을 현상액에 담그면 대부분이 환원되어 검은 은립자(developed silver grain, 현상은립자)로 변하여 가시상이 된다. 이로 인해 증폭이 되는데, 이 큰 증폭이 은염 사진법의 큰 특징이다.

한편, 노광되지 않은 유제입자는 적절한 현상에서는 그다지 환원되지 않고 대부분 할로겐화은이 그대로 남아 있게 되는데, 그대로 밝은 곳에 나오게 되면 모두 은립자로 변하여 전체면이 검게 변한다.

그래서 환원이 안 된 할로겐화은을 녹여내는 단계인 정착(fixing)이 필요하며, 이 때 정착을 위해 필요한 처리액을 정착액(fixer, fixing solution)이라 한다. 정착액은 할로겐화은을 가용화하는 수용액이다.

정착이 끝난 감광재료는 아직 유제막 중에 정착액이나 가용화한 은염이 들어있어 보존 중 영상을 오염시키므로 맑은 물로 충분히 수세(washing)한 후 건조(drying)의 과정을 거쳐 완성된다. 정착, 수세, 건조는 영상을 고정시키는 의도 뿐 아니라 영상의 수명을 길게 한다.

현상처리의 구체적 단계에는 이 밖에도 여러 단계와 이들을 조합한 것이 있고, 또한 동일 단계라도 각 처리액의 조성이나 처리 조건에 따라 완성되는 사진영상은 여러 가지로 바뀌게 된다.

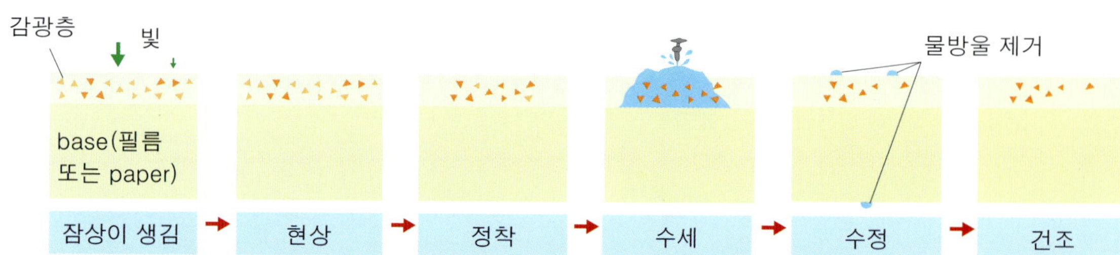

| 그림 8-6 | 현상처리과정

2 사진의 특성

1) 사진농도(photographic density)

사진농도에는 광학농도와 화학농도가 있는데, 광학농도는 사진영상이 빛(광속)을 투과 또는 반사하는 정도를 나타내는 값으로, 일반적으로 널리 쓰인다. 화학농도는 단위면적당 환원은량을 가지고 나타낸 값인데, 이를 사용하는 것은 특별한 경우에 한정되어 있어 보통 광학농도를 사용하게 된다.

사진농도는 광선속의 기하학적 조건에 따라 투과농도와 반사농도로 나뉜다. 필름에 입사하는 빛의 강도를 I_0, 투과 또는 반사하는 빛의 강도를 I_t로 하면, 농도 D는 다음과 같은 수식으로 정의 할 수 있다.

$$D = \log \frac{I_0}{I_t}$$

D : 농도

I_0 : 필름에 입사하는 빛의 양(입사광)

I_t : 필름을 투과하는 빛의 양(투과광) (식 8-1)

(1) 투과농도(transmission density)

농도계의 〈aperture부〉에 시료를 놓고 측정한 사진농도로 투과농도는 투과율계수 T의 역수의 대수로 나타낸다.

$$D_T = \log \frac{1}{T} = \log \frac{I_0}{L_t} \quad \text{(식 8-2)}$$

즉 $\frac{I_0}{I_t}$ 는 투과율의 역수이며 불투과율을 나타낸다.

하지만 농도를 측정하여 투과농도를 구할 때는 이와 같은 계산은 실제로 사용하지 않고, 정확하게 조정된 농도계(densitometer)를 이용하여 측정한다.

사진영상의 농도는 흑화 은입자에 의해 형성되므로 입사한 빛은 그 은입자에 따라서 확산되어 확산광으로 투과된다. 그 투과광의 수광방식에 따라 확산광 농도와 평행광 농도로 분류하며 사진농도는 측정 방법에 따라 다음과 같이 두 종류로 나눈다.

Ⅷ

① 확산광농도(diffuse density)

투사광속과 수광광속 중 어느 한 쪽이 확산광인 경우의 농도로, 일반적으로 많이 쓰인다. 최근에는 광전식 농도계가 보급되고 있다.

② 평행광 농도(parallel density)

시료에 평행광이 수직으로 입사했을 때, 수직방향 성분의 투과광에 의해 구해지는 농도이다. 평행광 농도는 입사광속의 각도와 수광각도가 약간만 변화하여도 측정농도치가 크게 달라지기 때문에 안정된 측정이 곤란하다. 그러므로 통상 확산광농도를 일반적으로 사용하도록 되어있다.

(2) 반사농도(reflection density)

농도계의 중심부에 시료를 놓고 측정한 사진농도로 투과농도 D_R은 투과율계수 R의 역수의 대수로 나타낸다.

$$D_R = \log \frac{1}{R} = \log \frac{F_A}{F}$$

R : 반사율계수

F : 시료에서 반사되어 수광기에 들어오는 광속

F_A : 농도계의 중심부에 완전확산부에서 반사되어 수광기에 들어오는 광속

(식 8-3)

(3) callier계수(callier factor)

평행광농도와 확산광농도의 비를 캘리에(callier)계수라 하며, 현상은의 입상이 조밀하지 않을수록 이 수치는 커지게 된다.

$$Q = \frac{D_P}{D_d}$$

Q : 캘리에 계수 (식 8-4)

사진영상의 Q값은 통상 1.0~1.6의 값이며, 은영상의 입상을 나타내는 간단한 방법이다.

(4) 전체농도(gross density)와 정량농도(net density)

사진농도는 필름 base의 착색농도와 흑화은의 농도를 합친 값으로 측정되며 이것을 전체농도라 한다. 이 중 흑화은 만의 농도를 정량농도라 하며 사진농도는 일반적으로 전체농도를 나타낸다.

2) 노광량(exposure)

감광재료에서 노광량은 감광면상에 조사되는 빛 또는 X-선의 양이며, 노광량 H는 다음과 같은 식으로 나타낸다.

$$H = \int_{t_1}^{t_2} E(t)dt$$

t_1 : 노광개시시간

t_2 : 노광종료시간

$E(t)$: 감광재료의 감광면 상의 조도 (식 8-5)

노광 중 조도가 일정할 경우 노광량 H는 방사에너지의 강도 E와 노광시간 t와의 곱으로 나타낸다.

(1) 상반법칙(reciprocity law)과 상반법칙불궤(reciprocity law failure)

상반법칙은 bunsen-roscoe의 법칙이라고도 하며 광화학반응의 공통적인 법칙으로 제안되어있다. 이것은 필름 농도가 필름에 노출된 방사선의 강도와 노출시간의 곱에만 의존함을 의미하는 법칙이다.

그러나 극단적인 저조도영역이나 고조도영역에서는 상반법칙이 따르지 않는 현상이 있으며 이를 상반법칙불궤현상이라 한다. 따라서 상반법칙불궤의 영역에서 일정한 농도를 얻는 데는 상반법칙영역 이상의 노광량이 필요하게 된다.

(2) 노광량의 변화

일정한 비율로 노광량을 변화시키는 방법에는 빛의 강도를 유지시키고 노광시간을 변화시키는 time scale법, 노광시간을 일정하게 하고 빛의 강도를 변화시키는 강도변화법이(intensity scale법)이 있다.

일반적으로는 강도변화법이 사용되고 있는데, 이는 time scale법의 경우 노광시간 범위에 따라 상반법칙불궤의 영향을 받게 되기 때문이다.

(3) Camera의 노광

Camera 촬영시의 노광에서 렌즈를 통해 필름에 조사하는 빛의 강도는 이 때의 렌즈의 유효노광면적에 비례한다.

$$F = \frac{f}{D}$$

F : 렌즈의 밝기
D : 유효구경(cm)
f : 초점거리 (식 8-6)

렌즈를 통해 필름을 노광하는 빛의 강도 E는 렌즈의 유효면적 $a(cm^2)$에 비례하므로

$$E = k \cdot a$$

k : 일정한 피사체, 렌즈에 대한 정수 (식 8-7)

로 나타낼 수 있다. 또한 앞의 식의

$$D = \frac{f}{F}$$

$$a = \pi \cdot \left(\frac{D}{2}\right)^2 \quad \text{(식 8-8)}$$

을 정리하면

$$E = k \cdot \pi \cdot \left(\frac{D}{2}\right)^2 = k \cdot \pi \cdot \left(\frac{1}{2} \cdot \frac{f}{F}\right)^2 = \frac{1}{4} \cdot k\pi f^2 \cdot \frac{1}{F^2} \quad \text{(식 8-9)}$$

이 되므로 렌즈의 밝기 F가 $\sqrt{2}$배가 될 때 빛의 강도 E는 1/2이 된다.

최근에는 카메라의 자동화가 이루어져서 일반촬영에서의 수동조작은 거의 필요하지 않다.

3) 사진특성치

(1) 특성곡선(characteristic curve)

감광재료의 사진특성치에는 감도(speed), 계조도(gradation), 관용도(latitude), fog, 최고농도(D_{max}), 감색성(spectral sensitivity)과 화질특성인 선예도와 입상성이 있는데, 화질특성과 감색성 이외의 특성은 특성곡선으로 알 수 있다.

특성곡선은 감광재료가 노광량의 변화에 따라 농도가 어떻게 변하는지 나타내는 곡선으로 횡축에 상대노광량의 대수 log E를, 종축에 농도 D를 나타낸다.

특성곡선을 작도하여 제 특성을 구하는 것을 sensitometry라 하며 일반적으로 Fog(최소농도), 감도(speed), 대조도(contrast), 최고농도(D_{max})의 특성치를 구한다.

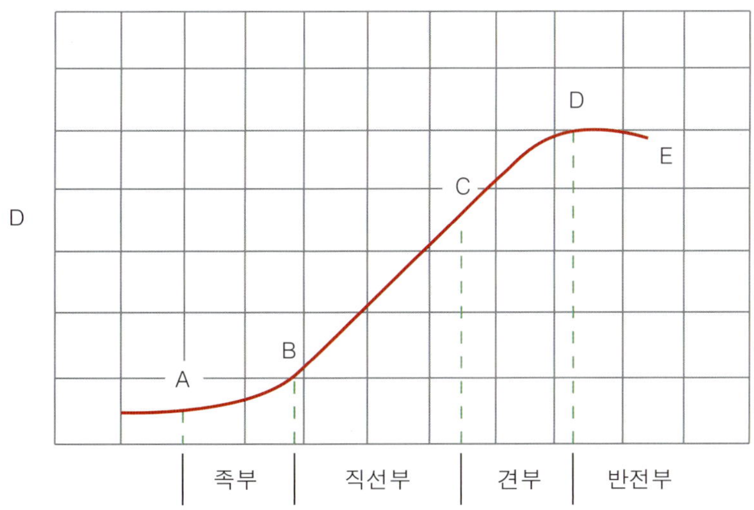

| 그림 8-7 | 특성곡선의 구분과 명칭

① 족부(toe part)

A~B 부분. 이 부분은 노광량이 적은 부분으로 흑화은량이 적고 농도가 낮다.

② 직선부(straight line part)

B~C 부분. 사진 영상을 형성하는 주요부분으로 농도 D가 노광치의 대수치 log E에 비례해서 증가된다.

③ 견부(shoulder part)

C~D 부분. 이 부분에선 과도한 노광량에 의해 농도가 최고로 되지만, 노광량 증가에 따른 농도의 증가는 감소한다.

④ 반전부(solarization part)

D~E 부분. 이 부분에서는 노광량이 증가함에 따라 농도는 반대로 내려간다.

(2) 감도(sensitivity)

사진필름에 노광을 주어 영상을 만들 때 원하는 농도를 적은 노광에너지로 얻게 될수록 필름 감도가 높다. 특성곡선상에서 감도가 높으면 그 곡선은 좌측으로 위치하고 감도가 낮으면 우측으로 위치하게 된다.

그림 8-8의 필름 A는 필름 B보다 감도가 높다는 것을 알 수 있다. 여기서 두 곡선간의 간격은 두 필름의 감도차를 나타낸다.

① 감도 측정의 농도점

감도는 특정 농도를 얻기 위해 필요한 노광량으로 결정되기 때문에 측정하는 농도점은 감광재료의 종류에 따라 차이가 있고, 측정하는 농도점에 따라 감도관계가 변화되므로 목적이나 실용 농도 영역을 고려하여 측정농도점을 결정하여야 한다. 일반적으로 다음의 측정농도점이 적당하다.

$$D = 1.0 + D_{min} \quad \text{(식 8-10)}$$

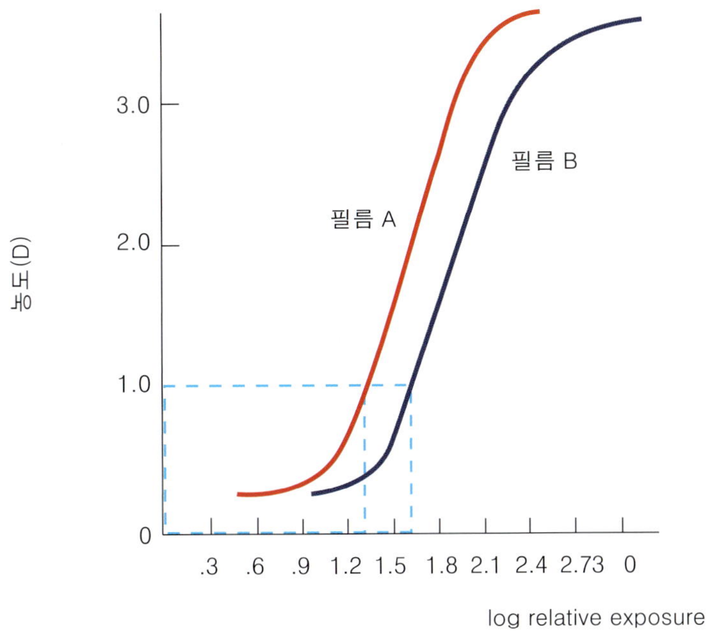

| 그림 8-8 | 필름-A와 B의 Speed 비교

② 비감도(상대감도) 측정법

일반적인 기준 시스템은 감도 100을 기준 표시값으로 한다. 비감도는 두 특성곡선의 간격(logE의 폭)으로 구한다.

다음은 그림 8-9에서의 필름의 비감도를 측정한 예이다.

· 필름 a를 기준으로 하며 a의 감도를 100으로 한다.

· 각 필름의 측정농도점은 1.0+에 의해 필름 a,c,e는 1.20, 필름 b,d는 1.25이다.

· 각 측정농도점에 대응하는 횡축의 logE값은 0.7(a), 0.55(b), 0.4(c), 0.1(d), 1.0(e)

· 기준인 a와의 logE차이는 0.15(b), 0.3(c), 0.6(d), -0.3(e)가 되므로 각 대수에 대한 진수는 1.4(b), 2.0(c), 4.0(d), 0.5(e)가 된다.

· a의 감도100에 대해 비감도는 각 140(b), 200(c), 400(d), 50(e)가 된다.

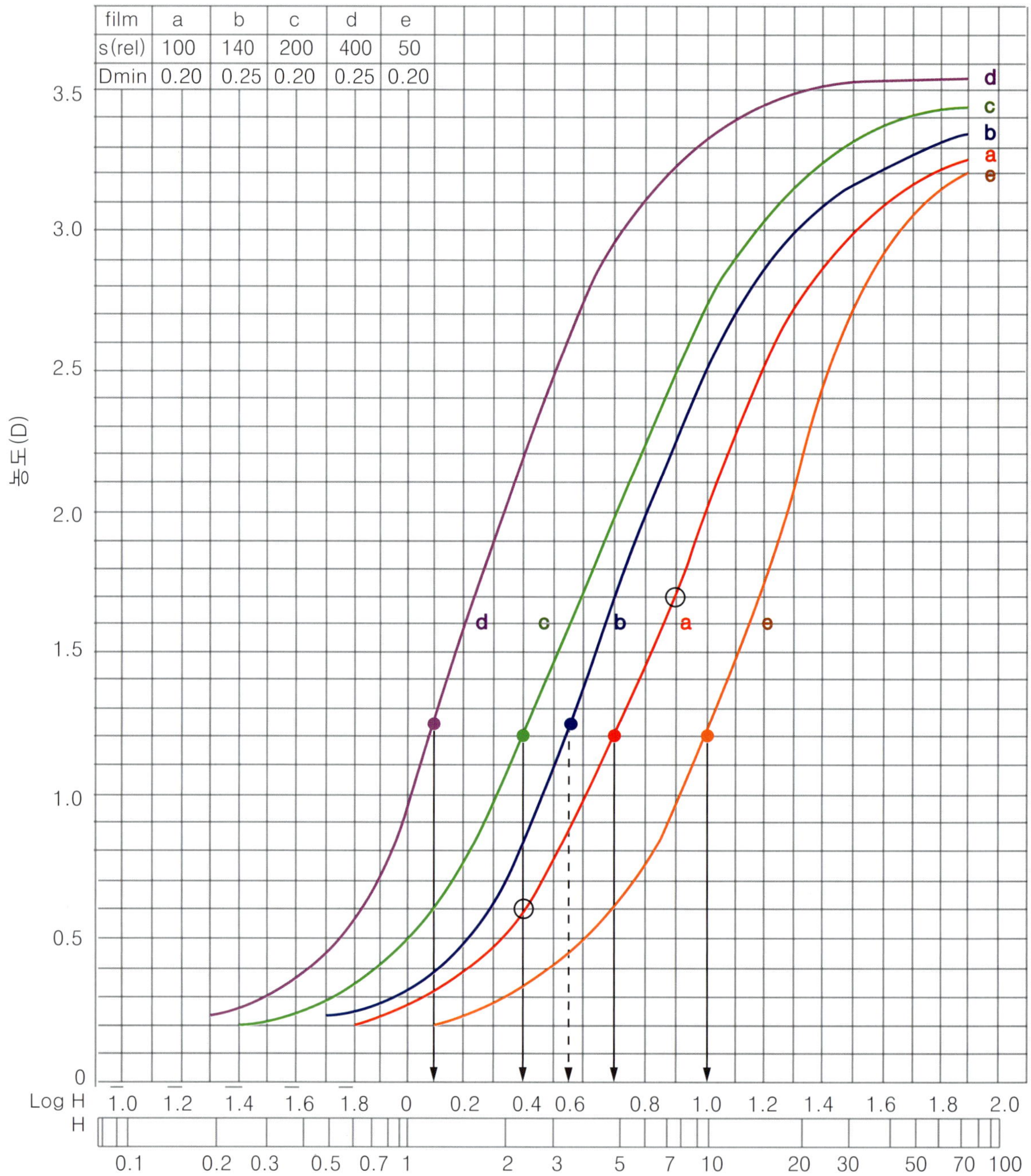

| 그림 8-9 | 특성곡선과 비감도

(3) 대조도(contrast)

대조도는 노광량의 변화에 대한 농도의 차이를 말한다. X-선 사진에서는 두 부분의 근소한 X-선 흡수 차이를 농도의 차이로 나타냄으로써 영상이 형성된다. X-선 사진의 대조도에는 2개의 요인이 있는데, 첫째는 피사체대조도이다. 피사체대조도는 피사체의 다른 부분을 투과한 X-선 강도의 비를 나타내는 대조도이다. 이 피사체대조도는 X-선질이나 피사체의 조성, 산란선 등에 의해 영향을 받는다.

둘째는 특성 곡선의 기울기로 나타내며 필름의 종류나 처리온도 등에 영향을 받는 필름대조도이다.

① X-선 필름의 평균 계조도 $\overline{G}$

평균 계조도는 X-선 영상의 실용농도역에 해당하는 범위를 D_1에서 D_2로 잡아, 두 점 간의 기울기로 나타낸다.

$$D_1 = fog + 0.25$$
$$D_2 = fog + 2.0 \qquad \text{(식 8-11)}$$

을 주어 노광량의 대수를 $logE_1$, $logE_2$로 하면 평균 계조도는

$$\overline{G} = \frac{D_2 - D_1}{logE_2 - logE_1} = \frac{1.75}{logE_2 - logE_1}$$
$$\overline{G} = \frac{1.75}{\text{비노광량의 차}} \qquad \text{(식 8-12)}$$

② 계조도 곡선(gradient curve)

계조도 곡선은 특성곡선을 미분하여 각 점에 대한 계조도를 종축으로, 노광량의 대수를 횡축으로 취한 것이다. 이 계조도 곡선은 족부, 직선부, 견부의 만곡이나 직선의 정도와 그 부분의 길이 등을 표시한다.

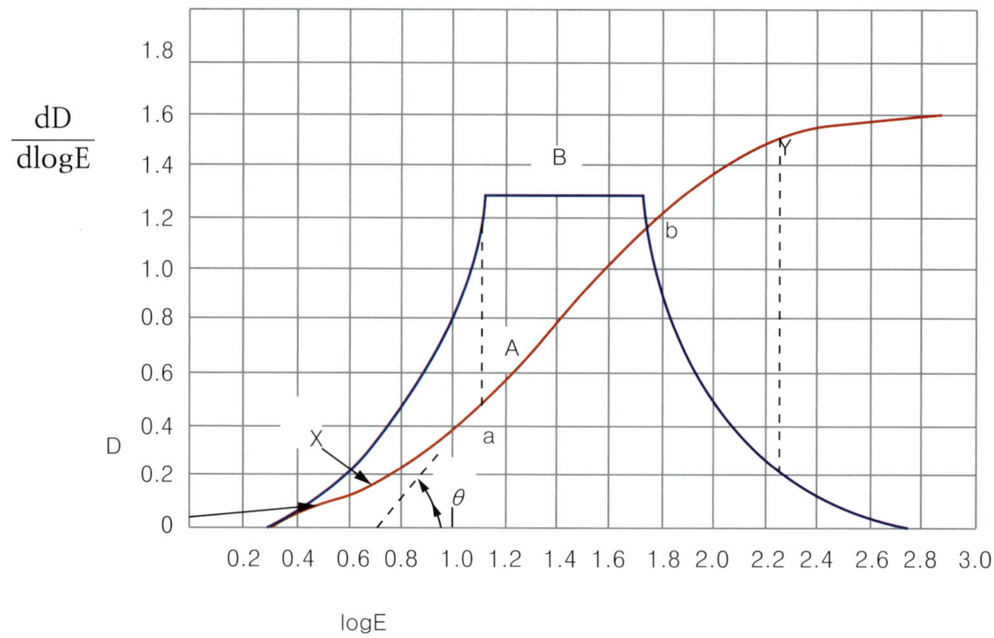

| 그림 8-10 | 계조도 곡선

(4) 관용도(latitude)

관용도는 필름이 피사체의 명암의 scale을 사진영상의 흑화도로서 정확히 나타낼 수 있는 광량비의 범위이다. 특히 특성곡선에서의 직선부구간 광량비의 범위를 관용도로 한다.

직선부의 기울기가 클수록 관용도가 좁고, 기울기가 작을수록 관용도가 넓어진다.

(5) fog

fog는 사진감광재료의 노광이 안된 부분이 현상에 의해 흐릿하게 흑화되는 현상, 또는 그 농도를 말한다. 이것은 필름 제조시 또는 그 후에 화학적, 물리적 원인으로 발생한 것이며 넓은 의미로는 빛에 의해 흑화되는 현상도 포함된다.

(6) 최고농도

노광량의 증가에 따른 농도증가의 한계치를 말한다.

(7) 감색성(color sensitivity)

각종 색에 대한 감광성 및 그 비율의 특성으로 감광파장역에 의해서 regular, ortho, panchro, 적외선으로 분류할 수 있다.

① regular

청색광 이하의 단파장 광에 감광성이 있는 필름으로 posi용, X-선 필름 직접촬영용이 있다.

② ortho chromatic

분광증감색소의 적용에 의해서 녹색에서 황색까지 감광역을 넓힌 필름으로 직·간접용 X-선 필름 등이 있다.

③ panchromatic

청색에서 적색에 이르는 가시광 전파장역에 감광성이 있는 필름으로 일반촬영용은 거의 이 필름이다.

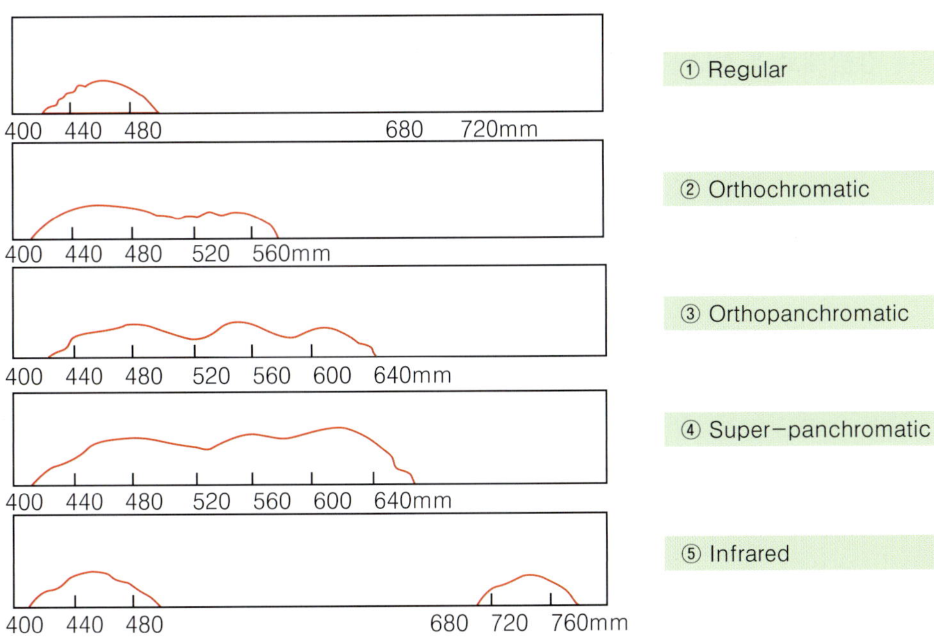

| 그림 8-11 | 각종 필름의 분광감도 spectrum

④ infrared

청색광과 적외광에 감광성이 있는 필름으로 적외필름이 있다. 항공사진이나 감식, 과학사진 등에 주로 쓰인다.

(8) 입상성(graininess)

① 심리적 입상성

영상에서 볼 수 있는 조밀한 입상구조에 관해서 시작적인 느낌으로 감지되는 것으로 일반적으로 심리적인 입상성이라고 한다.

② 입상도

입상성이 시각적 감각인것에 비 해 물리적으로 추정된 수치로 나타낸 것을 입상도 또는 물리적 입상성이라 한다.

영상에서 볼 수 있는 조밀한 입상구조를 마이크로농도계로 측정하여 그 미세한 농도를 통계적 방법으로 구한 것이다.

(9) 선예도(sharpness)

선예도는 영상의 미세부분에서 기록성 및 영상·윤곽부의 선예함을 나타내는 척도이다. 렌즈나 감광재료의 성능을 나타내는데는 해상력이 이용되고 있지만 해상력이 높아도 영상의 선예도가 좋지 않은 것도 있기 때문에 최근에는 대부분 선예도 평가가 쓰인다.

3 증감지와 형광판

X-선 필름에 쓰이는 할로겐화은은 X-선 감광작용을 가지고 있는데 투과력이 강한 40~140 kV의 의료용 X-선 에너지 영역에서 그 대부분이 흡수되지 않고 투과해 버리므로 X-선의 이용률은 1% 정도이다.

그래서 이 X-선의 이용률을 높이기 위해 X-선 흡수가 큰 형광체를 sheet화 한 것에 X-선을 조사시켜 형광체에서 나오는 빛을 사진필름에 밀착 기록하는 방법으로 단시간 안에 촬영하여 환자의 피폭을 경감시키는 것이 증감지이다.

그림 8-12는 동일한 필름의 증감지가 있는 경우와 없는 경우 감광도를 비교해 보여주는 그래프이다. 하지만 증감지를 사용함으로써 증감지의 불선예도가 가해져 X-선사진의 선예도가 감소하게 된다.

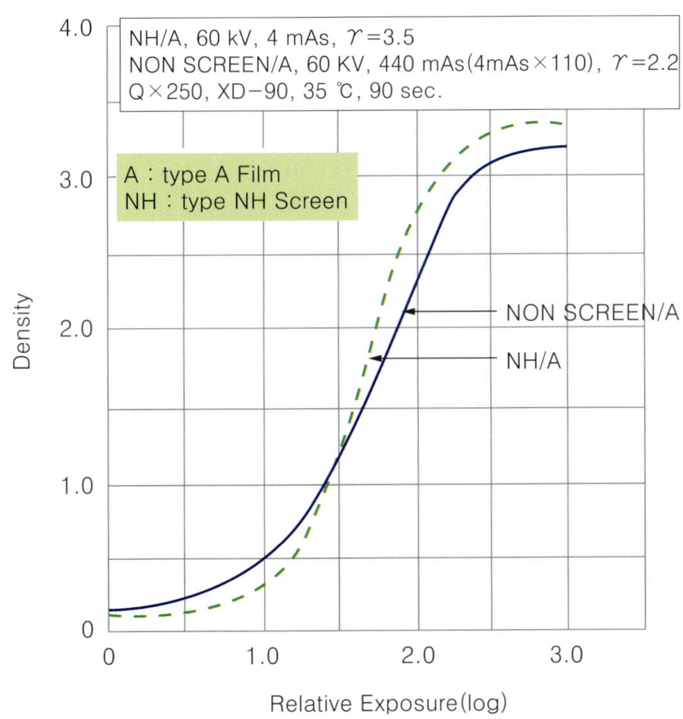

| 그림 8-12 | 증감지를 사용한 경우와 사용하지 않은 경우의 필름 특성곡선

1) 증감지의 구조와 특성

(1) 증감지의 기능

증감지의 중요한 기능은 다음과 같다.

① 환자의 피폭선량을 대폭 감소시킨다.
② 짧은 시간에 촬영이 가능하여 피사체의 움직임에 의한 불선예도가 감소된다.
③ 소초점의 X-선관을 사용하므로 기하학적 불선예도를 감소시킬 수 있다.
④ X-선 장치의 수명을 연장시킨다.
⑤ X-선사진의 대조도를 증가시킨다.

(2) 증감지의 구조

증감지는 일반적으로 regular 또는 ortho유제의 X-선 필름에 감도가 높은 자색에 가까운 색부터 녹황색영역의 발광 spectrum을 가진 형광체를 지지층위에 고르게 칠한 것 2매를 1조로 한다. X-선측에 놓인 증감지를 앞면 증감지, 반대 측에 놓인 증감지를 후면 증감지라 한다.

① 보호막(protective coating)

10μm 전후의 투명한 cellulose화합물 또는 PET가 사용되며, 형광체 층을 보호하는 기능뿐 아니라 화학적인 침식에도 견딜 수 있다.

② 형광체층(Phosphor layer)

증감지의 구조 중 전체 성능을 좌우하는 부분으로, 형광체의 입자배열에 따라 그 성능이 다르고 구조상에 있어 균일분산구조, 다중층구조와 이중형광체구조의 2층 구조가 있다. 형광체 결정입자의 크기는 2~10μ 정도이고, 아주 미세한 것은 1μ 전후이다.

③ 하도층/반사층(Subcoating layer/Reflective layer)

형광체층을 지지체에 접착시키는 역할을 하는 층이며, 빛 반사층에 의한 감도증가역할과 빛 흡수층으로서의 역할을 하여 선예도를 증가시킨다. $CaWo_4$형광 증감지는 형광체층과 지지체 사이에 반사층이 있는 반면, 희토류 형광 증감지는 X-선 흡수율이 높아 빛광자 방출이 증가하여 필름에 도달하는 광자 수가 많아지기 때문에 반사층이 필요 없다.

④ 지지층(base)

최근에는 플라스틱지지층이 쓰이고 있으며, 형광체층을 보호해주는 역할과 증감지성능에 영향을 주는 형광흡수 또는 반사효과가 있다.

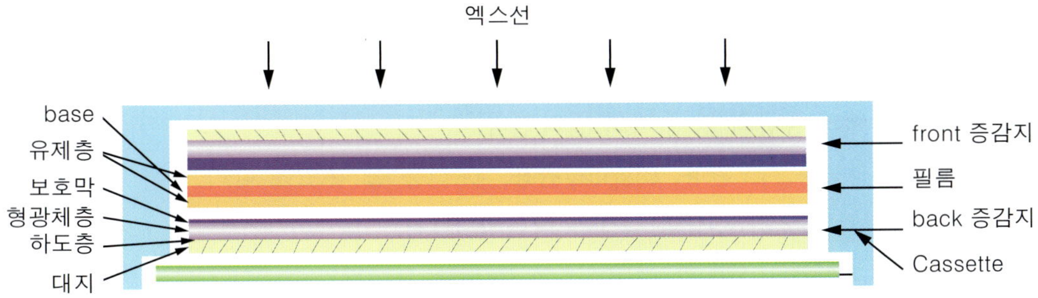

| 그림 8-13 | 증감지의 모식도

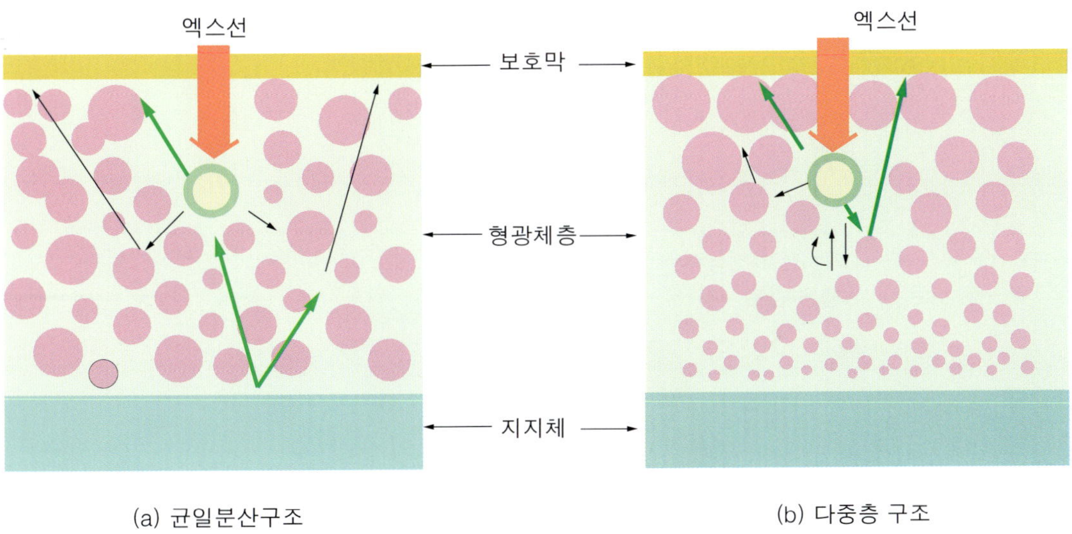

| 그림 8-14 | 증감지의 구조

2) 형광물질의 특성과 X-선용 형광체

형광체(phosphor)로는 무기형광체와 유기형광체가 있으며 현재 방사선 사진에는 무기형광체를 사용하고 있다.

형광체는 순수형과 부활형으로 나누어지는데 순수형은 순수물질에서 발광효율이 있고, 부활형은 부활제등의 미량의 불순물을 함유한다. 대표적인 순수형 형광체는 $CaWO_4$로, 이 형광체는 일반적으로 순도가 높을수록 발광효율 또한 증가한다. 부활형 형광체는 결정모체와 부활제의 조합으로 발광효율이 높아지는데 부활제의 함유량은 모체에 대해서 통상 0.01%정도이다. 부활형 형광체의 특성(발광효율, 발광 spectrum, 잔광시간 등)은 부활형 형광제의 종류와 양에 따라 달라진다.

형광체는 형광등용, TV관용, display관용, X-선용 등 용도에 따라 다른 특성이 요구되며 X-선용 형광체가 가져야 할 특성은 다음과 같다.

① X-선에 대해 흡수·발광 효율이 좋아야 한다.
② 발광 spectrum이 필름, 촬상관, 눈 등의 감광체의 분광감도에 적합하여야 한다.
③ 잔광과 열화가 적어야 한다.

가장 널리 쓰이는 형광물질은 $CaWO_4$으로 이 형광물질은 청자색 빛(3,500Å~5,800Å)을 방출한다. 눈에는 형광이 밝게 보이지 않을지라도 파장이 4,800Å 이하인 빛에 잘 감광되지는 일반필름(regular film)에 대해서는 잘 감광되는 특징이 있다.

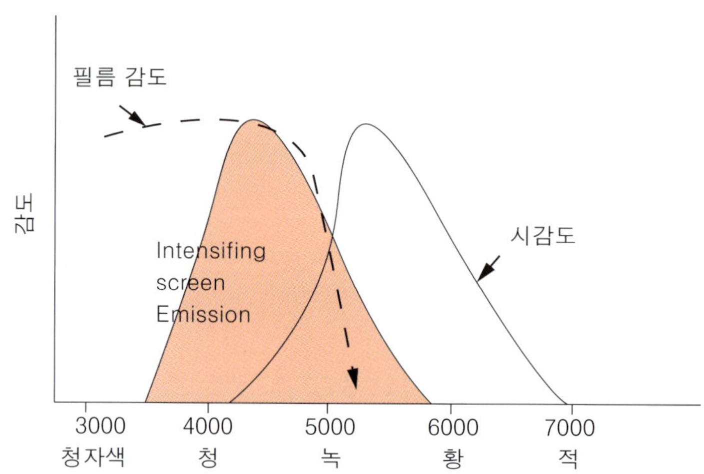

| 그림 8-15 | 엑스선 필름과 $CaWO_4$ 형광증감지의 분광감도와 시감도 특성

(1) 형광물질의 형광효율

형광물질이 흡수된 X-선 광자에너지에 대한 빛으로 전환시키는 에너지의 비를 그 형광물질의 형광효율(conversion efficiency)이라 한다. 텅스텐산칼슘($CaWO_4$)의 형광효율은 약 5%이다.

(2) 빛의 형광층 투과율

빛의 형광층 투과율은 형광물질에서 방출된 빛이 형광층을 통과하여 필름에 도달하는 비율이다. 형광물질에서 방출된 빛은 대체적으로 모든방향으로 고르게 방출되기 때문에 필름으로 향하는 빛의 비율은 약 1/2이라 할 수 있다.

일방적으로 형광물질에서 방출된 빛은 필름에 도달하는 과정에서 형광층이나 보호막에서 일부 흡수된다.

(3) 증감계수(intensification factor)

같은 종류의 필름이라도 같은 사진 농도를 얻기 위해서는 증감지의 유무와 종류에 따라 방사선의 조사선량은 달라지는데 이때 증감지가 없을 때의 조사선량을 증감지가 있을 때의 조사선량으로 나눈 값이 증감계수이다.

$$\text{증감계수} = \frac{\text{증감지가 없을 때의 조사선량(mAs)}}{\text{증감지가 있을 때의 조사선량(mAs)}} \qquad \text{(식 8-13)}$$

(4) 증감지의 X-선 흡수율

증감계수는 형광물질의 형광효율과 빛의 투과율에 의해 좌우되지만 X-선의 흡수율에도 비례한다. X-선의 흡수는 형광물질에 포함된 원소에 의해 크게 영향을 받는다. X-선의 흡수는 광전흡수에 의해 일어나고 광전흡수는 충돌하는 원자의 K각 전자의 결합에너지에 크게 영향을 받기 때문에 X-선의 흡수율은 X-선의 스펙트럼 분포에 따라 달라진다.

$CaWO_4$증감지를 예로 들면 필름의 감광재료인 은과 브롬의 K각은 각각 25.5keV와 13.5keV인 반면 W(텅스텐)의 K각은 69.5keV이다. 69.5keV보다 낮은 관전압에서의 광전흡수는 필름(은과 브롬)에서 주로 일어나고, 69.5keV 이상에서는 관전압 증가에 따라 텅스텐에서 광전흡수가 주로 일어난다. 그림 8-16에서 80kVp정도까지는 관전압의 증가에 대한 증감계수의 증가율이 둔화되고 있지만 그 이상의 관전압에서는 오히려 증가율이 상승하고 있음을 알 수 있다.

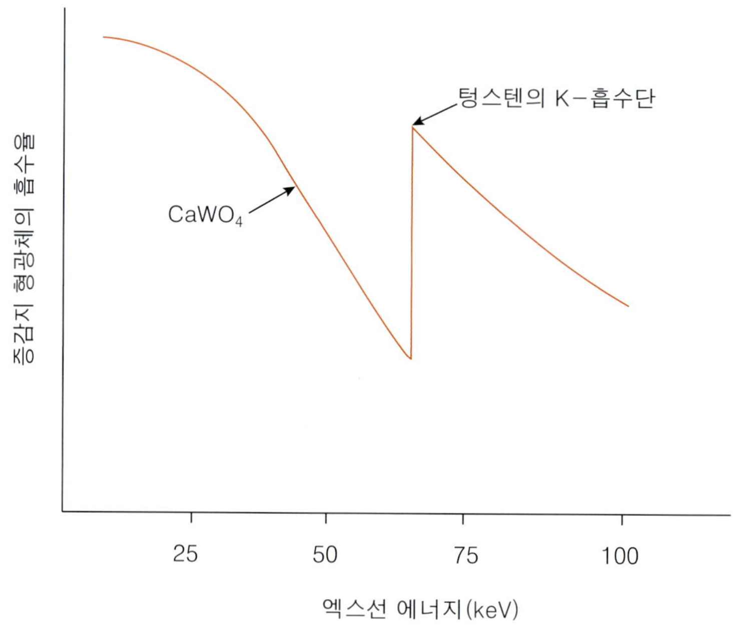

| 그림 8-16 | $CaWO_4$ 증감지의 X-선 흡수율

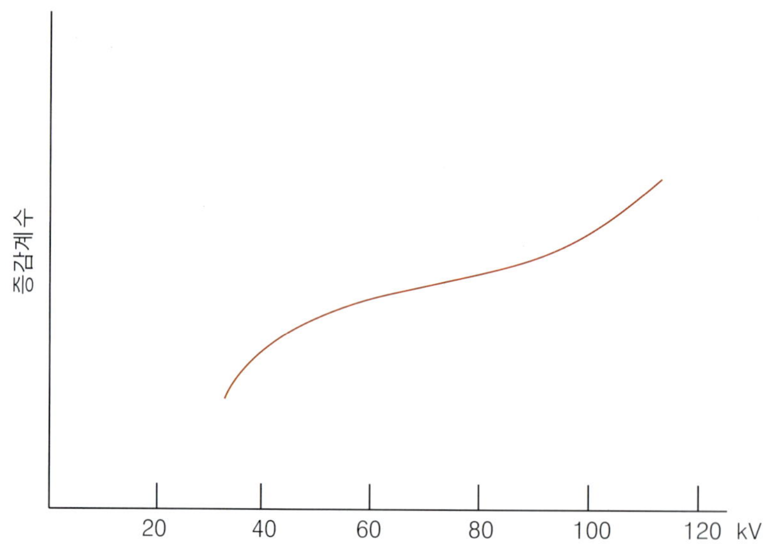

| 그림 8-17 | kV 증가에 의한 증감계수의 변화

(5) 증감지의 감도(speed)

증감지의 감도를 절대량으로서 정의하고 측정하기는 용이하지 않기 때문에 보통 일정한 강도의 X-선을 조사하고 증감지 표면의 발광강도의 비를 비감도로 표시한다.

이 발광강도를 증가시키는 요인은 다음과 같다.

① X-선의 흡수, 발광의 효율이 좋은 형광체의 선택
② 입자크기가 큰 형광체
③ 형광체의 흡수가 적은 결합체 사용
④ 적절한 형광체층의 두께
⑤ 형광체층 아래 백색의 빛반사층 설계

(6) 선예도

증감지의 선예도는 X-선 사진의 선예도를 결정하는 대단히 큰 요소이다. 증감지의 선예도 향상을 위해 다음과 같은 조건이 필요하다.

① 얇은 형광체층의 두께
② 작은 형광체 입자
③ 형광체층의 결합체 착색
④ 형광체 하도층 및 지지체의 빛 반사율 감소
⑤ 얇은 보호막

(7) 증감지와 해상력

X-선을 완전히 흡수할 수 있을 정도의 납으로 X-선 촬영을 하면 증감지에서 방출되는 빛에 의해 사진상의 납경계가 선명하게 나타나지 않는다. (그림 8-18, 그림 8-19)

따라서 증감지를 사용하는 경우 해상력이 나빠지게 된다. 증감지의 증감계수는 형광층의 두게가 두꺼울수록 증가하기 때문에 증감계수가 클수록 빛의 확산 또한 증가하여 해상력이 감소한다.

(8) 온도 효과

X-선 증감지의 형광물질은 낮은 온도에서 형광효과가 좋기 때문에 사용하지 않을 때에는 증감지를 20℃ 정도의 저온실에 보관하는 것이 좋다.

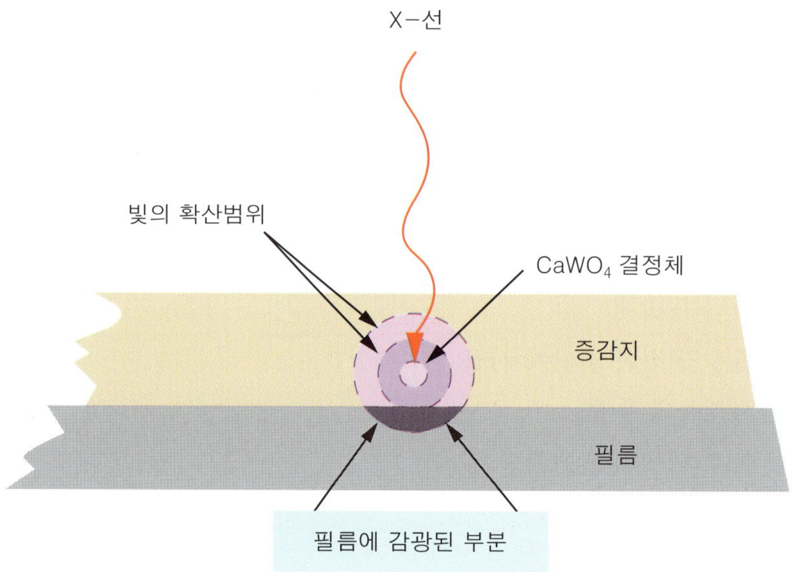

| 그림 8−18 | 증감지 내에서 빛의 확산에 의한 선예도 저하

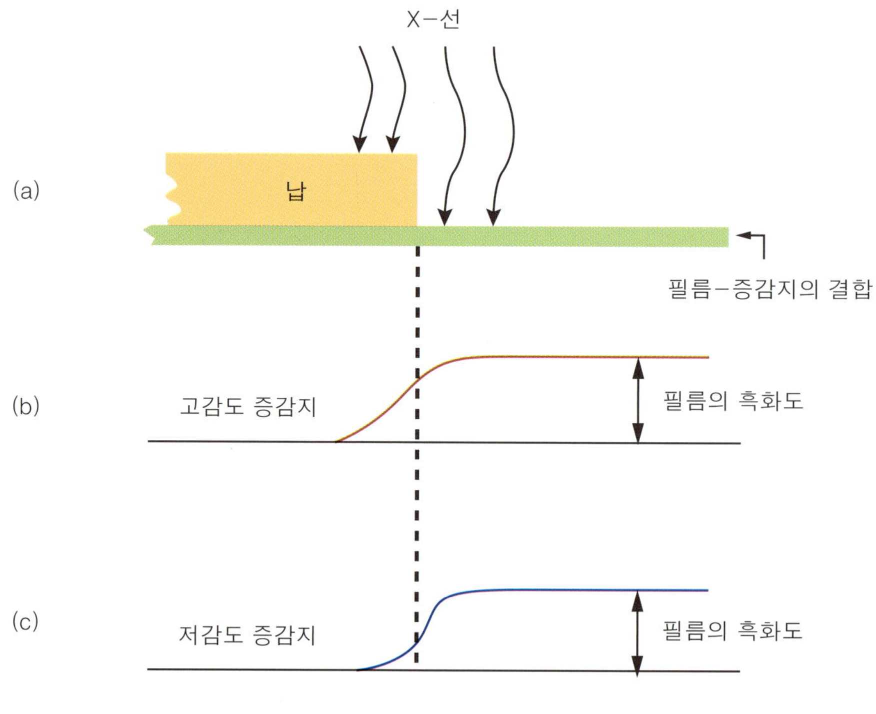

| 그림 8−19 | 증감지 형광층의 빛 확산에 의한 영상의 불선예도

3) 증감지의 성능과 종류

증감지의 성능은 방사선 피폭의 경감이나 증감에 관한 인자와 선예도, 대조도, 입상성, 산란선으로 사진화질에 관한 인자, 잔광, 내구성, 필름 기계 반송장치와 필름의 반송성 등을 들 수 있으며, 그중에서도 특히 감도와 선예도가 중요하다.

(1) 증감지의 종류

최근 필름과 증감지의 시스템은 대단히 다양화되고 있지만 진단목적과 촬영면에서의 화질을 고려한 선택방법을 택하여야 한다.

증감지의 종류는 크게 다음 3가지로 분류할 수 있다.

· 형광체에 의한 증감지종별과 필름종별에 따른 분류
· 증감지 성능에 따른 분류
· 증감지 사용목적에 따른 분류

① 형광체에 의한 증감지종별과 필름종별에 따른 분류

X-선필름 중 Regular 필름에 적합한 증감지와 ortho필름에 적합한 증감지로 분류되는데 이것은 증감지에 쓰이는 형광체의 발광 spectrum분포와 필름의 분광감도와의 조합에 따른다.

② 증감지 성능에 따른 분류

환자의 피폭경감과 인체의 각 부위진단에 필요한 사진화질을 얻기 위해 촬영 부위의 두께와 X-선 장치 용량에 맞는 수많은 증감지가 만들어 지고 있다. 성능에 따른 분류는 시스템에 관계없이 다음과 같이 4종류로 분류된다.

a. 선예도를 주로 한 증감지

운동이 적은 피사체나 X-선 흡수가 적은 얇은 부위를 촬영할 때 또는 대용량 X-선 장치를 사용할 때 주로 쓰인다.

b. 감도선예도가 중간 정도의 성능을 가진 증감지

광범위한 사용목적에 적합한 만능형 증감지.

c. 감도를 주로 한 증감지

운동이 심한 피사체나 X-선 흡수가 큰 부위 또는 소용량 X-선 장치에 사용할 때 주로 쓰인다.

d. 최고감도를 가진 증감지

고속연속촬영 또는 X-선의 피폭저감이 중요한 부위촬영에 쓰인다.

③ 증감지의 사용목적에 따른 분류

X-선 진단기술이 발전함에 따라 기능적 검사나 자동화로 인한 새로운 촬영방식이 개발되고 있다.

증감지의 종류는 그 개발에 따라 변화를 거듭하며, 그림 8-20과 같이 분류 할 수 있다.

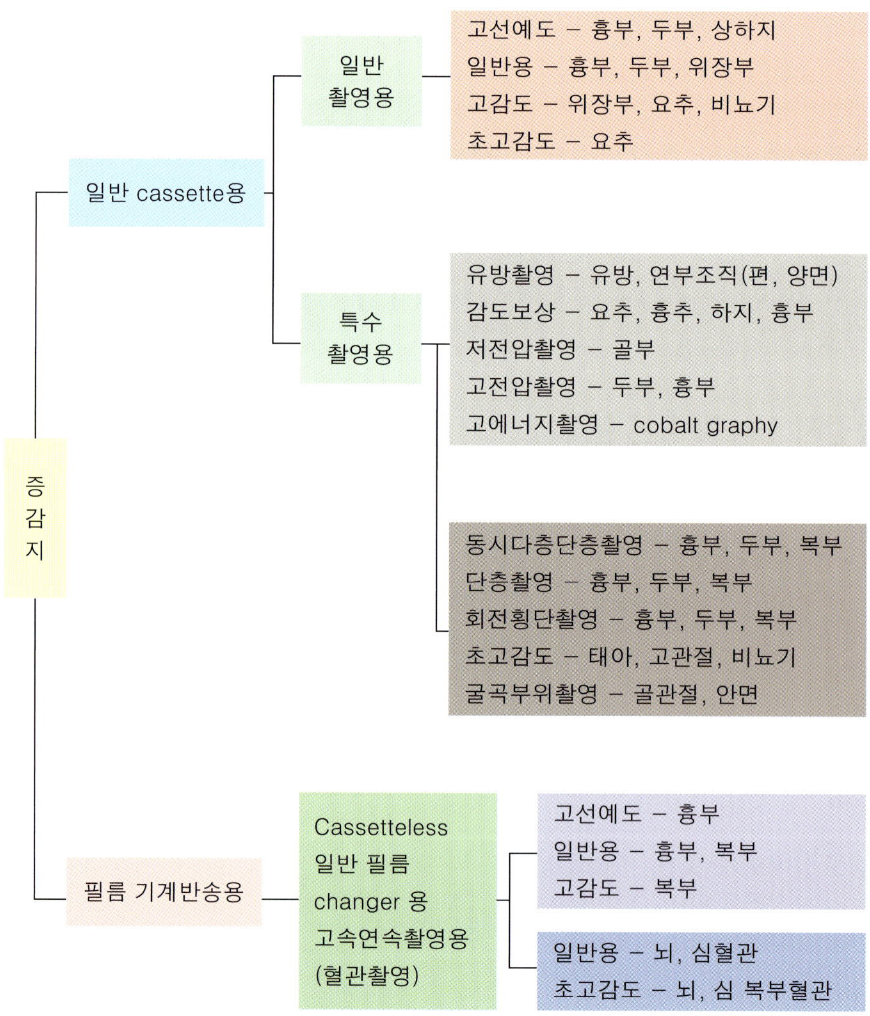

| 그림 8-20 | 의료용 증감지의 체계

4) 증감지의 보수관리

증감지는 피사체를 투과한 X-선 에너지상을 광 에너지상으로 변환하여 그대로 필름에 밀착하여 프린트하는 역할을 하고 있기 때문에 증감지의 보수는 매우 중요하게 여겨진다.

(1) 성능에 관한 보수검사

① 외관

X-선 사진에 유해가 되는 증감지의 왜곡, 상처, 반점에 대해 육안으로 검사한다. 증감지 표면에 있는 반점, 상처, 먼지는 증감지로부터 필름에 들어오는 빛을 차단하기 때문에 사진에는 흰점과 흰얼룩으로 나타나게 된다.

② 발광의 균일성

육안으로 외관검사를 하여도 나타나지 않는 오점이나 X-선 필름에서 착색과 특정형광체를 사용한 증감지의 열화를 조사하는 방법에는 피사체 없이 촬영하여 X-선 사진에 1.5~2.0의 농도 얼룩으로 검출하는 방법을 사용한다. 이 방법은 관전압 60~80 kV를 사용하며 phantom으로는 10cm의 아크릴이나 물을 놓아 가능한 한 실제 촬영에 가까운 조건으로 해야 한다.

③ 증감지와 X-선 필름의 밀착성

증감지와 필름의 밀착 상태를 판단하기 위해서는 밀착 시험관 또는 쇠망을 촬영하여 농도 2.0~2.5의 X-선 사진 검사를 한다.

④ 감도

증감지의 감도측정으로는 X-선 필름의 특성곡선에서 구하는 사진감도측정법이 주로 사용되며 각각 특성곡선의 동일한 농도를 얻는데 필요한 X-선량의 역수로 상대감도를 구한다.

촬영거리의 변화로 X-선 강도를 바꾸는 강도변경법, 2점 노출에서 간단히 특성곡선을 작성하는 알미늄 계단법, 노출시간을 변경시켜 X-선량을 바꾸는 시간변경법 등이 있지만 이 중 강도변경법이 정밀도가 가장 높아 주로 쓰인다.

⑤ 선예도

증감지의 MTF측정법은 contrast법, 푸리에변환법 등이 있는데, 간단한 방법으로는 육안으로 비교가 가능한 contrast법이 사용되고 있다.

⑥ 입상성

피사체 없이 촬영하여 증감지의 촬영사진을 비교하는 방법이 효과가 있으며, 이 때 유의할 점은 비교할 증감지에는 각각 동일한 필름을 써서 동시에 촬영해야 한다는 것이다.

(2) 증감지의 보존방법

증감지에 사용되는 형광체나 구성재료는 안정성이 있으며 일반적인 보수조건을 가지지만 화학제품인데다 구조가 대단히 치밀하기 때문에 고온, 다습은 피하는 것이 바람직하다. 이상적으로 X-선 필름과 같은 보존조건에서 취급하는 것이 좋다.

5) 형광판

형광판은 크게 투시용 형광판과 간접촬영용 형광판으로 나누어진다. 투시용 형광판은 밝기가 첫 번째 요소이며 이를 위해 발광능률이 커야하고 발광 spectrum이 육안의 시감도에 적합해야 한다. 인간의 시감도 곡선은 밝기에 따라 변하므로 밝은 곳에서의 시감도 극대파장이 560nm로 한 Zn : Cd의 비율을 조정하여 (ZnCd)S : Ag형광체를 써서 사용한다.

간접촬영용 형광판은 발광 spectrum이 ortho 필름의 고감도에 적합하도록 되어 있으며 선예도가 중요하기 때문에 발광의 극대 파장이 540nm로 조정되어 있으며 미립자의 (ZnCd)S : Ag가 사용되고 있다. 한편으로는 감도, 선예도가 우수한 Gd_2O_2S : Tb를 쓰는 형광판이 사용된다,

Chapter 08

아날로그이론 02-화질이론

1 화질평가

1) 화질

사진은 피사체의 모양이나 색, 명암을 기록하여 조명조건과 카메라의 렌즈계, 감광재료의 성질과 현상처리조건 등으로 여러 가지 영상이 만들어진다. 사진영상을 피사체의 세밀한 부분까지 정밀하게 기록하며, 명암이 가능한 한 넓은 범위에 걸쳐서 재현되고, 컬러사진의 경우에는 더욱 피사체의 색을 충실하게 재현시킬 수 있어야 한다.

이와 같이 사진영상을 심리적으로 평가하였을 때의 종합적인 품질을 화질이라 하며 사진의 화질을 지배하는 인자는 tone 재현, 선예도, 입상성, 색재현의 4가지로 이루어져 있다.

(1) Tone 재현(tone reproduction)

피사체의 명암계조에 대한 영상의 명암계조 재현성을 뜻한다. 따라서 사진에서는 피사체의 명암을 사진상의 농도로 기록하는 것이 tone 재현이다. tone 재현은 객관적 tone 재현과 주관적 tone으로 나눠진다.

① 객관적 tone 재현

피사체의 각 점의 휘도를 대수치로 나타내어 그 휘도에 대응하는 사진상의 농도 D와의 관계를 나타낸다. 농도 D와 피사체의 휘도의 대수가 45° 의 직선상에 있을 때 사진상이 피사체의 명암을 정확하게 재현하고 있는 것이라 할 수 있다.

② 주관적 tone 재현

피사체의 명도재현을 취급하는 것으로, 명도란 빛에 의해서 만들어진 주관적, 시각적인 양이며 피사체 휘도와 정비례가 되지 않는다는 것을 알 수 있다.

그러나 많은 연구결과로 사진상의 평가에 있어 주관적 tone 재현성이 객관적 tone 재현성보다 중요하다는 것이 판명되었다.

(2) 선예도(sharpness)

사진필름의 선예도란 입사광이 irradiation이나 halation에 의해서 필름영상이 번지거나, X-선에서 발광한 형광이 crossover효과로 퍼지게 되어 영상에 fog가 나타날 때 이 fog의 정도를 나타내는 양이라 할 수 있다.

다시 말해서 선예도란 영상의 미세부분에서의 기록성과 영상 윤곽부의 명료성 등 소위 선예성의 물리적 척도이다. 그래서 사진계를 하나의 정보전달기구로 생각할 경우 선예도는 신호를 전달하는 능력이라 말할 수 있다.

역사적으로 사진상의 선예성을 평가하기 위해서 해상력을 척도로 하는 많은 연구가 있었지만, 해상력에 의한 방법은 사용하는 chart나 촬영장치, 조명조건에 따라 다르다.

최근에는 respone함수나 acutance가 많이 사용된다.

① X-선사진의 선예도를 형성하는 요인

X-선사진상에 fog를 주는 요인은 X-선발생장치에서 사진의 관찰장치에 이르기까지 많은 것들이 있는데 다음 그림 8-21이 그 관계성을 나타낸다.

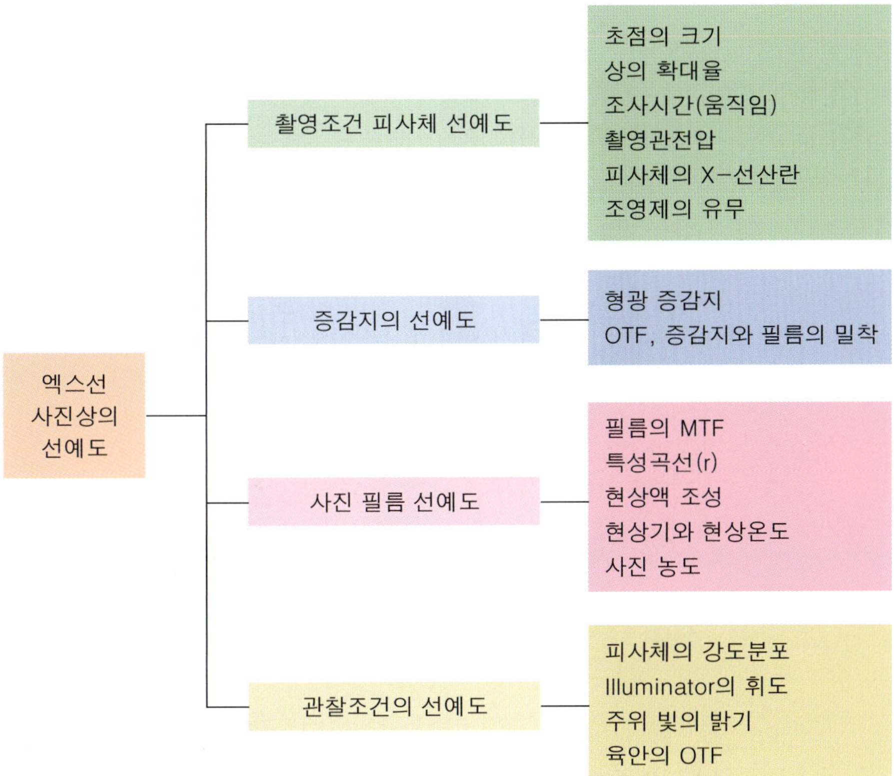

| 그림 8-21 | 엑스선 사진상의 선예도의 인자

② 해상력(resolving power)

해상력은 사진상이 피사체의 미세한 부분을 영상으로 기록하는 능력을 뜻한다. 해상력은 그림 8-22의 해상력 차트를 촬영하여 현상한 사진영상의 평행선 분리한계를 구해서 그 평행선 1mm당 선의 수로 나타낸다.

측정방법은 해상력 측정도표를 고해상력렌즈를 이용하여 촬영한 후, 영상을 현미경으로 확대 관찰하여 완전히 분리되었다고 간주되는 선이 1mm 폭에 몇 pair가 되는가를 판별하여 해상력 개수(1p/mm)를 정한다.

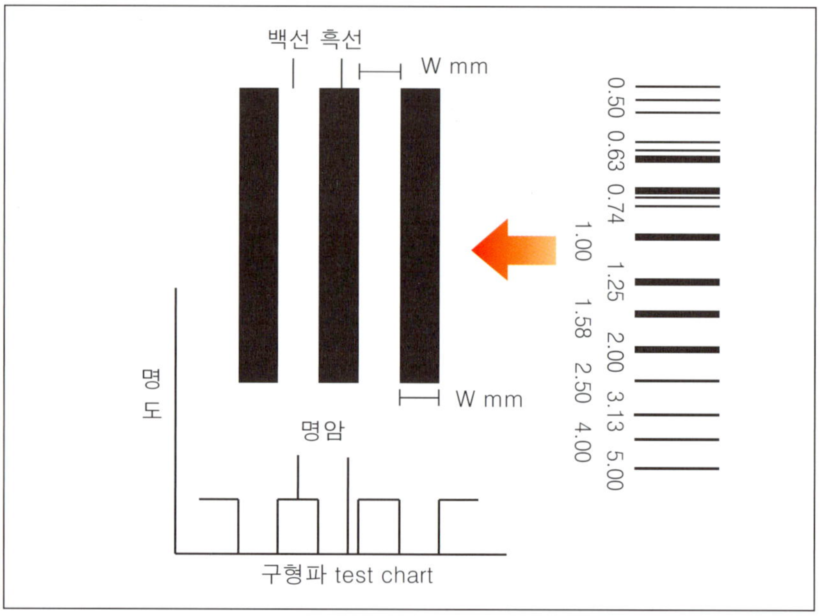

그림 8-22 해상력 차트

③ 정확도(acutance)

기록된 사진상의 선예성을 나타내는 양으로 acutance가 있다. actutance란 감광재료에 Knife edge를 놓고 노광, 현상하여 knife edge상의 농도파형에서 계산하여 구할 수 있다.

영상선예도는 상의 농도차에 비례하고 edge상의 2승에 역비례한다. 이것은 심리적인 선예도와도 잘 대응된다고 할 수 있다.

(3) 입상성(graininess)

사진 필름을 똑같이 노광하여 현상처리 된 사진상은 현상은이 유제막 중에서 3차원적으로 불규칙하게 분포되어 있다. 이 영상을 10배 정도 이상으로 확대하여 관찰해 보면 현상은이 입상으로 되어 무언가 산만한 느낌을 준다. 은입자가 한 개 한 개 보이는 것이 아니고 3차원적으로 확산된 은입자가 겹쳐진 것과 같이 보여진다.

이와 같이 영상에 보이는 소밀한 입상구조에 관해서 시각적인 감각으로 느끼게 되는 것을 일반적으로 심리적 입상성이라 한다. 이와 달리 마이크로농도계로 미세농도를 분포 측정하여 물리적으로 입상성을 평가하는 것은 물리적 입상성이라 한다.

Chapter 08-3

아날로그이론 03 – 현상이론

1 감광과 현상

1) Gurney-Mott의 잠상이론

감광재료의 유제층에 빛이 닿으면 그 중에 함유되어 있는 할로겐화은이 광화학변화를 일으켜 잠상이 형성되는데, 이 때 개개의 할로겐화은이 어떤 상태로 되어 있는가를 1939년 Gurney Mott이 해명하여 잠상이론을 발표하였다.

(1) 감광기구(感光機構)

① 감광핵(sensitivity speck)

유제 중의 할로겐화은의 결정은 전면이 똑같지 않고 광화학변화의 중심이 되는 특별한 개소가 있다고 생각되는데 이것을 감광핵 또는 감광중심이라 한다.

젤라틴이나 유제첨가제에 유황을 함유한 화합물이 들어있는 경우는 황화은이 생긴다고 생각되고, 이 과정에서 생긴 Ag_2 또는 AgS등의 미세한 특별개소가 감광핵으로 생각된다.

② 할로겐화은의 광화학반응 · 잠상형성

할로겐화은에 빛을 조사하면 그림 8-23과 같이 빛의 에너지를 할로겐화물ion의 가전자가중흡수하고, 가전자대에서 전도대로 여기되어 자유전자와 정공을 만들어 낸다.

전자와 정공은 결정내를 자유로 이동하여 그 중의 일부가 재결합하고 나머지는 각각 다른특정 개소(trap)에 포획된다. 전자 trap과 정공 trap은 결정의 뒤틀린 부분 위에 있는 Ag^{+} 등에 의하여 생긴다고 생각되고 있다.

전자 trap에 잡힌 전자는 결정격자 사이에 있는 이동성 Ag^{+}를 끌어들여 Ag를 생성한다.

이 과정의 반복으로 감광핵에 은원자가 직접되며, 은의 미세한 핵이 감광핵을 중심으로 형성 되기 때문에 잠상핵이 된다.

이 은핵 Ag가 4원자정도 이상으로 성장하면 현상에 의해 할로겐화은 결정 전체를 금속은으로 환원하는 반응의 개시점이 되며, 이를 현상핵이라 한다.

하지만 4원자 이상의 Ag라 하여도 할로겐화은 결정 내부의 깊은 위치에 있는 경우에는 현상 작용을 받기 어렵기 때문에 잠상핵의 모두가 현상핵이 되는 것은 아니다. 이와 같이 내부 깊이 위치한 잠상핵을 내부잠상핵이라 하고, 보통 현상에 대해 현상핵이 되는 것을 표면잠상핵 이라 한다.

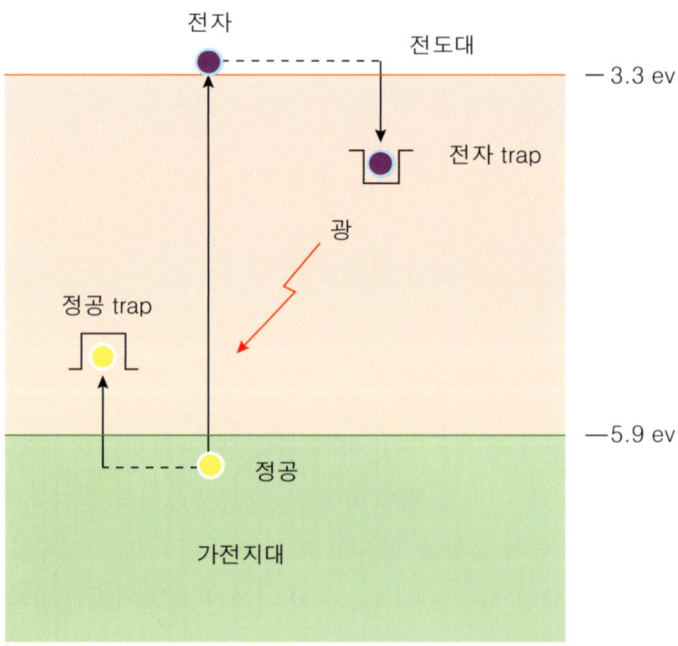

| 그림 8-23 | AgBr에서 일어나는 전자와 정공의 trap 과정

③ 잠상퇴행현상

광화학반응으로 중성원자가 된 Ag와 Br은 불안정된 상태에서 유리에너지가 작기 때문에 안정된 Ag^+와 Br^-로 되돌아가는 경향이 크다.

$$(Ag + Br) \rightarrow (Ag^+ + Br^-)$$

이와 같이 역반응이 일어나면 모처럼 이룩했던 잠상이 소실되고, 또한 잠상핵을 만들고 있는 은원자는 Br과 재결합이 없어도 시간이 지나면 주위의 Ag^+와의 전자교환에 의해서도 이동 및 확산이 되어 점차 잠상핵이 소실되는데 이와같은 현상을 잠상퇴행이라하며 고온, 고습에서 이 현상은 더욱 심해진다.

잠상퇴행의 속도는 일반적으로 큰 입자·고감도 유제에 비해 미립자·저감도 유제가 될수록 일어나기 쉽고, 빛의 노광에 의한 잠상보다 X-선이나 γ-선에 의한 잠상이 더 퇴행하기 쉽다.

(2) Mitchell의 잠상설

Gurney-Mott의 이론에서 감광핵은 음전자의 trap이라고 생각한 것과 달리 J. W. Mitchell은 정공을 trap하는 것이라 생각하였다.

격자간에 확산된 Ag^+는 전자 trap에 잡혀 환원되어 은원자 1개로 된 전잠상이 되고, 계속해서 2개의 은원자로 이루어진 아잠상과 2개의 은원자로 된 중성잠상, 3개의 은원자와 1개의 Ag^+로 된 안정된 잠상이 된다는 것이 Mitchell잠상설이다.

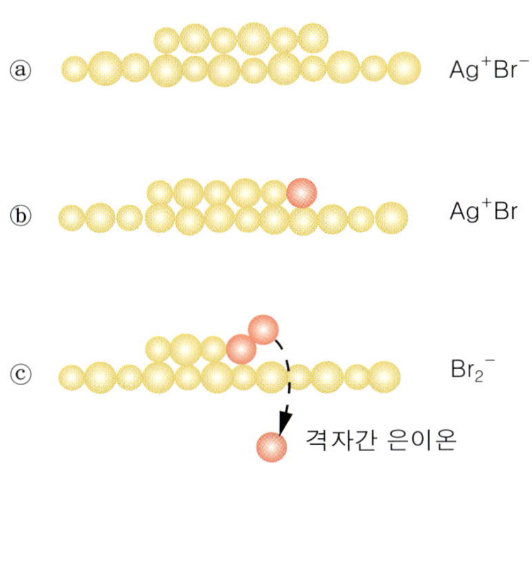

(a) 표면취소이온에 의한 정공포획

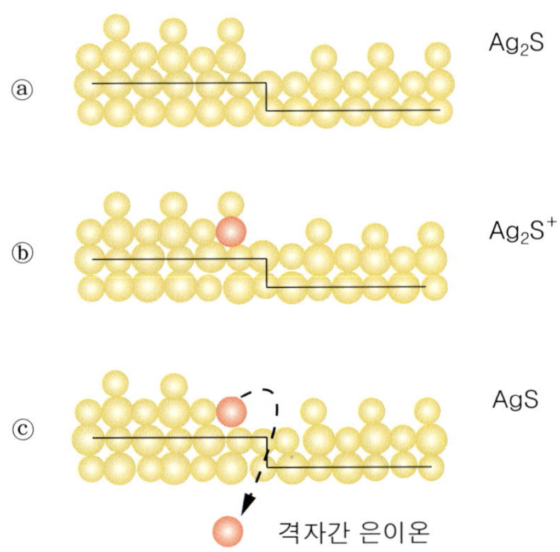

(b) 황화은에 의한 정공포획

| 그림 8-24 | 정공 trap(Mitchell)

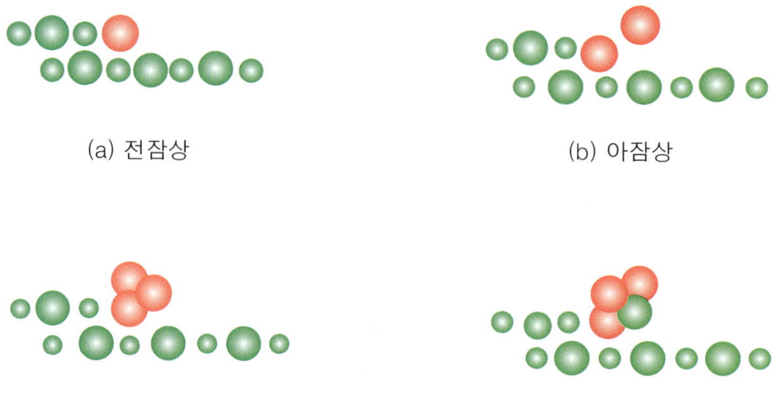

(a) 전잠상 (b) 아잠상

(c) 중성잠상 (d) 안정잠상

| 그림 8-25 | 잠상의 형성(Mitchell)

2) 증감, 분광증감, 감광

(1) 화학증감

화학증감은 젤라틴 중에 할로겐화은을 도포하기 전 화학증감제를 첨가시킴으로써 할로겐화은의 고유감도를 높이는 방법이다.

(2) 분광증감

분광증감이란 고유감광파장역인 자외선광이나 청색광 외에는 감광이 안되는 할로겐화은에 어떤 종류의 증감색소를 첨가함으로써 고유역 이외의 녹색광, 적색광, 적외선광으로 감광역을 넓히는 것을 말한다.

(3) 방사선에 의한 감광

X-선과 선은 감광재료 속을 거의 통과해 버리지만 약간은 흡수되어 직접감광작용을 나타낸다. 이 흡수는 광전효과, 콤프톤효과, 전자쌍생성의 3가지 과정으로 이루어진다.

3) 현상기구

(1) 현상의 기본반응

육안으로 식별이 되지 않는 잠상은 현상액에 적심으로써 흑생의 은화상이 된다. 현상에서 생기는 반응은 기본적으로 Ag^+이온과 현상주약의 산화환원반응이다. 현상주약의 전자주입으로 Ag^+이온은 은원자 Ag가 된다.

현상은 크게 화학현상과 물리현상 두 가지로 나눌 수 있다.

화학현상에서는 현상액의 현상주약이 할로겐화은 입자의 현상핵에 흡착해서 결정내의 Ag^+를 환원시켜 흑화시켜 나가는 것과 달리, 물리현상에서는 할로겐화은 입자의 외부에서 Ag^+를 공급하고 현상액으로 환원하여 잠상위에 금속은을 석출시키며 흑화된다.

화학현상은 보통현상이라고도 하며 현상액에 아황산염이나 티오시안 산염등의 할로겐화은 용해제가 들어있는 경우, 액 중에 용해된 할로겐화은의 Ag^+도 현상주약으로 환원되어 잠상위에 금속은으로 석출시키며 흑화된다. 이 과정은 기구적으로는 물리현상이기 때문에 용해물리현상이라 부른다.

물리현상에는 할로겐화은 젤라틴 유제를 도포한 감광재료를 화학현상한 후 부족한 흑화도를 보충하여 정착 후 물리현상과 정착 전 물리현상이 있다.

VIII

2 현상처리제의 성분과 화학작용

1) 화학용어

(1) 원자와 분자

① 원자량

원자의 상대질량을 원자량이라 하며 탄소의 특정 동위원소인 ^{12}C를 기준으로 측정한다.

② 분자량

원자량과 같은 분자의 상대적인 질량을 분자량이라 하며, 그 기준은 원자량의 기준과 같다.

1 mol의 입자에 포함되는 입자의 수는 일정한 값을 갖는데 그 수를 아보가드로수(6.02×10^{23})라 한다.

③ 원자가

어느 원소의 원자가 다른 종류의 원소의 원자 몇 개와 결합할 수 있는가를 나타내는 것이다. 즉, 어떤 원소의 원자 또는 원자단이 수소원자 몇 개와 화합 또는 치환하는가를 나타낸다. 일반적으로 수소원자를 기준으로 한다.

(2) 산과 염기

① 산

신맛이 있으며 청색 리트머스 종이를 적색으로 변하게 하는 성질을 산성이라 한다. 황산 및 염산 등을 전리시켜 수소 이온을 내는 것이 산성의 원인이 되며 이때 수소 이온을 내는 물질을 산이라 한다.

② 염기

금속 또는 양의 원자단(NH) 등과 수산기(OH)가 화합하는 것을 말한다. 염기 중 수산화나트륨과 같이 물에 잘 녹는 것을 알카리라 하고 알카리 수용액은 적색리트머스 종이를 청색으로 변화시킨다. 이러한 성질을 염기성 또는 알카리성이라 한다.

③ 화학당량

원자량을 원자가로 나눈 값을 그 원소의 당량이라 한다.

$$\text{원소의 당량} = \frac{\text{원자량}}{\text{원자가}} \qquad \text{(식 8-14)}$$

④ 산의 당량

산의 분자량을 산의 염기도로 나눈 값을 산의 1당량이라 한다.

$$\text{산의 1당량} = \frac{\text{산의 분자량}}{\text{산의 염기도}} \qquad \text{(식 8-15)}$$

⑤ 염기의 당량

염기의 분자량을 그 염기의 산도로 나눈 값을 염기의 1당량이라 한다.

$$\text{염기의 1당량} = \frac{\text{염기의 분자량}}{\text{염기의 산도}} \qquad \text{(식 8-16)}$$

⑥ 산화제

자신은 환원되면서 상대 물질을 산화시키는 물질로 O_3(오존), H_2O_2(과산화수소), Cl_2(염소), $KMnO_4$(과망간산칼륨), MnO_2(이산화망간), $KClO_3$(염소산칼륨), $K_2Cr_2O_7$(중크롬산칼륨) 등이 있다.

⑦ 환원제

산화되면서 상대 물질을 환원시키는 물질로 H_2(수소), C(탄소), CO(일산화탄소), SO_2(아황 산가스), Na_2SO_3(아황산나트륨) 등이 있다.

Ⅷ

⑧ 수소이온농도(pH)

수소 이온의 mol농도는 역수의 상용대수로 하는데, 이러한 의미에서 이온 농도를 수소이온의 지수라고 한다. 예를 들어 용액 1ℓ 속에 수소이온이 1g 존재하는 경우 pH=0이다. 또한 그 농도가 1/10이 될 때마다 pH는 하나씩 증가한다.

(3) 화학결합

2종 이상의 원자가 결합하여 여러 종류의 화합물을 만들기 때문에 화학결합이라 한다.

① 이온결합

대표적으로 NaCl(염화나트륨)과 같이 양성이 강한 금속과 음성이 강한 비금속 사이에 생기는 무기염류를 예로 들 수 있다. 나트륨 원자와 염소 원자가 서로 상접할 때 Na는 1개의 전자를 방출시키고 방출된 전자는 Cl이 받게 되어 결합이 이루어진다.

② 공유결합

공유결합은 2개의 원자가 2개의 전자를 공유함으로써 이루어진다. 공유되는 전자는 양쪽의 원자에 속하며 안정된 전자배열을 이루게 된다.

③ 수소결합

2개의 원자가 결합하는 경우 수소원자가 결합되어 일어나는 화합결합이다. 즉 수소원자와 산소원자, 수소원자와 불소원자 사이에 작용하여 결합하는 것으로 물분자를 예로 들면, 물분자의 접근으로 1개의 물분자의 수소의 양이온과 다른 물분자의 산소의 여분으로 있는 가전자의 음이온과 서로의 인력에 의해 결합되고 이 과정에서 물분자가 생성된다.

(4) 산화와 환원

산화와 환원이 이루어지는 조건은 다음과 같다.

① 산화

산소와 화합. 수소 화합물에서 수소 제거. 양전하 증가. 음전하 감소

② 환원

수소와 화합. 산화물에서 산소를 제거. 음전하 증가. 양전하 감소

2) 현상액의 조성과 작용

현상액은 기본적으로 할로겐화은을 환원하여 눈에 보이지 않는 잠상을 가시상으로 만드는 처리액이다.

(1) 현상주약

할로겐화은을 환원시키는 환원제이다. 그러나 감광된 유제입자가 신속하게 환원하여 금속은이 되는 것에 비해 감광이 안 된 유제입자는 쉽게 환원되지 않는다는 선택성이 필요하다.

현상주약이 될 수 있는 것은 여러 가지 유기물과 무기물이 있으나, 중요한 것은 유기화합물이며 대단히 많은 유기화합물이 유효한 현상주약으로 알려져 있다. 현상주약의 현상작용은 액의 pH가 높을수록 강해진다.

(2) 현상보조제

① 보호제

현상액의 보존성을 좋게 하는 산화방지제이다. 현상액 중 용해되어 들어오는 산소와 결합하여 현상주약의 공기산화를 억제하는 역할을 한다.

보호제는 산화방지제이기 때문에 환원성 물질이라는 점은 현상주약과 동일하지만 일반적으로 현상주약보다 산소와 결합하기 쉽고 할로겐화은의 환원력도 약하기 때문에 물에 용해하기 쉬운 것을 사용하여야 한다.

② 촉진제

촉진제는 보통 알카리제를 말하며 알카리제는 현상주약의 활성을 강화시켜 현상반응을 저해하는 부산물을 중화 또는 분해해서 현상을 신속하게 진행시킨다. 현상액은 알카리성이 강해질수록 현상력이 증가하고, 현상력이 증가할수록 감도, contrast, fog가 높아지므로 영상의 입상성이 거칠어진다. 또 알카리성이 강해질수록 현상액의 경시 열화가 커지므로 현상액은 목적에 따라 알카리성을 알맞게 유지시켜줄 필요가 있다.

③ 억제제

현상 진행을 적당하게 억제하고 감광되지 않는 유제입자가 환원되어 fog가 발생하는 것을 방지하는 기능을 한다. 억제제로 주로 쓰이는 것은 수용성과 무기할로겐염으로 특히 KBr이 주로 쓰이지만 NaBr 또한 사용한다.

(3) 경막제

X-선 필름을 신속하게 처리하기 위한 자동현상기의 현상액에는 경막제가 함유되어 있다.

경막제는 유제막의 팽윤과 연화를 억제하여 막면에 상처가 생기는 것을 방지하고 필름을 급속하게 건조시킨다. 경막제는 본래 사진특성의 개선을 주목적으로 한 것이 아니고 현상액 중에서 유제막의 팽윤과 연화를 억제하는 것이 주 목적이므로 다음과 같은 요건이 충족되어야 한다.

① 알카리성으로 젤라틴과 급속하게 반응해서 강한 경막작용을 할 것
② 알카리성 수용액에 용해되기 쉬울 것
③ 현상액 중에서 가능한 한 장시간 안정되어야 할 것
④ 사진성에 대한 영향이 적을 것

3) 현상의 화학반응과 현상진행

(1) 현상주약과 은염과의 반응

현상의 화학반응은 할로겐화은 결정의 은이온에 현상주약에서 전자를 공급, 은으로 만드는 환원반응을 말한다. 이 반응에 따라 현상주약은 산화되어 산화생성물을 생성한다.

(2) 현상주약의 산화와 아황산염의 작용

현상주약은 할로겐화은을 환원시키고 스스로 산화되어 산화생성물이 된다. 할로겐화은과 반응을 하지 않아도 현상액안으로 녹아 들어오는 산소와 반응하여 산화된다.

(3) 현상진행

노광한 필름을 현상액에 넣으면 시간이 경과함에 따라 흑화되기 시작하여 곧 전체면이 검게 변한다. 이 과정에서 유제층 중에 일어나고 있는 현상은 다음 순서와 같다.

① 젤라틴 막의 흡수팽창
② 현상주약 등 각 성분의 확산
③ 현상주약 흡착
④ Ag이온이 Ag로 환원
⑤ 주약 산화 생성물의 탈착 및 확산
⑥ Br이온의 확산

유제층중의 할로겐화은 입자가 차례로 환원을 시작하므로, 현상은 입자 수가 증가함과 동시에 각 현상은입자의 크기도 커져서 사진 농도 또한 점차 상승한다.

4) 현상액의 피로와 보충

현상액은 일반적으로 필름을 현상하는데에 따라 점차 현상활성이 저하되어 마무리사진은 저감, 연조로 된다. 이때 현상액에는 대체적으로 다음과 같은 변화가 일어난다.

① 필름으로 인한 액의 소모에 의해 액량 감소
② 현상주약 소모
③ 아황산염 소모
④ 알칼리 소비로 인한 pH감소
⑤ 할로겐이온 축적

이와 같이 현상액의 피로로 현상활성이 떨어지는 것은 어느 정도까지는 현상시간을 연장시킴으로써 보상할 수 있다.

그러나 동일 조건으로 장시간 계속해서 균일한 사진특성을 얻기 위해서는 가능한 액 조성의 변화를 억제하여 현상활성을 일정하게 유지하는 것이 필요하다.

보충액의 조성은 현상주약과 알카리제와 같이 현상에서 소비되는 성분을 본래의 현상액보다 많이 포함시키고, KBr과 NaBr과 같은 취화물을 포함하지 않는 것이 보통이다.

3 현상의 정지·정착, 수세, 건조

1) 현상정지

현상진행을 적절한 시간에 정지시키려면 필름을 현상액에서 꺼내어 산성액에 담그는 방법이 가장 효과적이다. 이를 위해 현상과 정착의 중간에 쓰이는 산성 처리액을 현상정지액이라 한다. 정지액은 산성이 강할수록 현상정지의 효과가 크지만 황산과 같은 강한 산의 용액은 그것이 필름과 함께 다음 정착액으로 옮겨졌을 때 정착주약인 티오황산염을 분해할 염려가 있다. 초산과 같은 유기산도 고농도의 것을 사용하면 유제막에 함유한 채로 주입된 현상액 중의 아황산염과 탄산염이 급격히 분해되어 필름에 고장이 생길 수 있다. 따라서 정지액에는 초산(acetic acid) CH_3COOH의 1~3% 정도의 용액을 사용하고 있으며 정지처리는 20℃에서 30초 정도가 바람직하다.

정지액은 현상액이 들어와서 중화·오염되므로 새로운 액으로 자주 교체해 주어야 한다. 정착액이 산성을 충분히 가지고 있으면 정지액을 쓰지 않고 필름을 현상액에서 직접 정착액으로 옮겨도 현상이 빨리 정지되어 지장없이 처리가 가능하지만 이 방법으로 필름을 처리하면 필름과 함께 직접 들어간 현상액의 알카리에서 정착액의 산이 중화되어 점차 pH가 상승하고 여러 가지 고장이 발생한다. 정지액은 현상진행을 정지시킴과 동시에 알카리성 현상액이 직접 들어오는 것을 방지하고 정착을 계속시키는 효과가 있다.

2) 정착액의 조성과 작용

정착액은 기본적으로 유제층 중에 현상이 되지 않은 상태로 남아있는 할로겐화은 입자를 녹여내는 작용을 하는 처리액으로 정착주약, 보호제, 산성제, 완충제, 경막제, 용제로 구성되어 있다.

정착주약은 할로겐화은과 반응하여 가용성 은염으로 바꾸는 가용화제로 정착의 주 목적을 담당한다.

보호제는 정착주약의 분해를 억제하여 더 확실한 정착을 돕는다.

산성제는 현상을 확실하게 정지시켜서 현상얼룩이나 용해물리현상으로 생긴 2중 fog 등의 고장을 방지하고 필름과 함께 들어온 현상주약이 산화되어 오염되는 것을 억제하는 기능을 한다.

완충제는 처리 중 액의 pH변화를 억제하여 성분의 분해와 침전물 발생을 방지한다.

경막제는 필름의 젤로틴막을 경화시켜, 수세시 팽윤과 연화를 억제하고 막 면에 상처가 생기지 않도록 한다.

3) 정착주약

할로겐화은과 병용하여 가용성은염으로 바꾸는 것은 많은 것이 있으나 할로겐화은을 잘 용해하고 은영상과 젤로틴막에 영향을 적게 주며 독성이 없을 뿐만 아니라 안전성이 있고 취급하기 쉽다는 조건에 부합하는 것은 적다. 현재 정착주약으로는 티오황산염만이 실용되고 있다.

(1) 티오황산나트륨($Na_2S_2O_3$)

보통 무수염과 5수염이 있는데 사진용으로 사용되고 있는 것은 5수염 결정으로 hypo라 부른다. 결정은 공기 중에서 안정되며 수용액은 공기와 접하지 않도록 저온에서 보존하면 안정되지만 알카리성으로 공기와 접하면 산화되어 환상이온이 생긴다. 또한 산에 의해서 분해되어 유황을 유리시킨다. 물에 녹기 쉽지만 수염은 용해할 때 열을 많이 흡수해서 액온이 저하된다.

(2) 티오황산암모니아($(NH_4)S_2O_3$)

결정은 조해성이 크고 공기중에서 불안정하여 분해하기 쉬우므로 보통 60% 용액으로 공급된다. 수용액도 티오황산나트륨보다 불안정하여 유황을 분리시키기 쉽다. 그러나 할로겐화은을 티오황산나트륨보다 잘 녹이므로 정착속도와 처리능력이 큰 정착액의 주약에 더 용이하다.

4) 정착보조액

(1) 보호제

티오황산염은 산성경막정착액과 같은 산성액 중에서 불안정하여 분해되기 쉽고 천천히 유황을 유리해서 백탁이 되어 정착능력을 잃는다. 따라서 정착액을 산성상태로 안정하게 유지하기 위한 보호제에는 아황산염과 중아황산염 등의 산성액중에는 HSO_3^-이온이 있는데, 이것은 티오황산염의 분해를 억제한다. 보호제를 첨가한 경우 pH가 낮아질수록 티오황산염을 분해하기 쉬워진다.

(2) 산성제 · 완충제

산성경막정착액은 사용 중 약산성의 일정한 pH 영역을 유지해야 한다. 현상정지, 현상주약으로 인한 착색오염을 방지하기 위해서는 pH가 낮은쪽이 효과가 있지만 티오황산염은 pH가 낮을수록 분해되기 쉽다. 그래서 산성경막정착액은 보통 pH4~pH5 정도로 조정되어 사용된다.

이를 위한 산성제로는 초산 CH_3COOH가 가장 널리 사용된다. 또 초산 대신 초산나트륨을 사용하여 $NaHSO_3$와 같은 산성의 아황산염류를 병용하는 방법도 있다.

그러나 산성제만으로는 pH를 적정한 범위에 유지시키는 것이 힘들기 때문에 산성경막정착액에는 일반적으로 붕산 HBO_3와 메타붕산나트륨 등의 완충제가 함께 사용된다. 이들 붕산염류는 초산과 공존할 때 pH 완충작용과 동시에 경막제인 Al이 침전되는 것을 억제하는 효과를 가진다.

(3) 경막제

산성경막정착액용 경막제는 약산성이므로 중성영역에서 신속하고 강력한 경막작용을 가지며 용해도가 크고 안정성이 있어 사진특성에 대한 영향이 적은 것이 필요하므로 크롬염이나 알미늄염 등의 무기화합물이 사용되었다. 그러나 크롬염은 사용방법에 따라 알미늄염보다 강한 경막력을 얻을 수 있기 때문에 많이 사용되었으나 공해문제 등으로 인해 현재 사용되지 않고 있다.

알미늄염의 경막작용은 다른 처방성분과 첨가제의 영향을 받는다. 구연산과 주석산은 불용성 알미늄염의 침전을 억제하는 효과가 크지만 경막을 저해하는 작용을 한다.

5) 정착액의 피로

일정량의 정착액으로 차례차례 필름을 처리하면 정착액은 차츰 피로로 인해 정착속도가 늦어져 정착이 완전히 되지 않게 된다 .

알로겐화은의 용해로 정착액 안에는 유리된 티오황산이온이 감소되고 대신에 티오환산은 착이온과 할로겐화물이온이 축적된다. 따라서 유제층 내에 대해 유리된 티오황산이온의 공급이 감소되어 반응생성물이 유제층 밖으로 배출되기 어렵게 되어 정착속도가 늦어지게 된다.

더욱이 할로겐화은의 용해가 진행되면 정착액 중에 축적되는 티오환산은착이온은 은의 함유율이 높은 $Ag_2(S_2O_3)_3^{4-}$와 $Ag3(S_2O_3)_4^{5-}$가 증가되어, 그것을 필름 중에서 수세로 제거하는 것이 어렵게 된다. 수세로 제거되지 않은 은착염을 보존중에 분해되어 Ag_2로 변하여 영상을 변색시키거나 황색으로 오염시키게 된다.

또 정착액은 필름처리에 따라 유입된 현상액과 정착액 등의 전처리액에 의해서 희석되고 오염되어 특히 정지액을 사용하지 않은 경우 pH가 상승하여 현상정지나 경막작용이 약해지게 된다.

6) 수세와 영상의 내구성

정착이 끝난 필름의 유제층 중에는 이 필름이 담겨졌던 정착액과 거의 같은 농도의 티오황산은착염과 티오환산염이 함유되어 있다. 수세는 이들 유해한 물질을 제거하여 안전한 은영상을 얻기 위함이다. 수세속도는 주로 유제층에서의 가용성염의 확산속도로 정해진다. 따라서 물의 양이 충분할 경우 필름에 남아있는 티오황산염의 양은 수세시간이 길어짐에 따라 지수함수적으로 감소된다.

수세속도는 유수량이 많고 교반이 잘되어 유제막면에 항상 신선한 물이 빨리 흐르고 있을수록 빠르며 수온을 올리면 더욱 빨라진다. 그러나 지나치게 고온이면 필름의 막면이 팽윤·연화되어 상처가 나기 쉽다. (그림 8-26)

수세의 최종단계에서 유제안에 남은 액체의 양은 팽윤도가 클수록 많아지게 되므로 수세수의 온도가 높고 팽윤도가 클수록 이것을 건조시킬 때의 건조부하가 커지게 되며 유제층안의 남은 유출이 안된 염류의 양도 많아진다. 따라서 수세수의 온도를 지나치게 높이는 것은 바람직하지 못하다.

수세속도는 용수의 수질에도 영향을 받는다. 수세수가 약한 알카리성이고 경도가 높을 때 수세속도가 빨라진다. 그러나 수세수 중의 불순물은 후에 필름변색과 오염의 원인이 될 수 있기 때문에 최종수세는 처리액을 조액할 때 사용되는 정수된 물을 사용하는 방법이 좋다.

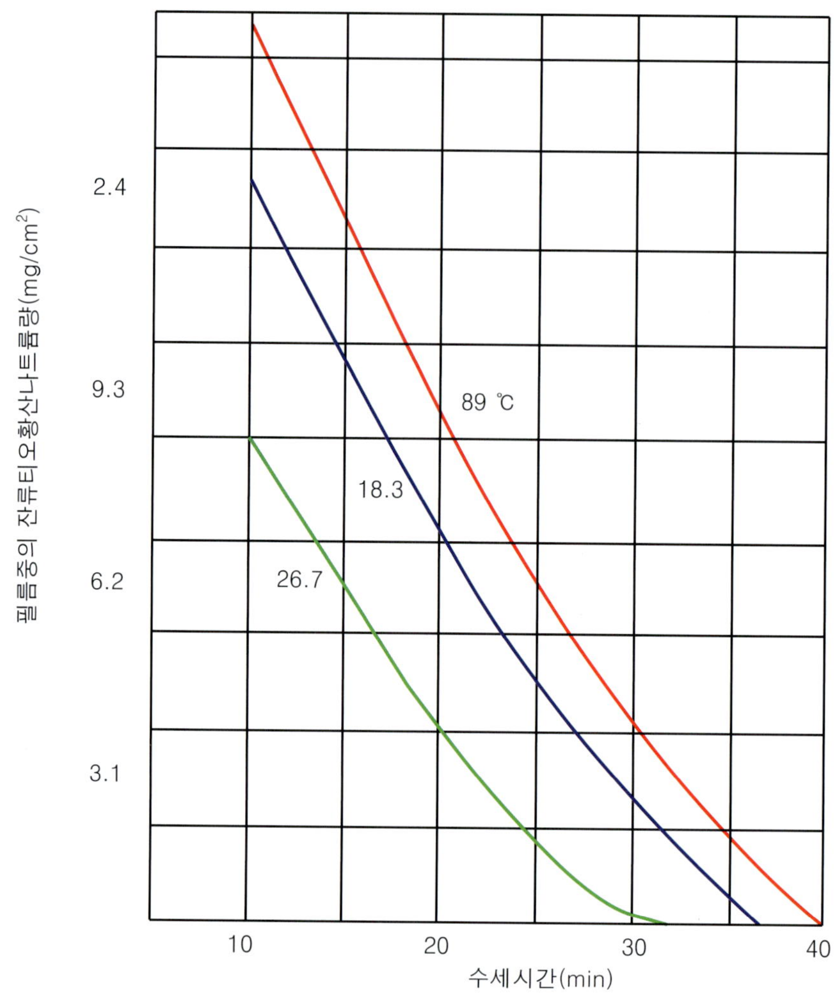

| 그림 8-26 | 수세수의 온도, 시간과 잔류 티오황산나트륨의 관계

4 현상처리와 자동현상기의 관리

1) 사진암실의 설비

(1) 처리실의 설계와 유의사항

필름현상이 수동현상에서 자동현상으로 바뀌었으며 또한 암실이 아닌 명실에서 처리가 가능하도록 능률화가 진행되었다. 그렇지만 사진처리실의 기능은 큰 변화가 없다. 다음은 처리실 설계의 유의사항이다.

① 사람, 사물의 이동거리를 적게 하고 차광이 충분해야 한다.
② 설비의 가동율을 올리기 위해서 설비배치가 능률적이어야 한다.
③ 기기의 정비를 용이하게 하여야 한다.
④ 청결하고 위생적이며 적당한 습도와 온도를 유지해야 한다.

(2) 암실설계의 유의사항

① 암실입구

암실입구는 차광을 고려한 구조여야 하며 다음과 같은 종류가 있다.

a. 미로방식

넓은 공간이 필요하며 문이 없고 자유로이 출입이 가능하여 편리하다.

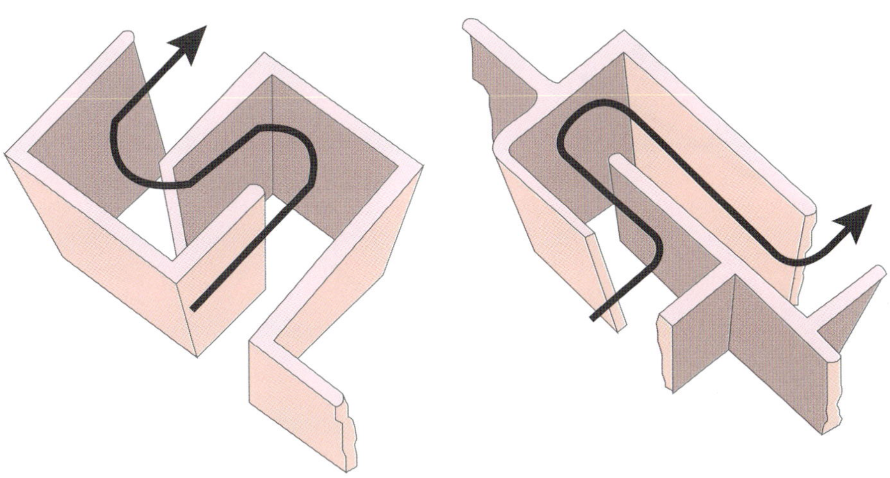

❙그림 8-27❙ 미로식

b. 2중문방식

한쪽 문이 열려 있을 때 다른 한쪽이 열리지 않도록 조작되거나 경보를 부착하는 방법이있다.

c. 커텐박스식

좁은 공간에도 가능하여 넓게 사용 가능하나 차광에 대한 확실성이 없다는 단점이 있다.

d. 엔진도어식

모터회전이므로 속력이 늦고 출입 빈도가 많은 경우엔 적합하지 않다.

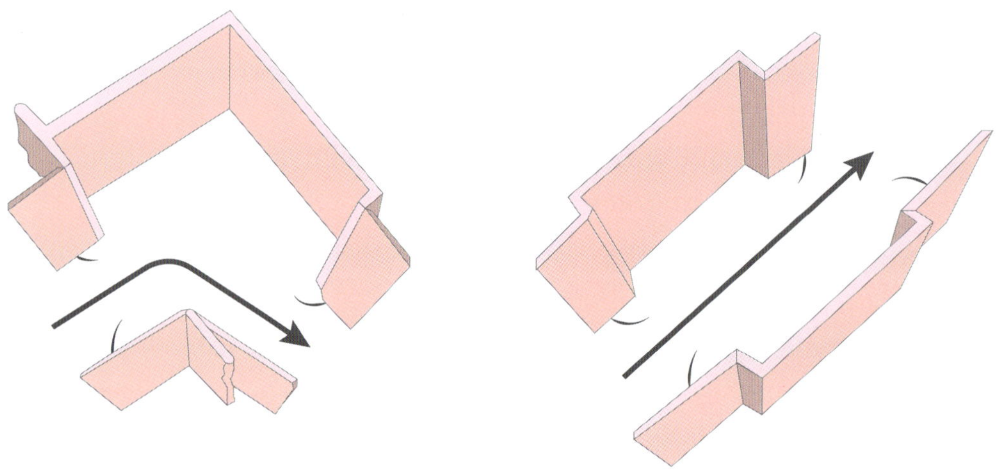

| 그림 8-28 | 이중문식

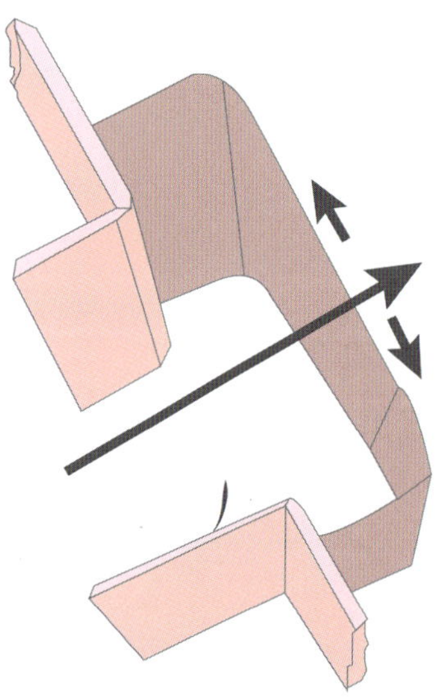

| 그림 8-29 | 커텐박스식

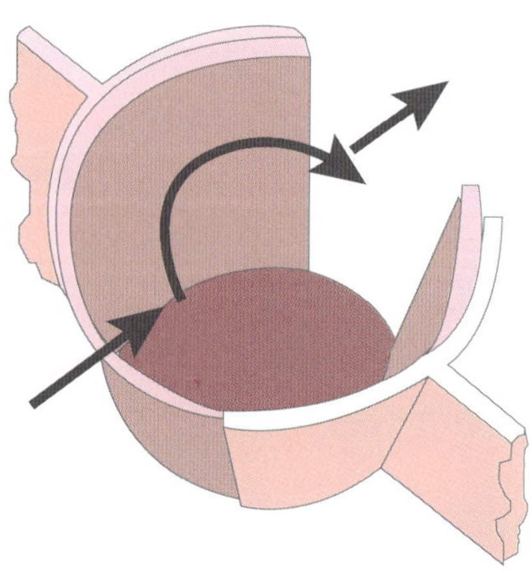

| 그림 8-30 | 엔진도어식

② 비상구

대형설비기가 반입될 수 있는 폭이 있는 것이 좋다. 문아래 틈새의 차광에는 탄력성이 있는 합성고무나 벨트를 부착하는 것이 좋다.

③ 암실내조명

백색등은 가능한 한 밝은 것이 작업하기 쉬우므로 암실 넓이에 맞춰서 등의 수를 정한다. 형광등은 잔광시간이 길기 때문에 적합하지 않다.

④ 안전광

안전광은 안전등의 필터를 투과하는 빛의 스펙트럼이 필름 감광스펙트럼과 겹치지 않도록 되어 있으므로 한계시간 내에 안전하게 작업할 수 있다. 그러나 전구의 밝기, 감광재료의 종류, 거리의 각도, 안전광 내면과 작업대의 반사효율 등으로 안전시간이 변경되므로 사전에 안전성 검사를 하여 한계시간을 알아두는 것이 좋다.

⑤ 작업대

테이블면의 크기는 취급하는 필름의 최대길이의 2~3배 이상이 적당하다. 테이블면의 표면은 매끄러워야 하며 표면에 절연체를 붙힌 것은 저온일 때 정전기가 일어나기 쉬우므로 피하는 것이 좋다.

⑥ 필름저장함

암실 안에 놓고 카세트에 넣기 전의 개봉한 필름을 보관하는 것으로, 상자와 봉투의 파손및 변형으로 인한 빛의 누설과 fog 등을 방지하는 기능을 한다. 저장함 자체는 완전히 차광이 되어 있으나 뚜껑을 연 그대로 백색등을 점등하는 잘못을 범하지 않도록 한다.

⑦ 보존함

카세트에 넣은 생필름을 보존하는 상자이며 촬영실에 비치되므로 방사선 방어용 납이 상자 안에 피폭되어있다. 연피복이 없거나 상처가 있는 경우 방사선 fog의 원인이 되므로 항상 점검해야 한다.

⑧ 교환함(pass box)

암실에서 필름을 교환한 미촬영 카세트와 촬영이 끝난 카세트를 교환하기 위해서 암실과 명실을 연결하는 것으로 교환함이 사용된다. 교환함의 문은 다른 한쪽이 자동적으로 잠금장치가 되어 있으며 촬영실과의 연락용에는 촬영실측 문에 방사선방어를 위해 납으로 피복되어 있다.

⑨ 암실내의 안전

암실 내는 차광관계로 항상 닫혀있는 상태이므로 외부의 소리가 잘 들리지 않는다. 이 때문에 화재 등의 비상시에 대비하여 비상용 벨과 긴급호출용 스피커를 부착한다.

2) X-선 사진의 실패원인과 대책

(1) Image quality가 저하되는 원인

분 류	실 패 의 원 인			
	필름의 보존과 취급	촬영조건	수동현상처리	자동현상처리
fog	① 보존상태 · 고온, 고습도의 조건에서 보관할 경우 · 필름의 유효기간이 경과한 경우 ② 빛에 의한 fog · 암실 내에 빛의 누설로 암상자에 누광 · 암실내의 형광등을 작업 중 잘못 켰을 때 · 스파크 현상과 야광도료 등 ③ 방사선 누설 ④ 암실등의 부적당	① 과도한 노출 · 높은 관전압 · 높은 관전류 · 노출시간이 긴 경우 · 초점 필름간 거리가 가까운 경우 ② 산란선의 증가 · lysholm, blender, bucky diaphragm 의 사용이 적합하지 않는 경우	① 현상온도가 높은 경우 ② 현상시간이 긴 경우 ③ 현상액의 혼입 · 정착액이 소량 혼입 · 금속성 tank와 필름 hanger도료가 현상액에 의해 용출되는 경우 ④ 현상보충과다 · 보충액을 한번에 다량 넣은 경우	① 현상온도가 높은 경우 ② 현상액 조합이 불량한 경우 ③ 현상보충량이 과 다한 경우 ④ 현상액, 정착액 혼입 ⑤ 자동현상기 내로 광선이 들어간 경우
고농도	fog의 원인과 같다.			

분 류	실 패 의 원 인		
	촬영조건	수동현상처리	자동현상처리
저대조도	① 관전압이 높은 경우 · 피사체의 두께 특정을 과대하게 한 경우 · 전원전압의 상승 ② 산란선의 과다 · lysholm blender, bucky의 사용이 적절하지 못한 경우 · 그리드의 사용이 부적당한 경우	① 현상 부족 ② 현상이 과도하게 된 경우 fog가 증가한 경우	① 현상 부족 ② 현상이 과도하게 된 경우 fog가 증가한 경우
고대조도	① 저 관전압 · 피사체의 두께측정을 과소하게 한 경우 · 전원전압의 저하		
선예도 부족	① X선관, 피사체, 필름의 움직임 ② screen의 밀착 불량 ③ screen의 선택 부적당 ④ 거리관계 · 피사체–필름간의 거리가 먼 경우 · 초점–필름간의 거리가 짧은 경우 ⑤ 초점면적이 큰경우	① 현상온도가 높은 경우 ② 현상 시간이 긴 경우 ③ 보충량이 많은 경우	① 현상온도가 높은 경우 ② 보충량이 많은 경우 ③ 보충량이 적은 경우 ④ 현상 starter가 많은 경우

(2) 필름상의 얼룩 발생 원인

분 류	얼룩의 발생 원인		
	필름과 screen의 취급	수동현상처리	자동현상처리
농도얼룩	① 저습도의 장소에서 필름을 난폭하게 취급한 경우 ② 필름에 과도한 압력을 주었을 때 ③ 손가락으로 눌렀을 때 ④ 증감지에 산화성 약품이 혼입 되었을 때 ⑤ 필름과 증감지의 부착흔적	① 처리전의 필름에 처리액이 묻은 경우 · 물, 현상액 – 검은 얼룩 · 정지액, 정착액 – 흰 얼룩 ② 현상 · 필름의 교반 불량 · 필름에 기포가 생긴 경우 · 정착액에 사용한 hanger를 깨끗하게 씻지 않고 현상액에 사용한 경우 ③ 피로된 정지액 사용 ④ 피로한 정착액의 사용 ⑤ 물방울이 있는대로 건조	① 필름삽입대 및 필름 basket에 물이 스며들어 갔을 때 ② 현상 roller에 의한 압력 · roller의 표면이 고르지 못한 경우 · roller의 표면 오염 ③ 건조얼룩 · 건조온도가 높은 경우 · 정착액의 보충량이 부족하여 경막도가 저하된 경우

찾아보기

INDEX

PACS for Medical Image

2014년 9월 10일 초판 발행
2019년 3월 05일 초판2쇄 발행
2021년 9월 10일 초판3쇄 발행

지은이 : 의료영상정보시스템 연구회
펴낸이 : 이상태
펴낸곳 : 청구문화사
주 소 : (03706) 서울특별시 서대문구 성산로11길 15
전 화 : 02-332-0541(代)
전 송 : 02-337-9577
등 록 : 1990년 11월 2일 제9-247호

가격 30,000원
ISBN 978-89-5616-628-5 93510